Rauch/Kruletz

Naürlich gesund mit Heilkräuterkuren

Dr. med. Erich Rauch
Dr. rer. nat. Peter Kruletz

Natürlich gesund mit Heilkräuterkuren

- Für jede Indikation das passende Kraut
- 33 Kuren für Ihre Gesundheit und Schönheit
- Extra-Teil:
  Essenzen und Tinkturen selbst gemacht

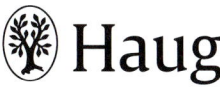 Haug

Die Deutsche Bibliothek – CIP-Einheitsaufnahme
Ein Titeldatensatz für diese Publikation ist bei Der Deutschen Bibliothek erhältlich.

3. überarbeitete Auflage
© 2002 Karl F. Haug Verlag in MVS Medizinverlage Stuttgart GmbH & Co. KG,
Steiermärker Str. 3-5, 70469 Stuttgart
Internet: www.haug-gesundheit.de

Lektorat: Dr. Elvira Weißmann-Orzlowski
Bearbeitung: Susanne Arnold
Zeichnungen: Dr. rer. nat. Peter Kruletz
Umschlagfoto: Premium10
Fotos im Innenteil: Photodisk
Umschlaggestaltung: Cyclus • Visuelle Kommunikation, Stuttgart
Satz: IPa, Vaihingen/Enz
Druck und Verarbeitung: Westermann Druck, Zwickau

ISBN 3-8304-2070-6   1 2 3 4 5

Inhalt

Grundsätzliches zu Heilkräuterkuren 13

Einleitung 15
Allgemeine Gesundheitspflege durch Heilkräuter 17
Was man über Flüssigkeitszufuhr wissen sollte 19
Praktische Hinweise 21
Sammeln, Trocknen, Lagern 24
Anwendungsmöglichkeiten von Heilkräutern 26
Die wichtigsten Zubereitungsformen 28
Warum und welche Heilkräuter? 31
Gesundheits-, Haus- und Familientees 33
Mineralstoffgehalt einiger Heilpflanzen 36

Heilkräuterkuren 39

Kuren bei allgemeiner Nervosität 41
Psychotoniktee 41
Psychotoniktee forte 41
Weitere Teeanwendungen 42

Kuren bei Überstress, Überforderung und Hektik 43
Antihektiktee 43
Antihektiktee forte 43

Kuren bei Ängsten und Depressionen 44
Antidepressions-Tee 44
Die Haferkur 44

Kuren bei Unruhe und Schlafstörungen 47
Beruhigungstee 47
Schlaffördernder Tee 48

Basenkuren bei Übersäuerung und Säurekrankheiten 49
Basentee 49
Basenpulver 49
Blut- und Säftereinigungskuren 51
Kardinalheilmittel-Erläuterung 52
Frühjahrskur mit Brennnesseln 52
Tafel I: Kardinalheilmittel und Mild-Heilkräuterkuren 53
Anämietee 56
Bärlauch 57
Meerrettich oder Kren und Schwarz- oder Bierrettich 57
Löwenzahn 58
Historisches 61

Mund-, Zahnfleisch- und Rachenpflegekuren 62
Salbei 62
Wegmalve oder Käsepappel 64
Blutwurz oder Tormentille 65
Walnuss 66
Kalmus 67

Schnupfen, Halsweh und Grippalinfekte 69
Knoblauch 70
Infekttee 71
Arnika 72
Thymian 72
Eukalyptus 73
Schwitztee 73
Historisches 75

Kuren bei akuten Magenstörungen 76
Kamille 76
Pfefferminze 75
Gänsefingerkraut oder Anserine 79
Magenwohl-Tee 80
Melisse 80
Historisches 82

Kuren bei chronischen Magenstörungen 83
Bitterpflanzen 84
   Bitter- oder Fieberklee 84
   Magenbittermischung 85
   Kalmus 85
Schützende Schleimpflanzen 88
   Wegmalve oder Käsepappel 88
Regenerationspflanzen 89
   Ringelblume oder Ringelrose 89
   Magenheiltee stark 91

Leber-, Gallenblasen- und Bauchspeicheldrüsenkuren 94
Mariendistel 94
Berberitze 95
Schafgarbe 96
Wermut 97
Leberglättertee 99

Darmkuren 102
Gänsefingerkraut oder Anserine 103
Tausendgüldenkraut 104
Tafel II: Die Kohlenhydratverdauung unterstützenden Pflanzen . . 105
Unterschiede einzelner Bittermittel 106
Tafel III: Die Fettverdauung unterstützenden Pflanzen 107
Lein 108
Tafel IV: Die Eiweißverdauung unterstützenden Pflanzen 110
Vier-Windetee 111
Verdauungsfördernder Tee 111
Blutwurz oder Tormentille 112
Schwedenbitter 112

Mastdarm- und Hämorrhoidenkuren 115
Gänsefingerkraut oder Anserine 115
Schafgarbe 116
Hämorrhoiden-Krampflösertee 117
Äußere Anwendung 117

Nieren- und Blasenkuren 120

Nierenfunktionsverbessernde Heilpflanzen 121

    Liebstöckel oder Luststock 121

    Attich oder Zwergholunder 122

Stoffwechselaktivierende Nierenmittel 123

    Birke 123

    Löwenzahn 124

    Zinnkraut oder Schachtelhalm 125

Entzündungswidrige Nieren- und Blasenmittel 127

    Goldrute 127

    Vier-Wässertee 128

Nierentee nach R. Breuß 130

Prostatakuren 131

Kleinblütiges Weidenröschen 131

Vorstehertee 132

Kürbis 132

Herzkuren 135

Weißdorn 135

Mistel 136

Weißdorn- und Mistelkombinationen 138

Kreislaufkuren 140

Mistel 140

Knoblauch 140

Bär(en)lauch oder Wilder Knoblauch 141

Unterdrucktee 143

Rosmarin 143

Kuren bei akuten Bronchialerkrankungen 151

Gartenthymian 148

Eukalyptus 149

Alant 149

Bronchialtee akut 150

Kuren bei chronischen Bronchialleiden 151
Gemeines Seifenkraut 151
Isländisch Moos 152
Zinnkraut oder Schachtelhalm 153
Bronchialtee chronisch 154

Frauenkuren 156
Periodenkrämpfe 156
   Kamille 156
   Gänsefingerkraut oder Anserine 157
Gynäkologische Funktionsschwächen 158
   Gynäkologischer Funktionstee 158
   Schafgarbe 159
   Regelfördernder Tee 159
   Regelmildernder Tee 160
   Brustdrüsenpflege 160
Schwangerschaft 161
   Vitamin-Mineralzufuhr 161
   Frauenmantel 161
   Stilltee 162
Klimakterium 163
   Johanniskraut 163
   Melisse 163
   Klimaxtee 164

Nervenkuren 165
Nervenkräftigender Tee 165
Nervenberuhigender Tee 165
Johanniskraut 166
Bettnässertee 168
Hafer 169
Migränetees 170
Historisches 173

Kuren bei sexueller Schwäche 174
Anregungs- und Kräftigungstee 174
Haferkraut 174
Allgemeine „Fitmacher für müde Männer" 175
Die Reibesitzbäder für Männer und Frauen nach L. Kuhne 175

Kuren bei Pilzbelastung 176
Anti-Candidatee 176
Allgemeiner Anti-Pilztee 176
Lapachotee 177
Gewürze, Kräuter und ätherische antimykotische Öle 177
Hand- und Fußpilz 177

Gelenk- und Rheumakuren 178
Rheuma-Ausscheidungstee 178
Rheuma-Gewebeaufbautee 179
Weichteilentschlackungstee 179
Kleine Rheumakuren 180

Gichtkuren 181
Gicht- und Rheumatee 1 181
Gicht- und Rheumatee 2 182
Stein- oder Honigklee 182

Kuren bei akuten Hautleiden 183
Kieselkräutertee 184
Ekzemtee akut 185
Aknetee 186
Äußere Behandlungsmöglichkeiten 186

Kuren bei chronischen Hautleiden 188
Ekzemtee chronisch 188
Psoriasistee 189
Äußere Anwendungen 189

Haarkuren 191

Brennnessel 191

Birke 192

Kieselkräutertee 192

Haarkurtee 192

Natürliches Haarwaschmittel 193

Kräuterkuren bei Augenleiden 194

Weinraute 194

Augentrost 195

Augentee 196

Fuß- und Beinkuren 199

Krampfadertee 199

Äußere Anwendungen bei Krampfadern 200

Regenerationskuren nach Wunden und Verletzungen 201

Johanniskraut 201

Arnika 203

Ringelblume 203

Spitzwegerich 203

Tafel V: Anwendungsunterschiede bei den wichtigsten
        Wundheil- und Regenerationspflanzen 208

Seniorenkuren 209

Herz und Kreislauf unterstützende Pflanzen 210

Blutreinigende und entschlackende Pflanzen 210

Kieselsäurehaltige Kräuter 210

Teemischungen gegen Seniorenstörungen 210

   Gedächtnisschwächetee 210

   Gemütsaufhellender Tee 211

   Schwindeltee 211

   Gefäßpflegetee 211

   Andere Fitmacher-Pflanzen 212

Heilkräuter-Eigenanbau, Essenzen und Tinkturen 213

Heilkräuter-Eigenanbau 214

Essenzen 216
Register wichtiger Essenzen 217

Tinkturen 219
Kalmustinktur 219
Lebensessenz oder Schwedenbittertinktur 219

Anhang 223

Farbtafeln der Heilpflanzen 224

Literatur 225

Liste der Teemischungen 227

Register der deutschen Pflanzennamen 230

Stichwortregister 234

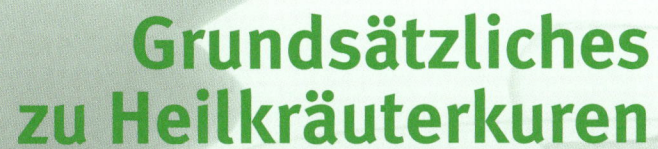

Grundsätzliches
zu Heilkräuterkuren

Heilfasten, Diät und Kräuterkuren
überdauern alle Krisen in der Medizin

Einleitung

Der Schatz unserer Mutter Natur ist unermesslich groß. Keine chemische Fabrik dieser Welt ist imstande, auch nur annähernd so sinnvoll, so nützlich und so vollkommen zu arbeiten wie eine einzige unscheinbare Pflanze, die unser Fuß achtlos zertritt. Diese Pflanze erzeugt keine schädlichen Abfallprodukte und sie belastet die Umwelt nicht. Aber sie spendet, fördert und erhält das Leben auf diesem Planeten. Unser Wissen über die besonderen Heilkräfte der Pflanzen ist sicher noch gering angesichts der unschätzbaren Möglichkeiten, die in ihren richtigen Anwendungen geheimnisvoll verborgen liegen. Wie weit diese reichen, hat schon der große Naturarzt Theophrastus von Hohenheim, genannt Paracelsus (1493–1541), seherisch erkannt, als er schrieb:

„Gott hat niemals eine Krankheit kommen lassen, ohne dass er nicht auch ihre Arznei in der Natur geschaffen hätte."

Das älteste überlieferte Heilpflanzenbuch hat der chinesische Kaiser Shin-Nong verfasst. Es ist 5.600 Jahre alt. Das ägyptische Papyros Ebers beinhaltet 700 Heilkräuteranwendungen. Es stammt aus der Zeit um 1500 v. Chr. Und die großen Ärzte des Abendlandes, vom Altertum bis zur Neuzeit, haben seit Hippokrates (460 v. Chr.), dem „Vater der Medizin", unzählige Kranke mit Heilkräutern geheilt. Tausende von Mönchen pflegten durch viele Jahrhunderte in ihren Klostergärtlein ihre Heilpflanzen wie ein Heiligtum. Berühmte Ärzte wie Dioskurides, Albertus Magnus, Tabernaemontanus, die Äbtissin Hildegard von Bingen und viele geniale Naturheiler vom Schlage eines Kneipp und Künzle wirkten damit höchst segensreich; auch heute verdanken Millionen von Kranken in allen Erdteilen den Heilkräutern ihre Gesundung. So ist es nur folgerichtig, dass sich die moderne Medizin in zunehmendem Maße der Phytotherapie, also der Behandlung mit Heilkräutern, bedient.

Täglich wächst das erforschte Wissen über die Wirksubstanzen verschiedener „Kräuter und Unkräuter". Dennoch bietet das vielfach jahrtausendealte Erfahrungswissen, die Erfahrungsheilkunde sowie die zu Unrecht viel zu gering geschätzte Natur- und Volksmedizin die bewährte Grundlage, aus der zum Wohle des Einzelnen und der Volksgesundheit neue Erkenntnisse erprießen können.

Jede Heilpflanze ist ein kleiner Kosmos für sich. Das Geheimnis ihrer wohltuenden gesundheitsfördernden Wirkung lässt sich durch Zerlegen, Zerteilen, Analysieren und Isolieren nie ganz enträtseln. Die ganzheitliche Kräftekombination wirkt segensreicher als die Summe aller isolierten Teilstoffe. Daher kommt es bei der Zubereitung jeder Pflanze auf die bestmögliche Erhaltung ihrer unversehrten ganzheitlichen Individualwirkung an. Je besser man diese Gesamtwirkung erkennt, desto leichter fällt es, im Bedarfsfalle jenes Kraut oder jene Kräuterkombination auszuwählen, die dem besonderen Bedürfnis des Einzelnen entspricht und ihm am besten hilft.

Die Anwendung von Heilpflanzen in der Gesundheitspflege und in der Krankenbehandlung verlangt liebevolles Eingehen auf die jeweiligen individuellen Eigenheiten nicht nur des Menschen, sondern auch der Pflanze.

Heilkräuter werden für zwei Aufgabengebiete angewendet:
- Für die allgemeine Gesundheitspflege. Hier dienen sie als Mittel zum Vorbeugen und Aufrechterhalten der Gesundheit.
- Für die Behandlung von Kranken. Hier sind sie ausnahmslos nach Verordnung oder mit Einverständnis des behandelnden Arztes anzuwenden.

Allgemeine Gesundheitspflege durch Heilkräuter

Die umfassende Rolle, die Heilkräuter – richtig angewendet – zur Aufrechterhaltung der Gesundheit spielen, geht aus Folgendem hervor: Heilpflanzen enthalten u. a. wertvolle Nährbestandteile, Vitamine, Spurenelemente, Fermente, Mineralsalze, Duft- und Aromastoffe sowie Pflanzenhormone.

Heilpflanzen stellen durch ihre Wirkstoffe eine zur Erhaltung der Leistungs- und Widerstandskraft wertvolle Ergänzung der täglichen Nahrung dar.

Heilpflanzen, in Form von Kräutertees verabreicht, bieten eine wichtige Möglichkeit, dem Körper die von ihm benötigte Flüssigkeitsmenge zuzuführen. Unter „besonders bekömmlichen Flüssigkeiten" sind zu verstehen: einwandfreies, ungechlortes Trinkwasser, kohlensäurefreie (-arme) Mineralwässer und dünn gebrühte Kräutertees – nicht aber Alkohol, Bohnenkaffee, schwarzer Tee, Cola und andere Industriegetränke. Jede besonders bekömmliche Flüssigkeit dient dem Organismus neben anderen Aufgaben als Transportmittel zum Ausscheiden von Stoffwechselschlacken und Umweltgiften. Dem ständigen Funktionieren dieser Ausscheidung kommt von Jahr zu Jahr größere Aktualität zu. Wir leben ja heute – bekanntermaßen und leider (!) – in einer Zeit der aggressiven Umweltvergiftung, wie sie seit Existenz dieses Planeten noch nie bestanden hat. Tausenderlei Schadstoffe aus Abgaben, Chemikalien, Spritzgiften, saurem Regen und anderem belasten unsere Gesundheit immer stärker. Umso wertvoller wird die Zufuhr von ausreichenden Mengen besonders bekömmlicher Flüssigkeiten.

Ein großer Teil aller Heilpflanzen unterstützt durch seine speziellen Kräfte die Tätigkeit der blutreinigenden, entgiftenden und ausscheidungsfördernden Organe, insbesondere Leber, Nieren, Haut, Lunge und Darm. Deshalb wird das Trinken genügender Mengen geeigneter Kräutertees für die Aufrechterhaltung eines guten Gesundheitszustandes immer wertvoller, wenn nicht sogar heute schon unersetzlich.

Die Natur hat die besten Schönheitsmittel. Seit Menschengedenken werden Kräuter in der Schönheitspflege erfolgreich angewendet. Die Zusammenhänge zwischen Gesundheit und Schönheit sind sehr eng, da im Organismus alles auf alles einwirkt. Bestimmte Heilkräuter, von außen oder von innen angewendet, sind echte Schönheits- und Gesundheitsmittel. Sie üben vor allem auf Haut und Haare schützende, pflegende und regenerierende Wirkungen aus, fördern die Durchblutung und dienen der Steigerung der Lebensfreude.

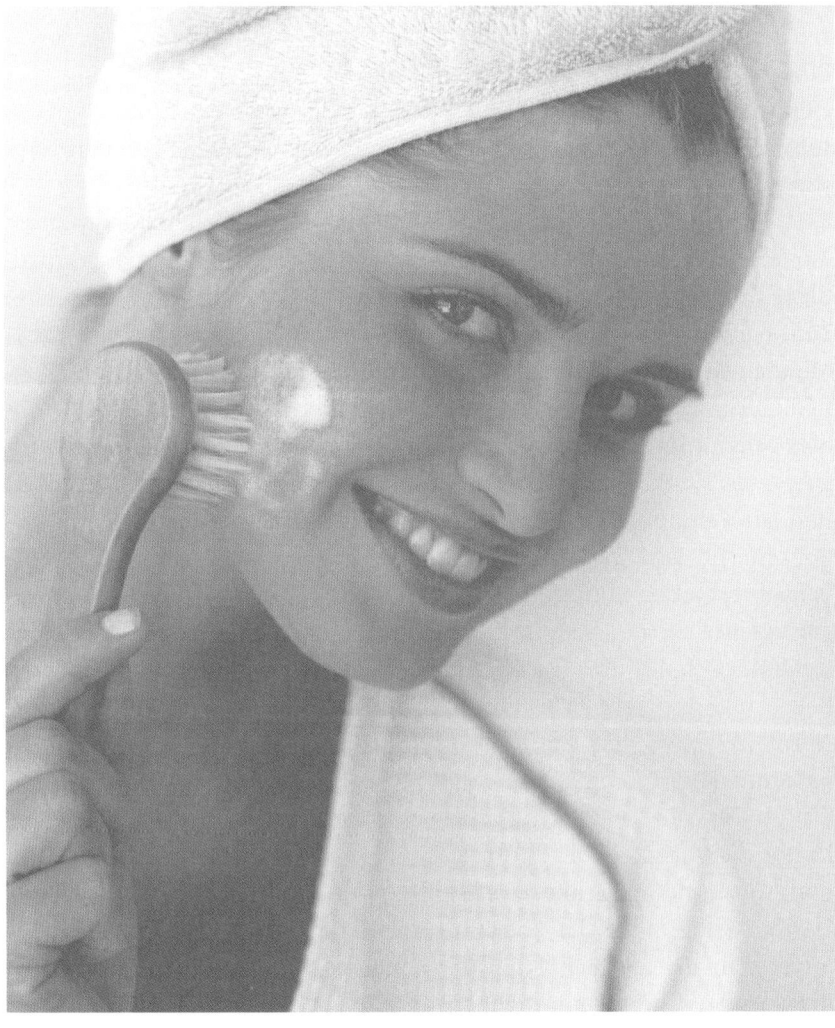

Was man über Flüssigkeitszufuhr wissen sollte

Es gibt viele Leute, die im Laufe eines Tages nichts anderes als drei Tassen Bohnenkaffee oder schwarzen Tee trinken. Oft sind sie noch stolz darauf, sich so wenig Flüssigkeit zuzuführen, im irrtümlichen Glauben, den Körper durch Trinken ohnehin nur zu belasten. Das Gegenteil ist aber der Fall. Der gesunde Organismus scheidet bei normaler Lebensweise insgesamt rund 3 Liter Flüssigkeit täglich aus und benötigt dafür innerhalb von 24 Stunden entsprechenden Ersatz. Mangelnde Flüssigkeitszufuhr schafft ein Defizit im Körper, das sich früher oder später nachteilig auswirkt. Dazu kommt:

Wie bereits erwähnt, gelangen täglich Umweltgifte in unseren Körper. Diese können nur mithilfe ausreichender Mengen bekömmlicher Flüssigkeit ausgeschwemmt werden.

Durch die Stoffwechselvorgänge fallen fortlaufend „Abfallprodukte" an, die ebenfalls nur mithilfe bekömmlicher Flüssigkeiten ausgeschieden werden können.

Bei ungenügender Flüssigkeitszufuhr wird ein Teil der aufgenommenen Umweltgifte und der eigenen Stoffwechselschlacken in den Geweben als Abbaugift gestapelt. Daraus entsteht mit der Zeit ein gefährliches Schlacken- und Giftdepot. Dieses geht eines Tages entweder als „Zeitbombe" hoch – eine gefährliche Krankheit bricht unerwartet aus; oder es entsteht eine schleichende Vergiftung mit Müdigkeit, Lustlosigkeit, Antriebsschwäche und Depressionen.

Als häufigste Folge mangelnder Flüssigkeitszufuhr tritt verschlechterte Leistung der Ausscheidungsorgane auf, wie
- ungenügende Stuhlausscheidung, Darmträgheit oder breiige Gärungsstühle, Blähungen, Selbstvergiftung des Darmes,
- verringerte Harnausscheidung, Aufquellung und Wasseransammlung in Geweben, Nierensteinbildung,
- Austrocknen von Schleimhäuten in Mund, Rachen, Bronchien, Darm, Genitalien,

- Austrocknen der Haut, Nachlassen der Spannkraft der Gewebe, vorzeitig gealtertes Aussehen, Faltenbildung,
- Krankheitsanfälligkeit durch ungenügenden Schlackenabbau.

Die logische Konsequenz heißt: *mehr trinken*! Gutes Wasser, kohlensäurefreie Mineralwässer und dünn gebrühte Kräutertees sind dafür bestens geeignet. Wer schon lange als „Kamel" gelebt hat, also besonders wasserarm, soll nur behutsam seine Flüssigkeitszufuhr steigern, weil sich seine Organe auf übermäßigen Sparverbrauch eingestellt haben und sich nur allmählich auf gesündere Verhältnisse umstellen können. Wer aufgrund schwerer Herz- und Nierenleiden vom Arzt sparsame Flüssigkeitszufuhr verordnet erhielt, muss dies natürlich beachten. Ansonsten macht ausreichendes Trinken weder dick, noch belastet es Herz und Kreislauf, da das Herz ja leichter arbeitet, wenn das Blut verdünnt ist.

Wasser und Kräutertees lassen sich leicht in jedes Alltagsprogramm einbauen. Sie können die bisher konsumierten ungesunden Flüssigkeiten ersetzen und als zusätzliche Flüssigkeitszufuhr dienen. Dies wird sich allmählich, oft sogar schon bald wohltuend auswirken. Bei Übergewichtigen tritt nicht selten Gewichtsminderung ein. Die richtige Auswahl der Heilkräutertees kann diese günstigen Veränderungen unterstützen.

Hinsichtlich der gesundheitlichen Bedeutung ausreichender Flüssigkeitszufuhr sollte der heutige Mensch daher wissen:

Wo man nichts hineingibt an Flüssigkeit, kommt auch nichts heraus an Giften!

Bei den nachstehenden Heilkräuterkuren wird oft nur eine Teemenge von zwei- bis dreimal 1 Tasse (= $^1/_2$–$^3/_4$ Liter) am Tag empfohlen. Diese jeweils angegebene Menge sollte eingehalten und nicht überschritten werden, auch wenn die Wirkung vorerst noch nicht erkennbar ist. Um darüber hinaus seine Flüssigkeitszufuhr zu steigern, trinkt man zusätzlich gutes Trinkwasser, stilles Mineralwasser (ohne Kohlensäurebeimengung) oder auch einige Tassen der später angeführten dünn gebrühten Haus- und Familientees.

Praktische Hinweise

Für die allgemeine Gesundheitspflege

Viele Kräuterteefreunde wechseln wöchentlich, zum Teil täglich ihre Teesorten, mitunter sogar beim Frühstück-, Jausen-, Nachmittags- und Abendtee. Dagegen ist nichts einzuwenden. Einesteils vermittelt dies den Reiz der geschmacklichen Abwechslung, andernteils werden dadurch dem Organismus immer neue Aroma-, Duft- und Heilstoffe zugeführt. Ein Tee aus einer Einzelpflanze sollte im Rahmen der allgemeinen Gesundheitspflege nicht länger als 4–8 Wochen angewendet werden. Danach sollte ein anderer Tee getrunken werden. Auch gemischte Teesorten sind immer wieder zu wechseln, zumindest alle 2–3 Monate.

Für Personen im Zustand zwischen gesund und krank

Wer sich weder richtig gesund noch ausgesprochen krank fühlt, sollte sich auf jeden Fall ärztlich untersuchen lassen. Oft lässt sich kein krankhafter Befund aufdecken und man erhält den Rat, einige Zeit abzuwarten. Einem alten Sprichwort zufolge heißt es sogar: Abwarten und Tee trinken! Dieser Hinweis ist treffend, denn gerade im so genannten Krankheitsvorfeld ist die Anwendung richtiger Heilkräutertees oft unvergleichlich besser als etwa die bloße Einnahme symptomunterdrückender chemischer Präparate. Gelegentliches Kräutertee-Trinken bringt aber nichts! Es kommt in jedem Fall auf exaktes, regelmäßiges, konsequentes, also auf kurmäßiges Einnehmen eines geeigneten Heiltees an! Daher „Heilkräuter-Kuren"!

Wenn der Arzt nicht selbst einen Tee empfiehlt, erinnert man sich oft an einen Kräutertee, der schon früher in ähnlichen Situationen geholfen hat. Auch die nachstehenden Kräuterbeschreibungen bieten entsprechende Hinweise. Dann braucht man nur noch den Arzt um sein Einverständnis zu fragen.

Wichtig	Für sämtliche Heilkräuteranwendungen gegen Krankheitsvorstadien oder gegen Erkrankungen ist die ärztliche Zustimmung eine unerlässliche Voraussetzung! Seien Sie daher absolut offen zu Ihrem Arzt, auch bezüglich Ihres Wunsches nach Heilkräuterbehandlung. Verlassen Sie sich nicht auf eigene „Diagnosen"! Selbst der größte Pflanzenliebhaber soll weder an sich noch an anderen herumdoktern, sondern sich an die Anweisungen seines Arztes halten.

Die Seltenheit der Verschreibung von Heilkräutern durch den Arzt findet einen Hauptgrund darin. Weil der Arzt die im Gegensatz zur Pilleneinnahme unbequeme Handhabung von Heilpflanzen nur wenigen Patienten anvertrauen kann, werden Heilkräuter immer noch recht selten verschrieben. Der Patient sollte mit ihnen umgehen können und auch bereit sein, alle damit verbundenen Anwendungsaufgaben konsequent durchzuführen. Solche Vorkenntnisse zu vermitteln ist ein Hauptanliegen dieser Schrift.

Merke: Bei Überdosierung und Dauergebrauch kann jede Arzneipflanze auch Reiz- bis eventuell Giftwirkungen zustande bringen.

Für Kranke

Der vom Arzt verordnete oder genehmigte Tee ist während der angegebenen Kurdauer exakt einzunehmen. Meist soll die Teekur doppelt so lange dauern, wie man den Tee bis zum Schwinden der Beschwerden eingenommen hat. Bei lang dauernden Kuren wechselt man gerne Bestandteile einer Kräutermischung aus oder geht auf ergänzende Mittel über, um neue Heilimpulse zu schaffen. Dabei ist besonders an die „Kardinalheilkräuter" zu denken, die später noch beschrieben werden. Bei dem oft sehr vielschichtigen Ursachen- oder Beschwerdebild, das heute der durchschnittliche, chronisch erkrankte Zivilisationsmensch bietet, reicht die alleinige Kräuterbehandlung keineswegs immer aus. Als zusätzliches Minimum ist es nötig, sich möglichst nach dem allgemeinen Gesundheitsmotto zu verhalten:

Rauche nicht – trinke mäßig,
Laufe viel – sei nicht gefräßig!

Überdies ist in den meisten chronischen Fällen die Durchführung einer systematischen diätetischen Darmreinigungs-, Entschlackungs- oder Ableitungskur eine ideale Möglichkeit, den Organismus von krankhaften Ablagerungen, Schadstoffen und Umweltgiften zu befreien (siehe im Anhang – Literatur). Während einer solchen Kur wirken Heilkräuter besonders intensiv und im Anschluss daran ist es eine wahre Freude, die ausgezeichneten Heilergebnisse durch Diät und richtig angewendete Heilpflanzen zu erleben. Überhaupt ergänzen sich natürliche Heilweisen gegenseitig und führen zu Ergebnissen, die dem Praktiker die Gewissheit für die Zukunft vermitteln:
Heilfasten, Diät und Kräuterkuren überstehen alle Krisen in der Medizin.

Bezugsquellen für Heilkräuter

Je frischer die Kräuter, desto heilkräftiger! Abgelagerte Teesorten sollen nicht älter als 1 Jahr sein. Ältere Tees sind meist geschmack- und wertlos. Bezugsquellen sind:
- Eigenanbau im Garten oder in Blumenkästen auf der Fensterbank – siehe Seite 214
- Selbst sammeln bei Ausflügen
- Vom Sammler
- Aus einer Kräuterhandlung oder einem Kräuterversand
- Aus einer Drogerie, einem Reformhaus oder einer Apotheke

Kräuter sind immer von dort zu beziehen, wo möglichst frische und tunlichst nicht haltbar gemachte Ware zu erhalten ist!

Sammeln, Trocknen, Lagern

Sammeln

Sammeln Sie Heilkräuter nur in staub- und giftfreier Natur (ohne Insek-
tizide, Autoabgase usw.), bei trockenem Wetter, ohne Nebel, Feuchtig-
keit, Regen und möglichst am späteren Vormittag. Der Tau der Nacht
soll schon abgetrocknet sein.
Wählen Sie junge Blätter und eben aufgegangene Blüten von kräftigen
gesunden Pflanzen aus, die Sie in schonendster Form abschneiden oder
abbrechen, damit die Weitervermehrung nicht leidet.

Beispiele		
	Die Blüten werden zur Blütezeit abgenommen	Weißdorn, Ringelblume, Arnika
	Die Blätter sind vor der Blütezeit zu sammeln	Melisse, Pfefferminze, Rosmarin
	Das Kraut ist mit der Blüte abzunehmen	Schafgarbe, Odermennig, Johanniskraut
	Die Wurzeln sind im Frühjahr und Herbst, vor bzw. nach der Vegetationsperiode zu entnehmen	Attich, Alant

Trocknen

Teekräuter werden durch Wasserentzug (Trocknen) haltbar gemacht.
Daher darf man sie vor dem Trocknen nicht waschen. Die Blüten-, Blät-
ter- und Stängeldrogen werden ohne jegliche Zerkleinerung gleich
nach dem Sammeln in einem trockenen, luftigen Raum (Dachboden
oder dgl.) in lockeren Büscheln aufgehängt. Wurzeln, Rinden oder Hölzer müssen zuerst gereinigt, dann zerschnitten und erst dann getrock-
net werden. Alle Kräuter sollen so trocken werden, dass sie sich zwischen den Fingern zu Pulver zerreiben lassen.

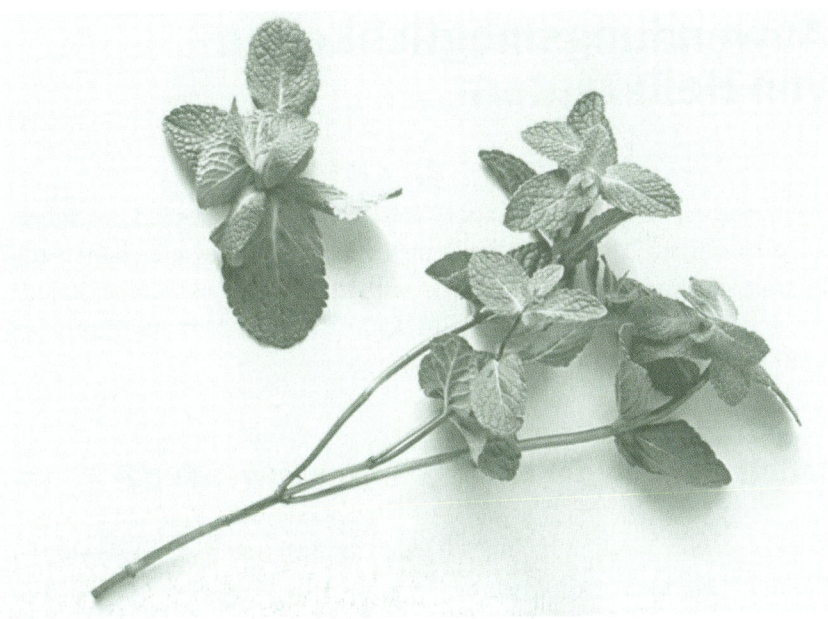

Lagern

Die durchgetrockneten Kräuter sind zunächst von allen schlechten Bestandteilen zu befreien. Dann füllt man sie in Schachteln, Stoff- oder Papiersäcke oder getönte Weithalsgläser, aber nicht in Kunststoffbehälter. Sie sind an luftiger, trockener und lichtarmer Schattenstelle aufzubewahren. Beschriften Sie die Gefäße gleich mit den Pflanzenbezeichnungen.

Anwendungsmöglichkeiten von Heilkräutern

Wenn Sie die Möglichkeit haben, Frischpflanzen zu beziehen, sollten Sie dies nützen. Dies gilt vor allem für stark aromatische Blüten und Blätter wie Kamillenblüten, Melissenblätter, Goldrutenkraut, Rosmarin und Ringelblume, die einen oft sogar wesentlichen Teil ihrer Heilkraft durch Trocknen und Lagern verlieren.

Möglichkeiten der Frischpflanzenanwendung

Auskauen von frischen Pflanzen (Löwenzahnblätter, Klee, Sauerampfer, Bärlauch, Kresse),

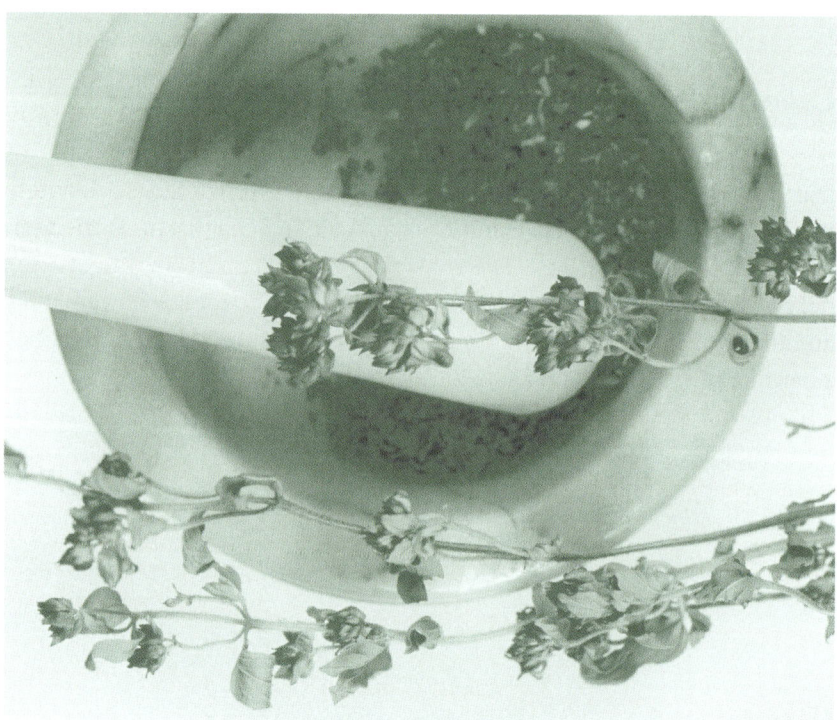

Würzen mit Frischkräutern möglichst direkt aus dem Garten (Petersilie, Rosmarin, Salbei, Melisse),

Essen von Wildsalaten oder -beigaben (Frühlingskräuter, Brennnessel, Geißfuß, Bärlauch),

Trinken einwandfreier Frischpflanzensäfte (die nicht wie die meisten handelsüblichen Säfte hitzekonserviert sind),

Einnehmen von Frischkräutertees. Sie sind besonders wichtig, da viele Pflanzenheilkräfte oft erst durch Teezubereitung wirksam werden,

Anwendungen von Frischpflanzenessenzen und Urtinkturen, in denen u. a. auch wichtige Frischpflanzenwirkstoffe enthalten sind (siehe Seite 213 ff.).

Möglichkeiten der Trockenpflanzenanwendung

Richtig getrocknete Heilpflanzen, die gut gelagert und nicht älter als ein Jahr sind, besitzen oft einen sehr hohen Gehalt an heilwirksamen Stoffen. Besonders bei derben Duftdrogen, Früchten wie Fenchel, Mariendistel, oder bei Rinden, Hölzern und bei wenig aromatischen Kräutern mit hohem Mineralstoffgehalt erweist sich die getrocknete Anwendung oft als günstiger. Man kann sie anwenden

durch Kauen und Auslaugen von getrockneten Wurzeln als Pflanzenkaugummi (wie beispielsweise Kalmuswurzel bei Magenschwäche und zur Raucherentwöhnung),

durch Würzen mit Trockengewürzen,

durch Kräutertee aus Trockenkräutern (sehr wichtig!),

durch Tinkturen aus Trockenkräutern (siehe Seite 213 ff.).

Die wichtigsten Zubereitungsformen

Die Sekundenüberbrühung (Sekundenaufguss oder Infus)

Sie wird vor allem bei frisch gepflückten aromatischen Blüten und Blättern angewendet, die durch eine kurze Überbrühung ihre aromatischen Heilkräfte an das Wasser abgeben. Kochen würde diese Kräfte teilweise zerstören. Geben Sie in ein reines Gefäß (kein Metall) 1–2 Teelöffel der zerkleinerten Pflanze und überbrühen Sie diese mit $1/4$ Liter eines gerade siedenden Wassers. Dann 20–30 Sekunden lang ziehen lassen, einmal umrühren und absieben.

Merke: Die Teefarbe ist kein Kriterium für den Gehalt an Wirk- und Heilstoffen. Auch ganz helle Teearten („blonde Tees") können enorm heilkräftig sein.

Normaldosierung für Sekundenüberbrühung (vor allem für Frischpflanzen): 1 gehäufter bis 2 TL auf $1/4$ Liter Wasser.

Die Minutenüberbrühung (Minutenaufguss oder Infus)

Sie wird vorwiegend bei getrockneten Blüten und Blättern angewendet. Auch bei Trockenkräutern würden durch Kochen wertvolle Substanzen verloren gehen. Die angegebene Menge (kleiner als bei Frischpflanzen!) überbrühen und meist 3 Minuten lang ziehen lassen.

Normaldosierung für Minutenüberbrühung (für getrocknete Blüten und Blätter): 1 TL auf $1/4$ Liter Wasser.

Der Kaltansatz (Mazerat)

Er eignet sich für alle Schleimdrogen wie Leinsamen, Eibisch, Isländisch Moos, Käsepappel, aber auch für Kalmus, Beinwurz und Mistel.

Diese würden schon durch Überbrühen einen wertverminderten Tee liefern. Übergießen Sie die verordnete Menge mit kaltem Wasser und lassen sie diese über Nacht bei Zimmertemperatur stehen. Morgens auf Trink- oder Badetemperatur erwärmen und absieben.
Normaldosierung für Kaltansatz: 1 gehäufter TL auf $1/4$ Liter Wasser.

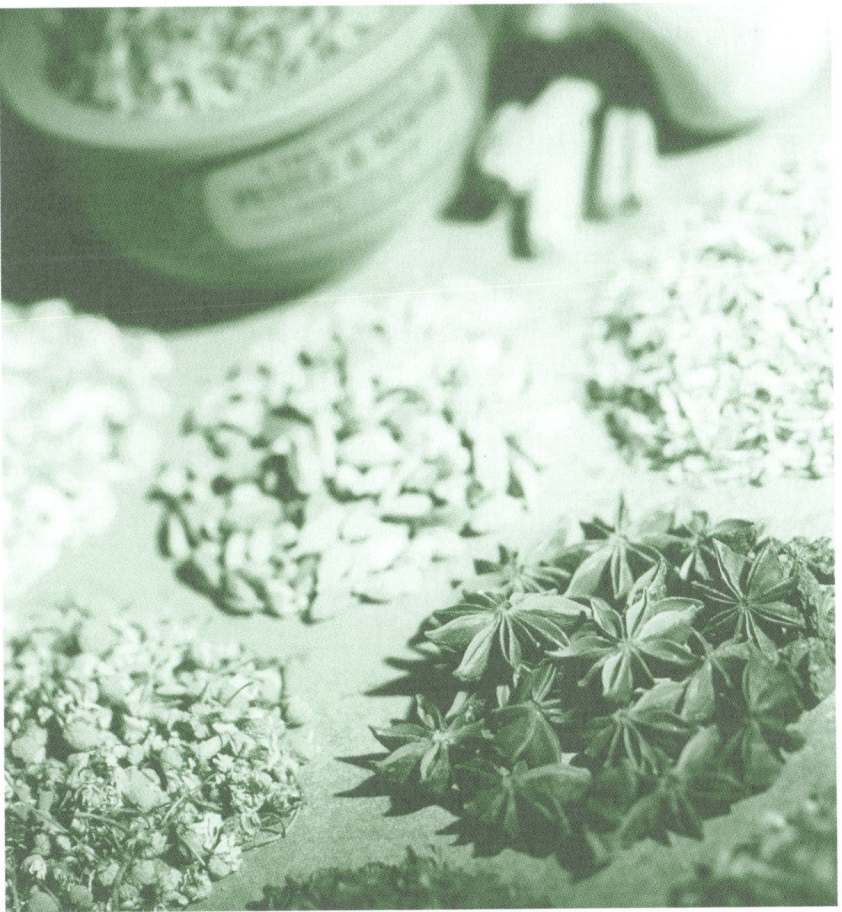

Die Kalt-Warm-Methode (Mazerat-Dekokt)

Diese ist besonders für Mischtees geeignet. Sie vereint die Vorzüge des Kaltansatzes und der Sekundenüberbrühung. Die vorgeschriebene

Kräutermenge wird mit kaltem Wasser übergossen und über Nacht stehen gelassen (wie bei Kaltansatz). Dadurch gelangt bereits ein Teil der Wirkstoffe in den Tee. Morgens erhitzen, nur einmal kurz aufwallen und ca. 20–30 Sekunden ziehen lassen (dadurch gelangt ein anderer Teil der Wirkstoffe in den Tee), danach absehen.
Normaldosierung für Kalt-Warm-Methode (vor allem für Mischtees): 1 TL auf $^1/_4$ Liter Wasser.

Der Heißansatz (Infus-Mazerat)

Er dient bei besonders harten Wurzeln, Hölzern und Rinden mit reichem Gehalt an ätherischen Ölen der Gewinnung wertvoller Heilstoffe. Überbrühen Sie 1 TL bis 1 EL der zerkleinerten Pflanze (wie beispielsweise Baldrian, Alant, Engelwurz, Meisterwurz) mit $^1/_4$ Liter kochendem Wasser. Anschließend bis zum Erkalten stehen lassen.
Normaldosierung für Heißansatz (vor allem für Wurzeln, Hölzer, Rinden): 1 TL bis 1 EL auf $^1/_4$ Liter Wasser.

Andere Zubereitungsarten

Diese werden bei der Abhandlung der jeweiligen Pflanzen gesondert angeführt.

Essenzen und Tinkturen

Essenzen sind Vollauszüge der Wirkstoffe auf Frischpflanzen. Da in vielen Fällen Frischpflanzen nicht erhältlich sind, oft ihre Werte aber benötigt werden, bedient man sich gerne der Frischpflanzenessenzen. Sie werden tropfenweise eingenommen, was unterwegs auf Reisen usw. vorteilhaft ist. Auch homöopathische Urtinkturen sind Essenzen, da sie ebenfalls aus Frischpflanzen gewonnen werden. Alle übrigen Tinkturen werden aus Trockenpflanzen hergestellt. Näheres darüber finden Sie auf Seite 213 ff..

Warum und welche Heilkräuter?

Seit $3\tfrac{1}{2}$ Milliarden Jahren verwendet die Natur immer die gleiche Methode und das gleiche Rezept, um Leben hervorzubringen. Die Kernsäure, welche die menschliche Erbmasse beinhaltet, setzt sich aus Bausteinen zusammen, die auch in der Pflanze vorhanden sind. Aus biologischer Sicht sind daher alle Lebewesen dieser Erde, also auch Mensch und Pflanze, miteinander verwandt. Das bedeutet, dass die Wirkstoffe der Pflanzen, die in ihrem biologischen Gesamtgefüge angewendet werden, nahe biochemische Bezüge zum menschlichen Organismus aufweisen und von ihm sogleich als „sympathische Arznei" aufgenom-

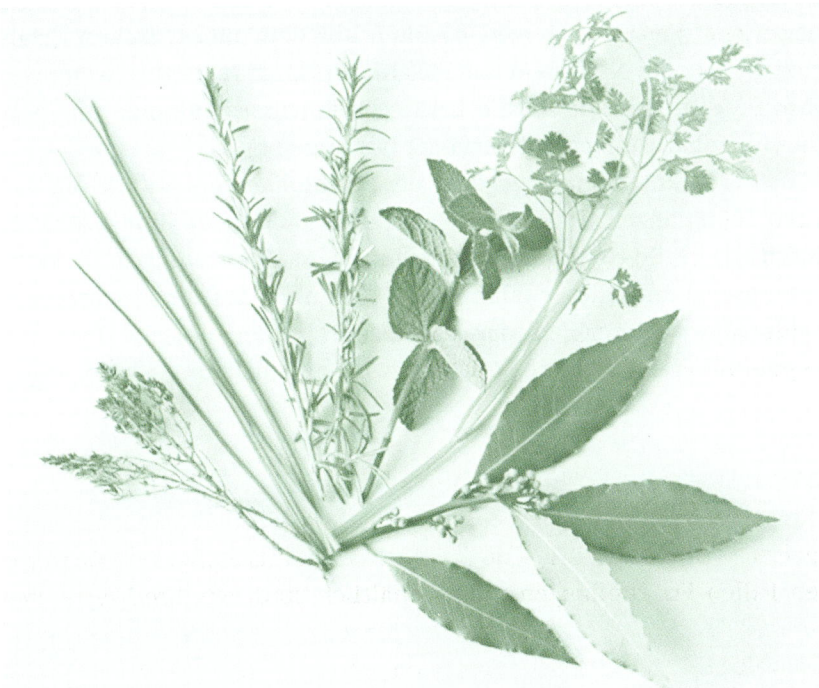

men werden. Diese „Sympathie" ist bei den meisten isolierten Wirksubstanzen – wie den üblichen chemischen Medikamenten – nicht vorhanden. Das Leben begegnet ihnen zum ersten Mal! Sie sind dem Organismus völlig fremd. Daher führen Medikamente oft zu unerwünschten „Nebenwirkungen", wie sie bei richtig dosierten Heilkräutern als „verwandten sympathischen Arzneien" nicht aufzutreten pflegen. Das ist ein grundlegender Vorteil von Heilpflanzen!

Außerdem werden im Rahmen dieser Schrift nur heimische, bodenständige, sanfte und milde, aber dennoch überzeugend wirkende, weitgehend unschädliche Pflanzenarten besprochen: die heimischen Mild-Heilkräuter oder Mite-Phytotherapeutika. Nicht behandelt werden hingegen die besonders „stark" eingreifenden, rezeptpflichtigen so genannten Forte-Phytotherapeutika wie Fingerhut, Tollkirsche, Schlafmohn, da ihre Anwendung mit einem Intoxikationsrisiko behaftet ist.

Die nachstehend aufgeführten Heilwirkungen verschiedener Mild-Heilkräuter konnten zum Teil bis heute schon exakt wissenschaftlich-experimentell nachgewiesen werden. Andere, bis heute noch nicht so beweiskräftige Heilanzeigen beruhen auf dem meist uralten Erfahrungsschatz der Naturmedizin. Sie wurden dann angeführt, wenn sich ihre Berechtigung durch die heutige Erfahrungsheilkunde und/oder durch Beobachtungen der Verfasser bestätigen ließ.

Mancher Kräuterfreund wird in der nachfolgenden Anführung von rund 100 Pflanzen vielleicht das eine oder andere von ihm geschätzte heimische Mild-Heilkraut vermissen. Diese Auslassung stellt keine Geringschätzung dieser Pflanze dar. Es musste auf die Beschreibung zahlreicher weiterer Heilkräuter verzichtet werden, um eine Übersichtlichkeit über das so weite Stoffgebiet zu ermöglichen.

Gesundheits-, Haus- und Familientees

Für den allgemeinen Hausgebrauch eignet sich eine fast unübersehbare Zahl verschiedener Pflanzenarten. Auch für sie gelten die bereits besprochenen Normaldosierungen von 2 TL Frischkräutern als Sekundenüberbrühung oder 1 TL Trockenkräuter als Minutenüberbrühung auf $1/4$ Liter Wasser. Die Kräutertees können pur oder mit etwas Honig (und Zitronen-, Frucht- oder Orangensaft) oder mit etwas Milch getrunken werden. Es werden sowohl Einzelpflanzen, die so genannten Solisten, als auch Mischungen sehr geschätzt.

Solisten:	Apfelschale, Zitronenmelisse, Lindenblüten, Anserine, Schafgarbe, Hagebutte, Thymian, Fenchel, Brombeer-, Himbeer-, Erdbeerblätter	***Beliebte Kräutertees***
Duette:	Melisse + Pfefferminze; Holunderblüten + Lindenblüten; Thymian + Quendel; Anis + Fenchel (alle Mischungen zu gleichen Teilen)	
Terzette:	Erdbeer- + Himbeer- + Brombeerblätter; Heidekraut + Heidelbeere + Waldmeister; Apfelschale + Schlehen + Holunderfrüchte	
Quartette:	Brombeer- + Erdbeerblätter + Heidekraut (je 20 g) + Thymian (5 g); Melisse + Gänsefingerkraut + Pfefferminzblätter (je 20 g) + Lavendel (5 g); Johannisbeerblätter + Walnussblätter + Heidelbeerblätter + Odermennig (zu gleichen Teilen)	
Quintette:	Brombeer- + Erdbeerblätter + Johanniskraut (je 30 g) + Waldmeister + Heidekraut (je 5 g)	

Bei allen diesen Mischungen liefert jede Pflanze ihre nahrungsergänzenden Vitalstoffe und außerdem ihre verschiedenen gesundheitsfördernden Substanzen. Wohin sich diese jeweils auswirken, mögen die nachfolgenden Beispiele einiger beliebter Teemischungen erläutern:

Frühstückstee 1 (Teemischung 1)

Rosmarin	50 g	– kreislaufanregend
Erdbeerblätter	20 g	– mild verdauungskräftigend
Lindenblüten	20 g	– hautfunktionsfördernd
Thymian	10 g	– atmungsdesinfizierend, gärungshemmend

Gut gemischt, Normaldosierung:

Frischkräuter: 2 TL auf ¼ Liter, Sekundenüberbrühung

Trockenkräuter: 1 TL auf ¼ Liter, Minutenüberbrühung

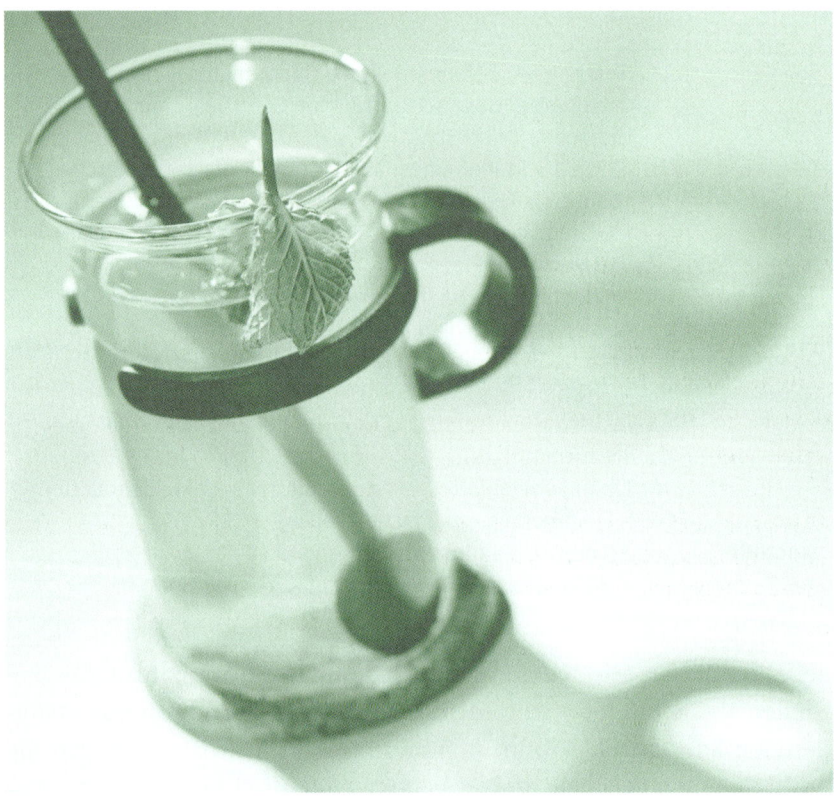

Frühstückstee 2 (Teemischung 2)

Waldmeister   20 g – nieren-/leberanregend
Pfefferminze   20 g – stoffwechselanregend
Lindenblüten   20 g – hautfunktionsfördernd
Brombeerblätter   20 g – blutreinigend
Himbeerblätter   20 g – schleimhautkräftigend, adstringierend
Gut gemischt, sonst wie oben.

Haustee (Teemischung 3)

Gänsefingerkraut   20 g – entspannend, entkrampfend
Melisse   20 g – nerven-/herzkräftigend
Fenchel   20 g – verdauungsfördernd, blähungswidrig
Brombeerblätter   20 g – mild blutreinigend
Erdbeerblätter   10 g – mild verdauungskräftigend
Himbeerblätter   10 g – adstringierend
Gut gemischt, sonst wie oben.

Bei der Auswahl der alltäglichen Kräuterteesorten kann man auch mithelfen, etwaige Mängel an Mineralsalzen auszugleichen.

Wegen Säurebelastung werden heute Hibiskus-(Nubienblüten-) und Früchtetee nicht mehr empfohlen.

Man kann auch selbst Teemischungen für den Hausgebrauch zusammenstellen. Gute Geschmacksverbesserung erzielt man stets durch eine kleine Zugabe von Pfefferminze oder Waldmeister.

Tipp

Mineralstoffgehalt einiger Heilpflanzen

Eisenmangel

Eisenmangel besteht oft bei Blutarmut, Bleichsucht, Neigung zu raschem Herzklopfen, Nasenbluten und anderen Leiden.

Eisenreiche Pflanzen

Brennnessel, Löwenzahn, Waldmeister, Erdbeere, Melisse, Brombeere, Lungenkraut, Frauenmantel, Silbermantel, Nussblätter, Wegwarte, Bärlauch, Blutwurz.

Eisenreiche Gewürze

Thymian, Liebstöckel, Basilikum, Majoran, Rosmarin, Salbei, Paprika, Dillkraut.

Kalk- oder Kalziummangel

Er besteht oft in der Zahnentwicklungsphase bei Kindern, schnell heranwachsenden Jugendlichen, in der Schwangerschaft und Stillzeit, bei Neigung zu Karies, Zahnfleischentzündungen, verschiedenen Nervenschwächezuständen, Stoffwechselerkrankungen, Knochenkalkmängeln (Osteoporose) und im Alter.

Kalziumreiche Pflanzen

Erdbeerblätter, Anserine, Birke, Spitzwegerich, Gundelrebe, Weinraute, Hirtentäschel, Isländisch Moos, Wacholder, Königskerze, Brennnessel, Löwenzahn, Leinsamen, Melisse.

Kaliummangel

Kaliummangel ist heute besonders verbreitet, insbesondere als Folge der Einnahme von Abführ- und Entwässerungsmitteln oder einseitiger Kost. Es können dadurch Nerven-, Muskel-, Herzbeschwerden oder Gedächtnisschwäche auftreten.

Kaliumreiche Pflanzen

Zinnkraut, Holunder, Bitterklee, Brennnessel, Schafgarbe, Wegwarte, Königskerze, Melisse, Kamille, Leinsamen.

Kieselsäuremangel

Dieser Mangel tritt bei Senioren häufiger auf, da der Kieselsäuregehalt der Gewebe mit zunehmendem Alter abnimmt. Kieselsäure ist für den menschlichen Organismus unentbehrlich. Sie steigert die Abwehr- und Widerstandskraft der Gewebe und verbessert ihre Elastizität und Spannkraft. Siehe Hautkuren!

Kieselsäurereiche Pflanzen

Zinnkraut, Vogelknöterich, Lungenkraut, Hohlzahn, Erika, Spitzwegerich, Eichenrinde, Löwenzahn, Anserine, Queckenwurzel.

Magnesiummangel

Magnesiummangel fördert die Krampfneigung der glatten Muskulatur, wie beispielsweise im Magen-Darmtrakt (Nabelkoliken bei Kindern, Magen-Darmkrämpfe), der Gallenblase, der Harnblase und der Gebärmutter (Periodenkrämpfe).

Magnesiumhaltige Drogen

Mistel, Schlüsselblume, Anserine, Zinnkraut, Löwenzahn, Leinsamen, Melisse, Eichenblätter, Kamille, Weidenrinde.

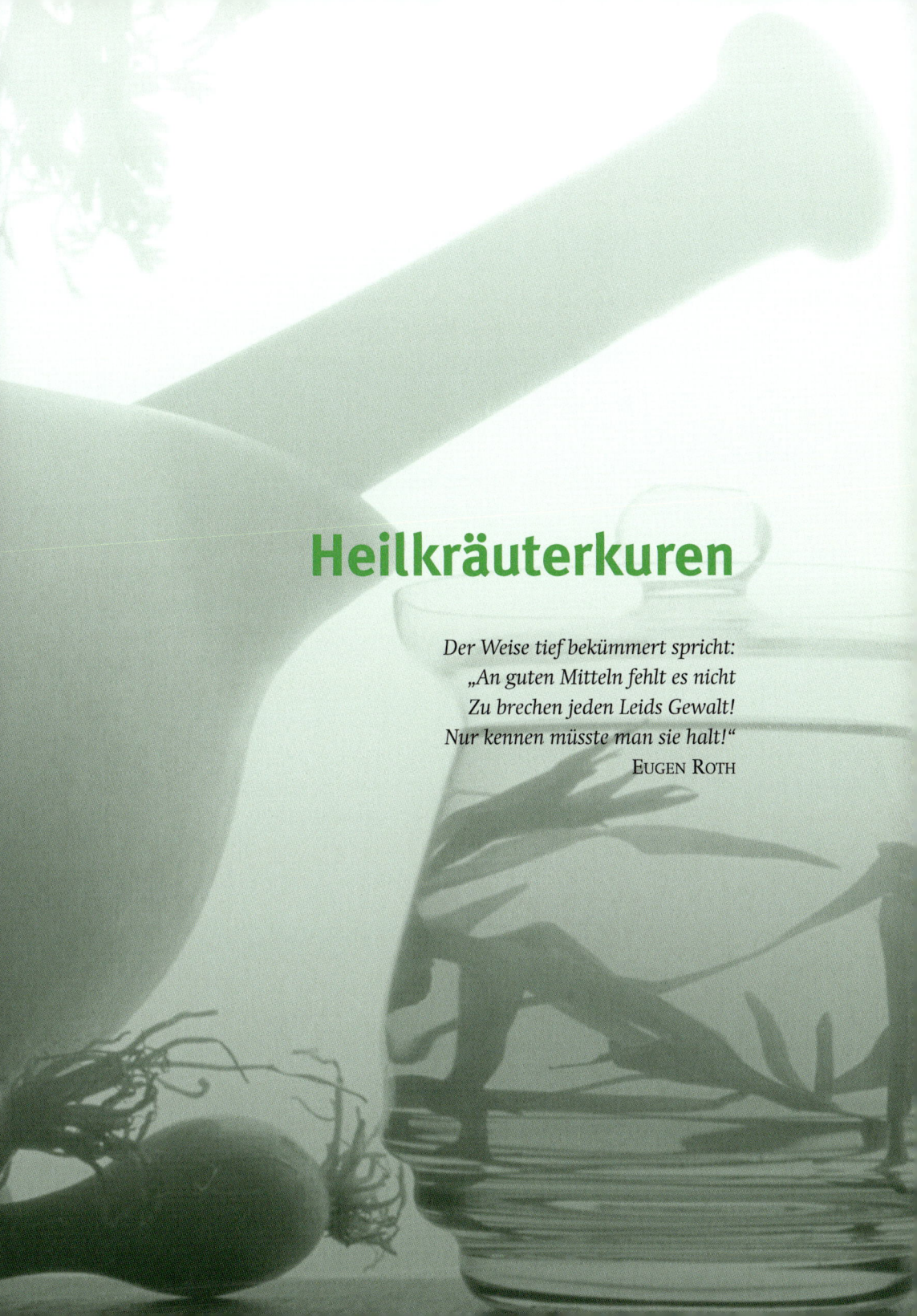

Heilkräuterkuren

Der Weise tief bekümmert spricht:
„An guten Mitteln fehlt es nicht
Zu brechen jeden Leids Gewalt!
Nur kennen müsste man sie halt!"

EUGEN ROTH

Kuren bei allgemeiner Nervosität

Es gibt heutezutage leider allzu viele Ursachen, die ganz allgemein für Nervosität, Gereiztheit und Unsicherheit sorgen. Wenn die Ursachen dafür nicht beseitigt werden können, haben sich anstelle der heute millionenfach eingenommenen Psychopharmaka bestimmte Mild-Heilkräuter bewährt, die wohltuende Beruhigung bewirken, wenn sie regelmäßig, in Kurform, eingenommen werden.

Psychotoniktee (Teemischung 1)

Johanniskraut – beruhigend bei nervlich-seelischen Belastungen, Neuropsychotonikum
Rosmarin – kräftigend, aufbauend bei Schwäche und Erschöpfung
Melissenblätter – beruhigend, harmonisierend, nervenstärkend
Kamillenblüten – entkrampfend, beruhigend

Zubereitung:
Zu gleichen Teilen gemischt, 1–2 TL auf $\frac{1}{4}$ Liter Wasser zur Minuten-überbrühung.

Anwendung:
3–5 × täglich 1 Tasse mit je 1 TL Honig.

Psychotoniktee forte (Teemischung 2)

Der oben angeführte Tee erhält pro Tasse die Zugabe von 5 Tropfen der homöopathischen Urtinktur (∅) *Avena sativa* aus der Apotheke oder aus der Essenz aus dem frischen blühenden Haferkraut hergestellt. Es wirkt besonders günstig bei nervösen Erschöpfungszuständen. Bei Schlafstörungen können abends 20–25 Tropfen davon in den schlafför-dernden Tee (Seite 48) gegeben werden.

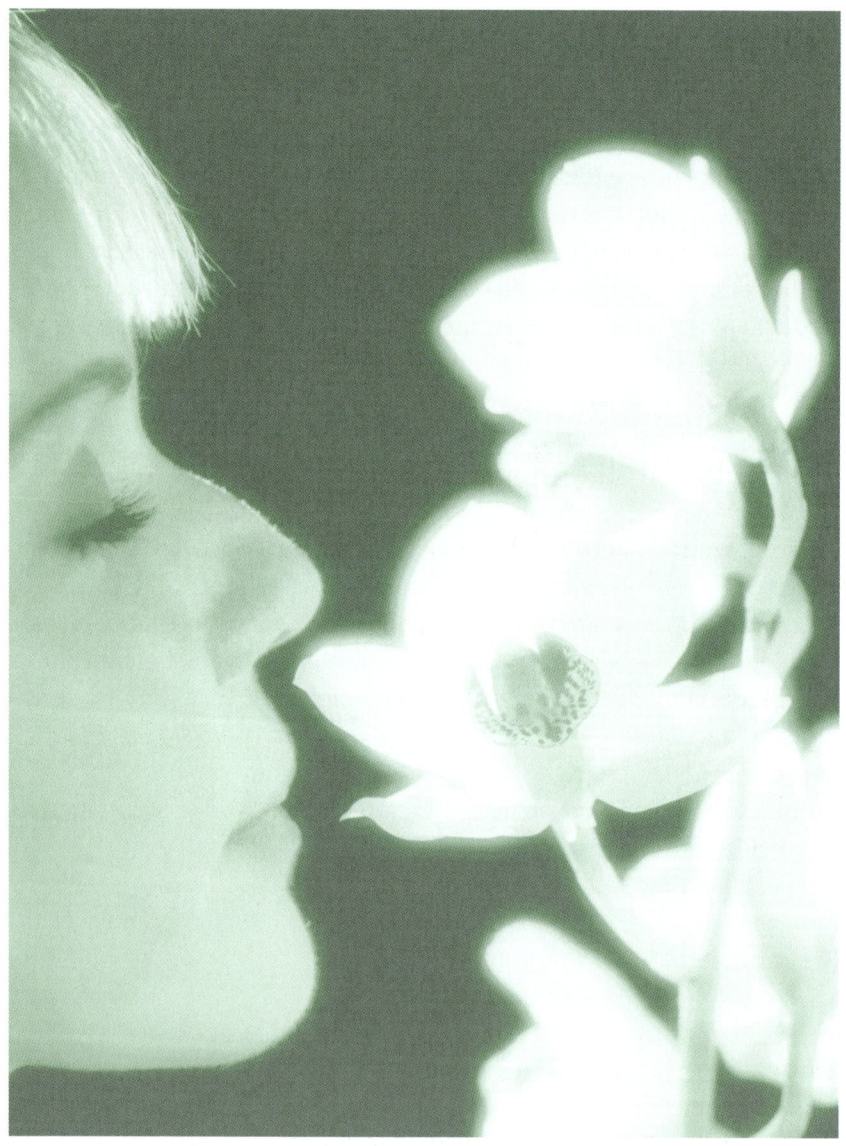

Weitere Teeanwendungen

Bei nervlichen Belastungen oder Nervosität finden Sie weitere Teeanwendungen im Kapitel Nervenkuren (Seite 165 ff.).

Kuren bei Überstress, Überforderung und Hektik

Unzählige Menschen sind heute durch die Hektik des Alltags, durch Leistungszwänge im Berufsleben und eine ungesunde Lebensweise belastet. Geeignete Mild-Heilkräuter können nervenstärkend, entspannend und beruhigend wirken.

Antihektiktee (Teemischung 3)

Melissenblätter – beruhigend, nervenstärkend, harmonisierend
Bitterklee – vegetatives Nervensystem stärkend
Kamillenblüten – beruhigend, entkrampfend, entspannend
Johanniskraut – nervlich-seelisch entlastend, beruhigend

Zubereitung:
Zu gleichen Teilen gemischt. 1–2 TL auf $1/4$ Liter Wasser zur Minutenüberbrühung.

Anwendung:
3–5 × täglich 1 Tasse mit je einem TL Honig.

Antihektiktee forte (Teemischung 4)

Der oben angeführte Tee erhält pro Tasse die Zugabe von 20 Tropfen Melissengeist (Reformhaus) oder die Essenz aus den frischen Melissenblättern. (Über Essenzen siehe Seite 216 ff.). Diese verstärken die entspannende, beruhigende und nervenkräftigende Wirkung des Tees.

Kuren bei Ängsten und Depressionen

Die tieferen Ursachen von Depressionen liegen häufig in Stoffwechsel-störungen und toxischen Belastungen. Darm-Regenerationskuren nach F. X. Mayr sowie Heilkräuterkuren, die fehlerhafte Darm-, Nieren- und Unterleibsfunktionen bekämpfen, können entscheidend hilfreich wirken.

Antidepressionstee (Teemischung 5)

Johanniskraut   – gegen funktionelle Depressionen
Zinnkraut   – entgiftend, zur Verbesserung der Nierenfunktion
Brennnessel   – entgiftend, Nierenfunktion steigernd, Durchblutung verbessernd, darmbelebend
Faulbaumrinde – Gallenfluss und Dickdarm anregend
Schafgarbe   – zur Verbesserung der venösen Durchblutung und der Darm-, Leber- und Unterleibsfunktionen.

Zubereitung:
Zu gleichen Teilen gemischt. 2 TL auf $1/4$ Liter Wasser zur Kalt-Warm-Zubereitung.

Anwendung:
Individuelle Dosierung. 1–3 × täglich 1–2 Tassen mit 1 TL Honig als 4- bis 6-Wochenkur.

Die Haferkur

Hafer (Arena sativa) ist in Form von Haferflocken und -grütze ein altbe-kanntes Diätetikum, Lebens- und Kräftigungsmittel. Neben seinen Nähr-stoffen beinhaltet Hafer zahlreiche B-Vitamine, Kieselsäure, Kalium, Cal-cium, Magnesium, Phosphor, Eisen, Zink, Mangan und Kupfer. Der Tee der frischen, grünen, blühenden Pflanze besitzt tonisierende, kräftigende, nervlich und psychisch beruhigende Fähigkeiten. Er wird daher bei Erschöpfungszuständen, nervöser Unruhe, nach geistigen Überforderungen, Prüfungsangst, unruhigem Schlaf, nervöser Appetitlosigkeit, nervösem Herzklopfen, nach Krankheiten, in der Rekonvaleszenz und bei Wetterfühligkeit angewendet; außerdem bei nervlichen Schwächezuständen, sexueller Neurasthenie, nach sexuellen Überforderungen oder Überreizungen, bei kindlicher Onanie, krankhaften Samenergüssen (Pollutionen). Er hat sich aber auch als hilfreich erwiesen zur Unterstützung der Alkohol- und Nikotinentwöhnung und als Überbrückungshilfe bei Entziehungserscheinungen von Opium, Morphium und anderen Süchten. Auch die indische Ayurvedamedizin empfiehlt schon seit langem den grünen Hafertee für Opiumentziehungskuren. Wissenschaftliche Untersuchungen bestätigen günstige Wirkungen bei Raucherentwöhnungsbehandlungen.

Grüner Hafertee vermag zudem den Harnsäurespiegel im Blut zu senken und zeigt entwässernde und der Bildung von Harnsteinen entgegentretende Wirkungen.

Zubereitung:

1 EL der frischen blühenden Pflanze auf $\frac{1}{4}$ Liter Wasser, Minutenüberbrühung auf 5 Minuten.

Anwendung:

1–2 Tassen des grünen Tees tagsüber verteilt, kleinschluckweise.

Oder:

3 × 5–15 Tropfen der Frischpflanzenessenz oder der homöopathischen Urtinktur (Avena sativa $\emptyset$) zur Nervenkräftigung.

Zur Nikotin-, Alkohol- und anderen Entwöhnung:

5 × 15 Tropfen in warmem Wasser. Bei Schlafstörungen von Kindern mit Alpträumen abends 15 Tropfen, bei Erwachsenen 20 Tropfen. Die regelmäßige Einnahme von Haferflockenspeisen (Müsli und ähnliches.) kann unterstützend wirken.

Haferstrohbäder

Zur allgemeinen nervlichen Zustandsverbesserung, Beruhigung, bei chronischen Hautleiden, Gicht und Rheuma:

$^1/_2$ kg Haferstroh in 3 Liter Wasser $^1/_2$ Stunde kochen lassen und abgesiebt dem warmen Badewasser zusetzen. Nach 20 Minuten Bad eine Stunde feucht im Bett ruhen.

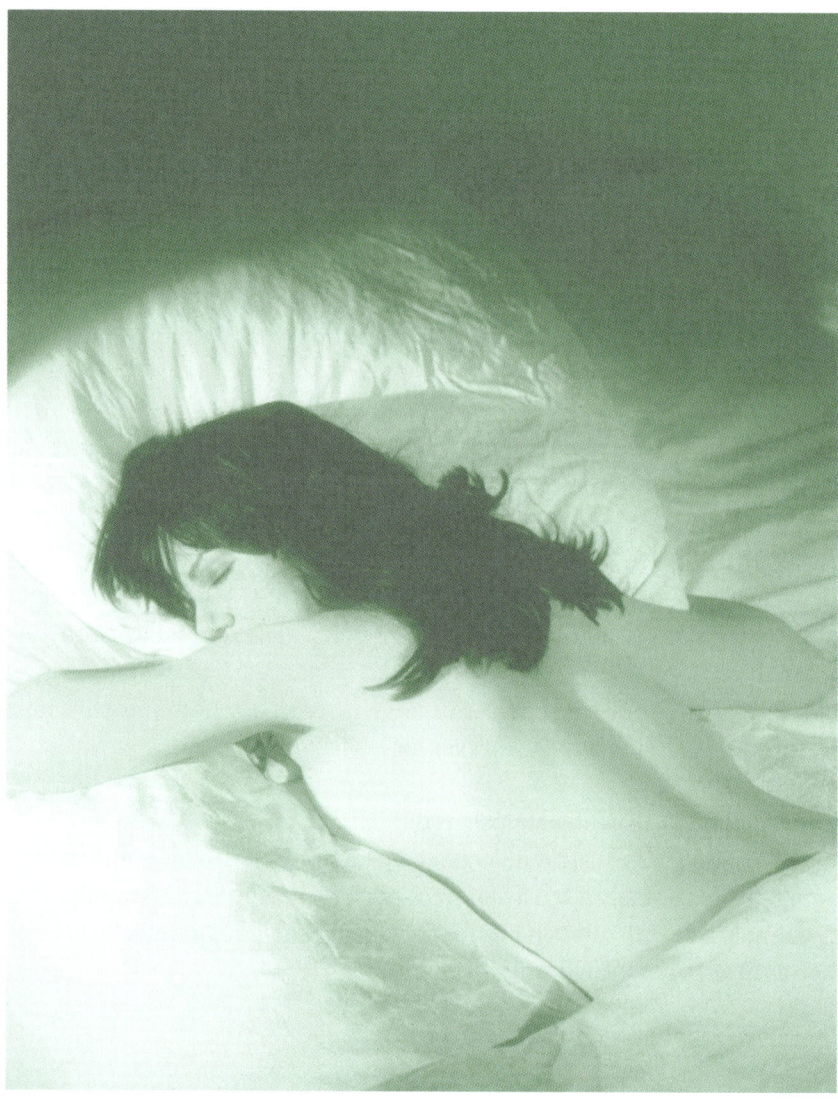

Kuren bei Unruhe und Schlafstörungen

Anstelle von stark bis allzu stark wirkenden chemischen Pharmaka sind zumindest zuerst oder auch als Ergänzung Mild-Heilkräuter zu empfehlen. Sie sind bei nervöser Unruhe, nervlicher Überreizung und Neurasthenie in regelmäßiger Kurform anzuwenden.

Beruhigungstee (Teemischung 6)

Hopfenblüten	– beruhigend, Gedankenandrang besänftigend
Johanniskraut	– antidepressiv, seelische Verstimmungen beruhigend
Lavendelblüten	– gegen Aufregungen und nervöse Kopfschmerzen, Herz und Nerven beruhigend
Melissenblätter	– gegen Nervosität, Nervenreizung und Herzklopfen
Bitterklee	– Nerven und Magen kräftigend

Zubereitung:

Zu gleichen Teilen. 1–2 TL auf ¼ Liter Wasser zur Minutenüberbrühung. Zur Verstärkung gegen nervöse Unruhe und Neurasthenie können pro Tasse 3–5 Tropfen der homöopathischen Urtinktur Passiflora Ø beigefügt werden.

Anwendung:

3 × täglich 1 Tasse mit je 1 TL Honig.

Schlaffördernder Tee (Teemischung 7)

Hopfenblüten	20 g	– schlaffördernd durch Blutableitung in den Bauchraum, beruhigend
Melissenblätter	30 g	– verringern Nervosität, beruhigen Herz und Magen
Johanniskraut	20 g	– Ein- und Durchschlafhilfe, antidepressiv
Lavendelblüten	25 g	– gegen Aufregungen, Schlafstörungen, nervöse Kopfschmerzen, beruhigen Herz und Nerven
Baldrianwurzeln	5 g	– mild schlaffördernd, entspannend, beruhigend
(Valeriana off.)		gegen Angst, Reizbarkeit, Überarbeitung

Zubereitung:

Gemischt. 2 TL auf ¼ Liter Wasser, Kalt-Warm-Methode.

Anwendung:

Abends kühl trinken, als 2–3-Monatekur. Falls der bei der Teezubereitung entstehende Baldriangeruch unerwünscht ist, trinkt man den Tee ohne Baldrian und dafür vor dem Trinken 1 TL Essenz oder Tinktur davon. Oder man fügt dem Tee 15–20 Tropfen der Frischpflanzen-Haferessenz oder der homöopathischen Urtinktur Avena sativa ⌀ (Apotheke) bei.

Johanniskraut

Angewendet als Einzeldroge bei Ein- und Durchschlafstörungen. Siehe Nervenkuren S. 165 ff.

Basenkuren bei Übersäuerung und Säurekrankheiten

Der Zivilisationsmensch in den Industrieländern wird heute immer stärker säurebelastet. Eine Hauptrolle dabei spielen Umweltvergiftung, saurer Regen, Fehlernährung mit Überkonsum an säurebildender Nahrung, auch an Süßwaren, Alkohol, Bohnenkaffee, Nikotin sowie Stress und psychische Belastungen. In der Folge entwickeln sich verschiedene Zivilisationsleiden, Risikofaktoren und frühzeitige Vergreisung. Rechtzeitige Entschlackung und Entsäuerung können wirksame Vorbeugung und Abhilfe schaffen.

Basentee (Teemischung 8)

Seifenkrautwurzel (Saponaria) – Stoffwechsel umstimmend, gegen Säureleiden, Gicht, Rheumatismus, Magenübersäuerung, Leber-, Gallenleiden, hartnäckige Hautleiden

Gänseblümchenblüten – entgiftend, säureneutralisierend, saponinhaltig und Seifenkrautwirkung ergänzend

Goldrute – entwässernd, gegen Säureablagerungen und gichtisch-rheumatische Gelenkleiden

Birkenblätter – antirheumatisch, ausleitend, entwässernd

Weitere entsäuernd wirkende Teezusammenstellungen mit Gelenk- und Rheuma- sowie Gichtkuren, siehe Seite 178 ff..

Basenpulver

Aufgrund der heute bestehenden Entlaugung vieler Böden und der daraus entstehenden Wertminderung der wichtigsten Lebensmittel haben sehr viele Menschen ein Defizit an basenbildenden Mineralstoffen, besonders an Kalium, Magnesium und Calcium. Daher wird die Zufuhr solcher Substanzen als Nahrungsergänzung immer wichtiger. Dies gilt vor allem für Personen mit so genannten Säurekrankheiten. Dazu zählen Magenübersäuerung, Magen- und Zwölffingerdarmgeschwüre, rheumatisch-gichtische Leiden, Osteoporose (Mangel an basischem Calcium), Leber- und Pankreasleiden, Pilzerkrankungen (Pilze produzieren Säuren) und viele Hautleiden mit knallroten Erscheinungen (Säureüberschüsse machen Rötung). Auch entzündliche Veränderungen gehen meist mit Säureüberschüssen einher. Nach den Säure-Basen-Forschern werden auch Herzinfarkte und Schlaganfälle als „Säurekatastrophen", also als Folgen schwerwiegender Säurebelastung bezeichnet.

Basenpulver

Basenpulver III nach E. Rauch

Natrium hydrogencarbonicum	85 g
Calcium carbonicum	60 g
Kalium citricum	15 g
Magnesium citricum	20 g
Natrium monohydrogen phos.	10 g
Kalium hydrogencarbonicum	10 g
(in Apotheken erhältlich)	

Man gibt 1 TL des Mischpulvers auf $1/4$ bis $1/2$ Liter Wasser.
Andere Basenpulver aus der Apotheke als Nahrungsergänzung können in gleicher Weise verwendet werden. Sie sollten nicht zu Mahlzeiten, sondern am besten morgens gleich nach dem Aufstehen und/oder tagsüber sowie abends vor dem Schlafengehen genommen werden. Bei Fasten- und Diät-Entschlackungskuren unterstützt Basenpulver entscheidend die Abpufferung und Ausscheidung saurer Schlacken.

Blut- und Säftereinigungskuren

Wer als Bauer bessere Milch bekommen will, beginnt mit Drainage und Entsäuerung seines Weidegrundes. Wer als Wohlstandsbürger seine Gesundheit verbessern will, sollte mit Blutreinigung und Entschlackung seines Organismus beginnen. Der uralte Grundsatz der Naturheilkunde lautet:

Heilen ist in erster Linie entgiften und reinigen!

Die vom Rhythmus der Natur dafür günstigste Zeit ist das Frühjahr. Viele Bürger, besonders mit sitzender Lebensweise, fühlen sich zu dieser Zeit verbraucht, energielos und müde. Bewegungsarmut, zu kurze Aufenthalte an frischer Luft und überkalorisches Essen haben den Winter über den meist an sich schon belasteten Stoffwechsel überbelastet. Der Körper verschlackt immer mehr. Müdigkeit, Antriebsschwäche, depressive Verstimmungen oder Ähnliches verraten dies. Es ist höchste Zeit für einen „inneren Hausputz"! Seit Jahrtausenden haben sich dafür Heilfasten- und diätetische Darmreinigungskuren bewährt. Sie säubern Darm, Blut und Gewebe, aktivieren den Stoffwechsel und treiben verbrauchte Stoffe aus dem Körper hinaus. Auch Heilkräuter-, Frühjahrs- und Blutreinigungskuren bringen „verhockte" Schlacken und Toxine in beachtlichem Ausmaß zur Ausscheidung.

Regeln für Kräuterkuren

Heilpflanzen entfalten ihre Kräfte am besten, wenn sie nüchtern eingenommen werden. Auch tagsüber sollte man bescheiden essen und den Magen nie überfüllen. Üppiges, schweres Essen und ein zu voller Bauch schwächen die Heilpflanzenwirkung. Daher ist eine Diät im Sinne bescheidener, gesunder Ernährungsweise zu empfehlen. Dazu gehört auch Verzicht oder zumindest größtmögliche Einschränkung im Konsum von Alkohol, Nikotin und Bohnenkaffee! Man beachte daher:

Besonders langsam zu essen und gründlich zu kauen!

> Gut gekaut ist halb verdaut! Gut kauen macht rascher und länger satt, verkleinert die Essensmenge, verbessert die Verdauung und steigert die Kräuterwirkung!

Die „Pflege des gesunden Hungers"

> Man esse nur so viel, dass der Magen nie besonders voll wird und einige Zeit vor der nächsten Mahlzeit ein kräftiger gesunder Appetit auftritt. Merke: Die Wirkung einer solchen „Diät" und die Wirkung der Heilkräuter verstärken sich gegenseitig!

Wenn keine andere Notwendigkeit vorliegt, beginnt man Heilpflanzenkuren am besten mit blutreinigenden Kräutern, denn: Am Anfang steht die Reinigung!

Kardinalheilmittel-Erläuterung

Unter Kardinalheilmitteln (Remedia cardinalia) der Mild-Heilkräuterkuren verstehen wir reaktionsverbessernde, umstimmende, abwehrsteigernde und regenerierende Heilpflanzen, die besonders tief eingreifend wirken. Oft sind sie unter allen Kräutern allein in der Lage, bestimmte, den Leiden zugrunde liegende tiefere Ursachen wirksam zu bekämpfen.

Wenn sich im Laufe einer Mild-Heilkräuterkur trotz anscheinend richtiger Auswahl und Anwendung der Pflanzen längerfristig keine befriedigenden Ergebnisse einstellen, dann sollte man immer auch an die zusätzliche Anwendung eines der sieben angeführten Kardinalheilmittel denken (siehe Tafel I auf Seite 53).

Frühjahrskur mit Brennnesseln

Die Brennnessel (Urtica dioica) ist das Kardinalheilmittel (Remedium cardinale) Nr. 1 unter den in dieser Schrift dargestellten Mild-Heilpflanzen. Schon im Altertum wurde sie als Heilkraut geschätzt. Sie weist einen

Tafel I

Kardinalheilmittel und Mild-Heilkräuterkuren

Diese Pflanzen besitzen tief in die Funktionsabläufe des Organismus eingreifende, reaktionsumstimmende, abwehrsteigernde und regenerierende Fähigkeiten.

1. Brennnessel: **Kardinal-Blutreinigungs- und Blutbildungsmittel**
durchblutungsverbessernd, Sauerstoff-, Eisenstoffwechsel und Zellatmung fördernd

2. Schafgarbe: **Kardinal-Venenmittel für Bauchraum und Unterleib**
durchblutungsverbessernd durch Beeinflussung des venösen Systems, besonders Pfortadersystem (Verdauung), Unterleibsvenen (Frauenorgane), Hämorrhoiden. Blutstillendes Kraut. Verwandte, aber schwächer umstimmende Wirkung: Mistel, Steinklee

3. Knoblauch: **Kardinal-Abwehrmittel**
abwehrkraftsteigernd, antiseptisch, gärungs-, fäulnis- und infektionsdesinfizierend, körpereigene Bakterienflora verbessernd. Verwandte, aber schwächer umstimmende Wirkung: Bärlauch

4. Wermut: **Kardinal-Verdauungsmittel**
bei chronisch-konstitutioneller Magen-Leber-Galle-Darm-Verdauungsschwäche, Dyspepsie, bei Magen-, Darm-, Unterleibssenkung. Verwandte Wirkung: Kalmus, Bitterklee, Berberitze

5. Seifenkraut: **Kardinal-Reiz- und Umstimmungsmittel**
bei fehlerhafter Blut- und Säftezusammensetzung (Dyskrasie), bei hartnäckigen therapieresistenten Bronchial-, Verdauungs- und Hautleiden. Verwandte, aber schwächer umstimmende Wirkung: Stiefmütterchen, Primel

6. Johanniskraut: **Kardinal-Nervenmittel**
bei psychosomatischen Störungen, Angst, Unruhe, Depressionen (nicht endogen), Überforderung des Nervensystems, klimakterischen Ausfallerscheinungen, Schlafstörungen, Nervenregenerationsmittel auch bei Verletzungen. Verwandte, aber schwächere Wirkung: Melisse, Baldrian, Hopfen

7. Zinnkraut: **Kardinal-Gewebemittel**
Stütz- und Bindegewebe, Schleimhaut, Haut, Nägel, Haare, Augen kräftigend, elastizitätssteigernd, strukturverbessernd, regenerierend. Verwandte, aber schwächere Wirkung: Vogelknöterich, Hohlzahn, Lungenkraut

hohen Gehalt an wertvollen Mineralstoffen (Calcium, Eisen, Kalium, Phosphor) auf, an Vitaminen (A, B, C), Pflanzenhormonen und Chlorophyll (Blattgrün). Ihre Wirkung ist sehr vielseitig. So regt sie als „Wassertreiber" die Harnausscheidung an und hat sich bei Ausscheidungsschwäche der Nieren, entzündlichen Prozessen der Harnwege und bei Harngriesbildung bewährt. Sie belebt auch die Magen-, Darm-, Leber- und Gallenfunktion. Ihre auflösenden, reinigenden und die Ausschwemmung verbrauchter „fauler" Säfte fördernden Kräfte machen die Brennnessel zu einem hervorragenden Entschlackungsmittel. Schon um 1000 n. Chr. wurde in der damals berühmten medizinischen Schule zu Salerno gelehrt: „Die Brennnessel kommt uns bei allen Leiden der Gelenke zu Hilfe."

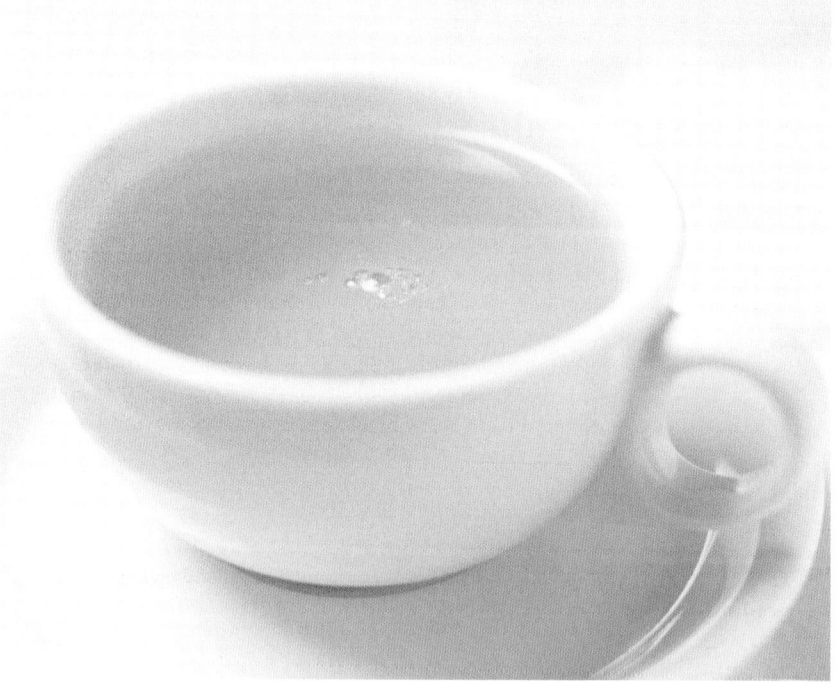

Tatsächlich ist dieses „Unkraut" bei Gelenk- und vielen anderen Leiden zu empfehlen, wenn träger Stoffwechsel, Verschlackung der Gewebe oder Ausscheidungsschwäche der Nieren zugrunde liegen. Auch wenn der Patient früher schon nierenkrank gewesen ist, sollte man an eine

Brennnesselkur denken. Dies gilt besonders bei Gelenkleiden, rheumatisch-gichtischen Erkrankungen (harnsaure Diathese), Hautausschlägen wie Ekzem, Akne (Blutreinigung!), Nesselsucht und anderen Allergien einschließlich Heuschnupfen. Brennnesselkuren sind außerdem immer wertvoll bei Eisenmangel (Blutarmut), bei Infektanfälligkeit sowie bei Durchblutungsstörungen der Hirn-, Herzkranz- und Beingefäße, beim Raucherbein, ferner bei Prostataleiden und Haarverlust.

Die Kardinalwirkung der Brennnessel

Die Brennnessel dient als Blutreinigungs- und Blutbildungsmittel, das auch die Durchblutung günstig beeinflussen kann. Als Träger von Eisen-Eiweißverbindungen regt diese Pflanze die Bildung von Blutfarbstoff (Hämoglobin) und von roten Blutkörperchen an. Dadurch gelangt mehr Sauerstoff an die Körperzellen, was die „innere Atmung" verbessert. Stoffwechselschlacken werden vermehrt verbrannt und durch die gleichzeitige Nierenanregung besser ausgeschieden.

Eine systematisch durchgeführte Brennnesselkur empfiehlt sich:

- als Vorbeugungsmaßnahme in Form einer Frühjahrs- oder Herbstkur sowie zur Einleitung einer Heilkräuterbehandlung oder einer Fastenkur,
- als Heilkur bei den oben angeführten Störungen (als alleinige Therapie oder als Begleittherapie im Rahmen anderer ärztlich verordneter Heilmaßnahmen),
- als ergänzendes Kardinalmittel bei Störungen, die auf die bisher angewendeten Heilkräuter nicht befriedigend ansprechen und als Unterstützung die speziellen Kardinalwirkungen der Brennnessel benötigen.

Bei Heuschnupfen ist der Brennnesseltee (mit 1 TL Schwedenbitter pro Tasse kombiniert) als Frühlingskur zu nehmen.

Anstelle der Teekur ist eine Brennnessel-Kaltansatz-Kur ebenfalls günstig:

Die Tagesration von 1 Hand voll frischer Blätter wird klein geschnitten, mit $1/_2$ Liter lauwarmem Wasser übergossen, zugedeckt, über Nacht stehen gelassen, morgens abgeseiht und $1/_4$ Liter nüchtern, der Rest tagsüber oder vor dem Mittagessen anstelle einer Suppe kleinschluckweise getrunken. Der Geschmack ist neutral, es schmeckt sozusagen „grün" (Chlorophyll!).

Außerdem empfiehlt sich die Brennnessel als:

Anämietee (Teemischung 9)

Brennnessel	50 g	Kardinalmittel zur Anregung der Blutbildung
Schafgarbe	30 g	– Kardinal-Venenmittel, Blutbildung anregend
Wermut	30 g	– Kardinal-Verdauungsmittel, für verdauungs- schwache, blutarme Personen.

Zubereitung:

Gut gemischt. 1 gehäufter TL auf $1/4$ Liter, Minutenüberbrühung.

Anwendung:

Bei Blutarmut, Eisenmangelsymptomen und Verdauungsschwäche. 2–3 × 1 Tasse über 5–6 Wochen, als Unterstützung der ärztlichen Therapie. Auch zur Nachbehandlung nach Entschlackungskuren bei appetitschwachen, blassen Personen sehr günstig.

Anmerkung

Jungen Gänsen, die schlecht gedeihen, füttert man mit bestem Erfolg Brennnessel zu. Früher frisierten Pferdehändler alte klapprige Gäule auf jung, indem sie ihnen einige Wochen täglich 2 Hand voll frisch gemahlene Brennnesselsamen in den Hafer beimengten. Danach gingen die alten Klepper wie junge ins Geschirr. Ein bekannter Kräuterfachmann hat einen entsprechenden Selbstversuch gemacht, weil er die Wirkung auf den Menschen erproben wollte. Er war tief beeindruckt und meinte, hier müssten auch beachtliche hormonelle Kräfte im Spiel sein.[5]

Bärlauch (Allium ursinum)

Bärlauch (Abb. 1) ist ein intensiv wirkendes Blutreinigungs- und Entschlackungskraut. Es ist zudem ein abwehrsteigerndes Katarrh-, Grippe-, Bronchial-, Darm- und Hautmittel, das man klein geschnitten auf das Butterbrot geben oder fein gehackt überall dort verwenden kann, wo man sonst Petersilie nimmt. Bärlauch mit Brennnesselblättern und Löwenzahn gibt einen wirkungsvollen „Entschlackungssalat". Kräuterpfarrer Künzle: „Ewig kränkelnde Leute, Leute mit Hautausschlägen, Mehlgesichter und Rheumatische sollten den Bärlauch verehren wie Gold ..." Bärlauch ist der wilde oder Waldknoblauch und mit Knoblauch wirkungsverwandt (siehe auch Kreislaufkuren).

Abwehrsteigerndes Blutreinigungs-, Entschlackungs- und Grippemittel; desinfizierend, antirheumatisch, antisklerotisch.

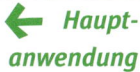 ← *Hauptanwendung*

Meerrettich oder Kren (Cochlearia armoracia) und Schwarz- oder Bierrettich (Raphanus sativus)

Beide Pflanzen sind wertvolle Blutreinigungsmittel. Außerdem gehören sie durch ihren hohen Gehalt an Schwefelöl wie Bärlauch und Knoblauch zu den wichtigsten, die Eiweißverdauung unterstützenden Mitteln (siehe Tabelle III). Bei dem heute verbreiteten Überkonsum an tierischem Eiweiß, bei schlechter Eiweißverträglichkeit und bei abnormer Darmflora sind diese Pflanzen hilfreich. Sie behindern die Entstehung von Eiweißfäulnis im Darm, die Bildung von Giftstoffen wie beispielsweise Indikan und Cadaverin (Leichengift) sowie das Auftreten von Blähungen, Völlegefühl und bestimmten anderen Verdauungsbeschwerden durch schlechten Eiweißabbau. Auch wirken sie den Folgen des üppigen Fleischgenusses entgegen, die sich in Form gichtisch-rheumatischer Veränderungen, Stoffwechsel-, Haut- und anderen Leiden äußern.

Während Meerrettich mehr die Eiweißverdauung unterstützt, stehen bei Schwarzrettich die Anregung des Gallenabflusses und die Entgiftungsvorgänge in der Leber im Vordergrund. Das instinktsichere „einfache" Volk von Bayern unterstützt mit Vorteil schon lange die oft durch übermäßiges Biertrinken überbeanspruchte Leber durch gleichzeitiges Essen des „Bierradi". Meerrettich und Bierrettich sind im Frischzustand unvergleichlich wirksamer. Wenn die Hausfrau Meerrettich reibt, kommen ihr die Tränen, so stark ist die Frischwirkung. Lässt man ihn länger stehen, verflüchtigt sich die Kraft. Ähnlich verhält es sich mit vielen anderen Heilkräutern. Lange abgelagert wirken sie oft nur mehr schwach.

Tagesdosis: 1–2 TL der geriebenen Wurzel

Löwenzahn (Taraxacum officinale)

Die wassertreibende Kraft des aus frischen Löwenzahnblättern hergestellten Tees, abends tüchtig getrunken, kann mitunter so heftig sein, dass der Sprung zum Örtchen nicht mehr ganz glückt und man die Bescherung im Bett hat. Der Volksmund spricht daher drastisch vom „Bettsoachertee", und auf Französisch heißt Löwenzahn ganz offiziell „Pissenlit", zu Deutsch: „Piss ins Bett".
Löwenzahn ist ein typisches Blutreinigungsmittel. Mithilfe seiner Bitterstoffe, Vitamine, Enzyme, Mineralstoffe usw. entfaltet er wassertreibende, gallenfördernde, magenstärkende, die Bauchspeicheldrüse anregende, die Fettverdauung verbessernde und stoffwechselbelebende Wirkungen. Löwenzahn ist somit auch ein „Oberbauchkraut" und zählt zu den besten Pflanzenarzneien gegen Leber- und Gallenleiden, Gelbsucht, Gallen- und auch Nierensteine. Die Neubildung solcher Steine soll durch ihn zumindest verringert, wenn nicht sogar ganz verhindert werden. Außerdem wirkt Löwenzahn gegen Nieren- und Blasenerkrankungen und wie jedes gute Blutreinigungsmittel gegen Verschlackung und chronisch-rheumatische Leiden. Er wird sogar aufgrund klinischer Untersuchungen als Bindegewebemittel gelobt und auch bei alten Gelenkleiden (Arthrosen), Neigung zu Hexenschuss, Ischias, Bandscheibenbeschwerden und degenerativen Wirbelsäulenerkrankungen (Spondylosen) empfohlen.
Die Wirkung kommt aber erst bei längerem kurgemäßen Gebrauch zur Geltung. Auch Ausschläge und Hautjucken, die als Folge schlechter Lebertätigkeit zustande gekommen sind, kann Löwenzahn beseitigen.

Zubereitung:

2 TL der gesamten Pflanze mit Wurzeln, Blüte, Stängel und Blättern, gut zerkleinert auf $\frac{1}{4}$ Liter Wasser als Kalt-Warm-Methode.

Anwendung:

Morgens nüchtern 1 Tasse trinken, im Laufe des Tages noch weitere 3 Tassen, als Blutreinigungs-, Leber- und Nierenkur über 5–6 Wochen. Als Gelenkkur 2–3 × 1 Tasse über 2–4 Monate. (Spätabends nicht viel trinken – Pissenlit!). Auch 5 Blütenstängel der blühenden Pflanze, gründlich gekaut, können täglich als 4-Wochenkur für Bauchspeicheldrüse, Leber, Galle und Nieren roh gegessen werden.

Blutreinigung, ausgezeichnetes Oberbauchkraut, Magen-, Leber-, Gallen-, Bauchspeicheldrüsenmittel. Gegen Nieren-, Blasen-, Gelenkleiden und Hautausschläge, antirheumatische entschlackende Wirkung.

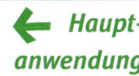 *← Haupt-anwendung*

Nierensandkur

Zur Ausscheidung von Nierensand und Harnleitersteinen kann man nach vorheriger ärztlicher Genehmigung (!) so vorgehen: 5 TL frische, zerkleinerte Löwenzahnblätter auf 1 Liter Wasser als Sekundenüberbrühung. Morgens nüchtern innerhalb von 15 Minuten 1 Liter Tee trinken. Dauer der Kur individuell je nach ärztlicher Anweisung.

Zur Nierensand-Vorbeugung

1 × wöchentlich 1 Liter nüchtern trinken, als regelmäßige Wochenendkur.

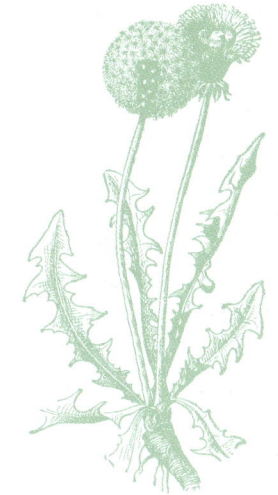

Aus der Praxis

● Medizinstudentin, 22, schlank, auffallend blass, appetitlos, klagt über dauernde Müdigkeit, Konzentrationsschwäche, ständiges Frieren. Morgens kommt sie nur mit größter Anstrengung aus dem Bett. Die Frühjahrssonne wird schlecht vertragen, steigert die Müdigkeit. Sie erhält täglich 3 Tassen Brennnessel- und ebenso viel Löwenzahntee sowie reichlich verschiedene Wildgemüse. Nach 2 Monaten geht es ihr unvergleichlich besser. Sie studiert wieder konzentriert, anstelle der Blässe ist eine gute frische Gesichtsfärbung zu sehen, sie fühlt sich sehr wohl.

● Schülerin, zart, blass, tief umränderte Augen, krank aussehend, ist seit 1 Jahr immer wieder krank, erhält vom Kinderarzt wiederholt Antibiotika, doch folgt auf einen Infekt der Nächste: Schnupfen, Nebenhöhleneiterung, Mandelentzündung, Bronchitis und Lungenentzündung. Sie kann sich nicht mehr richtig erholen, fehlt viel in der Schule, die Bronchitis flackert immer wieder auf. In diesem Zustand werden

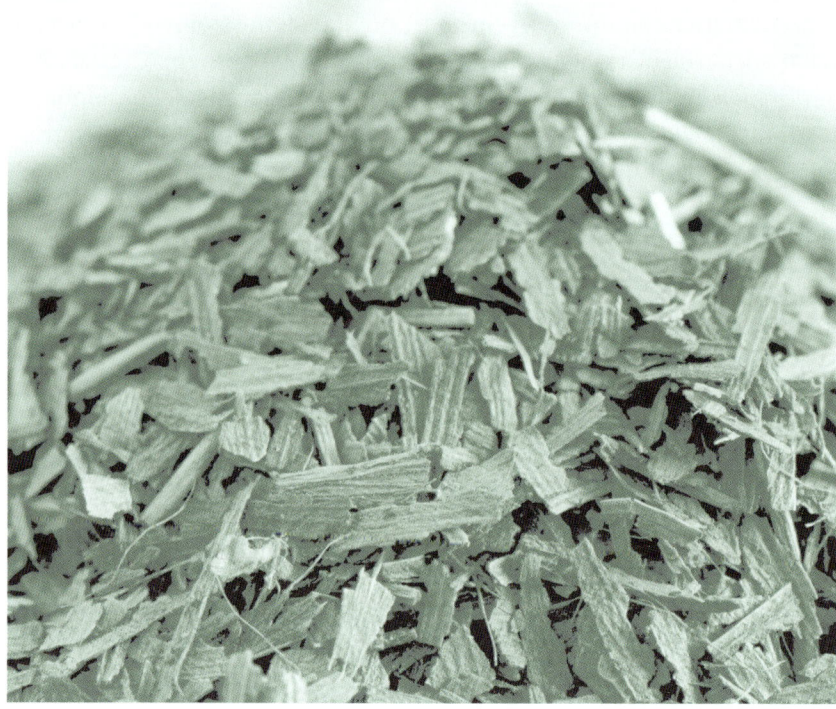

bei ihr alle Medikamente abgesetzt. Sie erhält stattdessen eine homöopathische Arznei, 2x täglich Rumpfreibebäder nach Kuhne [4], 3 Tassen „Bronchialtee akut" (siehe später) und bald darauf den Anämietee. Nach 3 Wochen bekommt das Mädchen guten Appetit, nach 6 Wochen hat sie wieder Farbe im Gesicht, sieht wesentlich gesünder aus, fühlt sich wohl, hat 2 Kilo an Gewicht zugenommen und nie mehr in der Schule gefehlt. Die Bronchitis ist ausgeheilt.

- Angestellter, 32, wurde wegen Brechdurchfall im Krankenhaus mit hohen Antibiotikadosen behandelt. Seither besteht ein allgemeiner Schwächezustand, er kann sich nicht mehr erholen und fühlt sich elend. Auf täglich 2 Rumpfreibebäder nach Kuhne [4], 2 Liter Tee aus selbst gesammeltem Löwenzahn ist er nach 2 Wochen bereits in viel besserer Verfassung, hat wieder Farbe im Gesicht und berichtet: „Die harntreibende Wirkung des Tees ist phänomenal, einmal ging es beinahe daneben! Aber es geht mit mir großartig voran, ich bin sehr froh und mache konsequent weiter!" In diesem Fall war die Giftableitung über die Nieren entscheidend für den sich bereits abzeichnenden Erfolg.

Historisches

Während des Deutsch-Französischen Krieges 1870/71 trat eine Gelbsuchtepidemie auf. Dabei fiel dem Bataillonsarzt Dr. Seggel vom Bayrischen 1. Armeecorps auf, dass die Kürassiere einer einzigen Brigade von der ansteckenden Krankheit verschont blieben, obwohl überall die gleichen Lagerbedingungen herrschten. Nur in der Verpflegung gab es einen Unterschied: Die nicht erkrankte Brigade hatte als Beilage zur üblichen Gulaschkanonenernährung ständig frischen Löwenzahn erhalten. Der Arzt ordnete daraufhin für alle Brigaden zusätzliche Löwenzahnverpflegung an, worauf die Epidemie abklang. Wissenschaftler haben daraufhin die Ereignisse analysiert, ohne sie klären zu können. Man konnte keine Zusammenhänge aufdecken. Heute hingegen weiß man mehr über die gute Leberwirkung des Löwenzahns und kann annehmen, dass Dr. Seggel richtig beobachtet und gehandelt hat. [7]

Mund-, Zahnfleisch- und Rachenpflegekuren

Viele der üblichen chemischen Mundwässer, Spül- und Gurgelmittel schwächen die wertvolle Bakterienflora der gesunden Mundhöhle. Im Gegensatz dazu bewirken natürliche, pflanzlich-aromatische Gurgelmittel (Gargarismata) Durchblutungsförderung, Zahnfleischkräftigung und Beseitigung übler Geruchsbildung in der Mundhöhle. Sie helfen, Mund- und Zahnfleischerkrankungen und -entzündungen rascher auszuheilen. Ihre regelmäßige Anwendung ist nicht nur für Träger von Zahnprothesen empfehlenswert, sondern für jedermann zur Zahnfleisch-, Rachen-Mandelpflege und für bessere Verhütung von Ansteckungen.

Salbei (Salvia officinalis)

Der Echte Salbei (Abb. 2) – Gartensalbei, nicht Wiesensalbei – ist das Probiotikum der Mundhöhle schlechthin. Er hemmt krankmachende Bakterien in ihrem Wachstum, wirkt desinfizierend und antiseptisch und kräftigt außerdem durch seine Gerbstoffe die Schleimhäute. Während die üblichen Antibiotika (Penicillin beispielsweise) schädliche und nützliche Bakterien angreifen und bei Feind und Freund sozusagen „Tabula rasa" machen, unterstützt Salbei die Abwehrfunktion der nützlichen Flora und fördert die Beseitigung der schlechten Bakterien. Die Domäne des Mittels ist daher die Anwendung als desinfizierendes Mundspül-, Gurgel- und Zahnpflegemittel. Es dient der Gesunderhaltung des Mund- und Rachenraumes sowie der Bekämpfung von Erkältungskrankheiten, Grippalinfekten, Halsweh, Lymphknotenschwellungen der Mundhöhlen-Halsregion und Angina. Auch bei zerklüfteten, chronisch eiternden Mandeln, Infektionen, Eiterungen und Entzündungen der Mundhöhle, eitrigen Zahntaschen, Zahnfleischgeschwüren, lockeren und blutenden Zähnen desinfiziert und reinigt das Gurgeln mit Salbei. Rechtzeitig angewendet hilft er in vielen Fällen, vorgesehene Mandeloperationen unnötig zu machen. Bei ausgeprägten

Zahnfleischschäden ist die Kombination mit Tormentille (siehe unten) zu empfehlen.

Innerlich wird das Mittel bei Magen- und Darmkatarrhen, Appetitlosigkeit, Durchfall und Blähungen, Husten, Verschleimung und nervöser Erschöpfung, Schwächezuständen sowie bei nächtlichen krankhaften Schweißausbrüchen, Hand- und Fußschweiß, bei Unterleibsschwäche (als Sitzbad) und als Hilfe zum Abstillen erfolgreich angewendet. Messegué empfiehlt Salbei zur Blutzuckersenkung bei Zuckerkrankheit. Außerdem wirkt die Pflanze regulierend auf die Menstruation („Ist auch nützlich den Weibern") und unterstützt als Gewürzkraut die Verdauung fetter Speisen (Braten).

> Mund-Zahnfleisch-Rachendesinfektion, Angina, Grippalinfekte, Verschleimung, Schweiße, nervöse Erschöpfung.

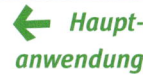 ← *Haupt-anwendung*

Zubereitung:
2 TL Frischblätter auf $1/4$ Liter Wasser, Sekundenüberbrühungen oder
1 TL Trockenblätter auf $1/4$ Liter Wasser, Minutenüberbrühung.

Anwendung:
Zur Mund- und Zahnpflege: 2 × täglich Mund spülen, gurgeln;
zur Behandlung infektiöser Prozesse: möglichst oft heiß spülen und gurgeln;
für Halswickel und Umschläge (sehr wirksam!);
als Frischpflanzenessenz, 3 × 20 Tropfen gurgeln und einnehmen;
bei besonders schweren eitrigen Prozessen kann man auf $1/4$ Liter Salbeitee noch 20 Tropfen Walnussessenz geben (siehe Seite 216 ff.) zum Gurgeln und Einnehmen;
für innere Einnahme die Blätter 3 Minuten ziehen lassen (sonst schlechtere Verträglichkeit und begrenzte Einnahmedauer). Nach den Mahlzeiten und vor dem Einschlafen je $1/2$ Tasse;
bei Insektenstichen Salbei- oder Spitzwegerichblätter quetschen oder ankauen und auflegen.

Wegmalve oder Käsepappel (Malva silvestris)

Die Wegmalve (Abb. 3) ist eine bedeutsame Schleimpflanze, bewährt bei ganz akuten und besonders schmerzhaften Prozessen in Mund und Rachen, bei Mund- und Zahnfleischgeschwüren, bei Angina, Kehlkopfentzündung mit Schluckbeschwerden, Heiserkeit, Bronchitis, Verschleimung, Trockenheit im Mund, Rachen und Nase. Durch ihren hohen Schleimgehalt erzeugt die Malve eine schützende Auflage auf den entzündeten Schleimhäuten, beruhigt die gereizten Nervenenden und fördert dadurch die Heilung. Gleichzeitig entfalten die Gerbstoffe der Pflanze eine mild zusammenziehende, straffende und widerstandskräftigende Wirkung. Daher ist die Malve auch für alle entzündlichen Erkrankungen sowohl der Haut (juckende Ausschläge und Allergien) wie des gesamten Verdauungstraktes von der Mundhöhle bis in den Enddarm ein hervorragendes Heilmittel (siehe auch Magen- und Hämorrhoidenkuren). Sie dient auch während und nach Fasten- und Entschlackungskuren zur Unterstützung einer raschen Regeneration der Verdauungsschleimhäute.

Haupt- **wirkung** ➜ Schutz durch Schleimauflage, Entgiftung, Entzündungshemmung. Bei Entzündungen des gesamten Verdauungstraktes von der Mundhöhle bis in den Enddarm, Hals- und Rachenentzündung, Heiserkeit.

Zubereitung:
Als Spülmittel und für Umschläge: 5–6 gestrichenen TL der Blätter auf $3/4$ Liter Wasser als Kaltansatz;
zum Trinken: 1 gehäufter TL auf $1/4$ Liter Wasser als Kaltansatz.

Anwendung:
Möglichst oft Mund spülen, gurgeln;
bei innerem Bedarf 3 × täglich 1 Tasse trinken;
für Umschläge bei Angina und bei juckend-brennenden Hautentzündungen (Allergien);
Malve ist besonders bewährt bei vergrößerten, verhärteten Drüsen, Geschwüren und schmerzenden Hämorrhoiden als erweichende Umschläge. Siehe Seiten 88 und 188

Blutwurz oder Tormentille (Potentilla tormentilla)

Blutwurz (Abb. 20) ist der große Gewebestraffer oder das Adstringens der Schleimhäute von der Mundhöhle bis zum Enddarm. Als Gurgelmittel reinigt sie Mundhöhle und Zunge von Belägen, hemmt das Wachstum schädlicher Bakterien, zieht entzündlich veränderte, gereizte, aufgequollene, aufgelockerte Schleimhautstellen zusammen, entquellt, verdichtet und strafft sie, mindert Reizerscheinungen, schränkt übermäßige Sekretionen ein und steigert die Widerstandskraft. Tormentille strafft das Zahnfleisch, festigt lockere Zähne, fördert die Heilung der Parodontose, die mit Zahnfleischentzündungen -schwellungen und -blutungen einhergeht, ebenso von Schleimhautdruckstellen und -geschwüren (beispielsweise durch Zahnprothesen), Aphthen (schmerzhaften kleinen Mundbläschen), Mandel- und Rachenentzündungen. Innerlich wird die Blutwurz bei Schleimhautentzündungen im Magen-Darmtrakt, bei Durchfällen (Seite 112) und Blutungen (daher „Blutwurz") empfohlen.

Gewebestraffung, Entzündungshemmung, Entquellung geschwollener Schleimhäute. Bei Parodontose, Zahnfleischschwellung und -bluten, Mundgeschwüren, Mandel- und Rachenentzündungen sowie Entzündungen des gesamten Verdauungstraktes, Durchfällen.

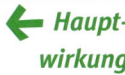 ← *Hauptwirkung*

Zubereitung:
1 gestrichener TL der zerkleinerten Wurzel auf $^1/_4$ Liter Wasser als Kalt-Warm-Methode (oder Heißansatz, Seite 30).

Anwendung:
Zur Vorbeugung: nach Zähneputzen, Mund spülen und gurgeln;
zur Behandlung von Parodontose, Zahnfleischbluten, Mundgeschwüren: nach jeder Mahlzeit 5–10 Minuten lang Mund spülen, gurgeln;
als Frischpflanzen-Essenz oder Tinktur 3 × täglich 20 Tropfen gurgeln und schlucken;
bei Durchfall: gepulverte Wurzel (Apotheke) mehrmals messerspitzenweise einnehmen.

Walnuss (Juglans regia)

Die Blätter der Walnuss sind ein Lymphreinigungs- und Stärkungsmittel (Lymphatikum). Bei Belastung des Lymphsystems, Neigung zu schleppenden chronischen katarrhalischen Entzündungen, chronisch eitrigen Mandelentzündungen, chronischem Schnupfen, Nebenhöhlenprozessen, mangelhafter Rückbildung, geschwollenen Lymphdrüsen (nach Infekten, Zahnoperationen usw.) und anderen Zeichen chronischer katarrhalischer Entzündungen und Entzündungsbereitschaft ist Walnusstee zum Gurgeln und zum Trinken angezeigt. Außerdem werden die Blätter als allgemeines Kräftigungsmittel, auch zur Stärkung des Zahnfleisches, bei Zahnlockerungen, bei Hautkrankheiten mit Eiterpusteln, eitrigen Ausschlägen (Abwehrschwäche!), Kopfgrind und Milchschorf empfohlen (Abwaschen der erkrankten Stellen mit Frischblättertee ist hilfreich).

Haupt- → *wirkung*	Lymphanregungsmittel. Bei chronisch-katarrhalischen Entzündungen, lymphatischen Hautstörungen wie Milchschorf, Kopfgrind, Mundpflegemittel.

Zubereitung:
2 TL Frischblätter auf $1/4$ Liter Wasser, Sekundenüberbrühung.
1 TL Trockenblätter auf $1/4$ Liter Wasser, Minutenüberbrühung.

Anwendung:
Zum Gurgeln, Spülen, allein oder im Wechsel mit einem der zuvor genannten Mittel;
innerlich 2–3 × täglich 1 Tasse zur Lymph- und Abwehrsteigerung, zur Magen- und Verdauungskräftigung;
als Frischpflanzenessenz allein oder dem Tee als Verstärkung beigefügt (3 × 15–20 Tropfen);
für Umschläge bei Drüsenschwellungen, Hautkrankheiten;
als Bäder gegen Fußschweiß (siehe auch Tafel III).

Kalmus (Acorus calami)

Die Wurzelteilchen dieser handelsüblichen Pflanze (Abb. 7), die bei Magenkuren näher beschrieben ist, können als Biokaugummi verkaut werden. Sie kräftigen nicht nur die Magenschleimhaut, sondern auch das Zahnfleisch, das gestrafft und gefestigt wird. Parodontose, Zahnfleischbluten, Schmerzen durch freiliegende Zahnhälse und übler Mundgeruch werden bekämpft.

Aus der Praxis

- Kaufmann, 50, leidet an empfindlichen, zerklüfteten, oft entzündeten Rachenmandeln. Mehrfach wurde ihm eine Operation empfohlen. Sein Zahnfleisch blutet beim Zähneputzen und wird durch eine Teilprothese leicht wund, worauf Mandeln und Lymphknoten anschwellen. Eines Tages kommt er direkt vom Zahnarzt mit starker Zahnfleischentzündung und deutlich geschwollenen Kieferwinkeldrüsen. Er erhält Tormentille und Salbei im Wechsel zum Spülen sowie Salbeiumschläge. Darauf bilden sich die Entzündungen und Lymphknotenschwellungen innerhalb von 2 Tagen deutlich zurück. Anschließend trinkt er 8 Wochen lang Walnussblättertee und gurgelt 2 × täglich mit Salbei. Nach 3 Wochen ist sein Zahnfleisch unvergleichlich straffer, blutet nicht mehr, Mandeln und Lymphknoten sind nicht mehr angeschwollen. Operation der Mandeln hat sich erübrigt. Mundpflege mit Kräutertee wird beibehalten.

- Lehrerin, 39, sehr erkältungs- und infektanfällig, leidet nach jedem kleinsten Infekt an Heiserkeit, sodass sie nur mit großer Mühe unterrichten kann. Außerdem klagt sie über Zahnfleischschwund und -bluten (Parodontose). Die bisherigen Bemühungen dagegen hätten nichts geholfen. Sie erhält naturheilkundliche Richtlinien zur Steigerung der Abwehrkräfte wie Trockenbürsten und heiß-kaltes Wechselduschen [9]; außerdem Salbeitee zum Gurgeln und zur Zahnfleischpflege mit ihrem Mundduschgerät. Zusätzlich 3 × 20 Tropfen der Tormentillenessenz. In die Schule nimmt sie Salbeitee zum Mundspülen in der Pause mit. Nach 2 Monaten hat sich das Zahnfleisch gestrafft, blutet nicht mehr, es besteht größere Immunität. Eine Infektwelle bei ihren Schülern übersteht sie ohne

Ansteckung. Sie meint: „Wegen des Aufhörens des Zahnfleischblutens bin ich sehr glücklich! Aber dass ich diesmal nicht angesteckt worden bin, ist für mich wie ein Wunder! Salbei ist meine Rettung!" Tatsächlich kommt der Name Salbei aus dem Lateinischen und bedeutet salvare (= heilen, retten).

● Zahnarzt, 39, berichtet, dass es früher furchtbar gewesen sei, wenn ein Patient mit Schnupfen zu ihm gekommen wäre. Schon am nächsten Tag sei ein Infekt bei ihm „aufgeblüht" mit zahlreichen Komplikationen. Erst seit regelmäßigem Gurgeln mit Salbei – besonders unmittelbar nach der Behandlung grippöser Patienten – hätte sich seine Infektanfälligkeit verringert und sein Zahnfleisch entscheidend verbessert. Dadurch ermutigt, hätte er sich mit anderen Heilpflanzenanwendungen in der Zahnmedizin beschäftigt und dies mit viel Erfolg. Für die Zahnfleischbehandlung schätze er besonders die Tormentille.

● Beamtin, 48, leidet an Zahnfleischbluten, überempfindlichem Magen und schlechtem Mundgeruch. Durch Kauen von Kalmuswurzeln blutet ab dem 3. Tag ihr Zahnfleisch nicht mehr, Magen und Mundgeruch sind deutlich besser. Die Zigaretten schmecken schlechter (Abgewöhnungshilfe!).

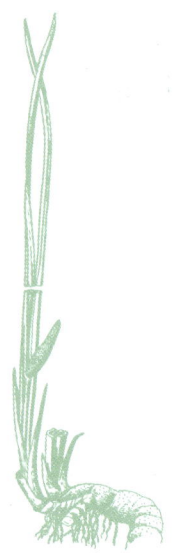

Schnupfen, Halsweh und Grippalinfekte

Heute wissen nur noch die wenigsten Menschen, wie mit einfachen natürlichen Mitteln Erkältungsfolgen, Schnupfen, Halsweh und grippale Infekte auszuheilen sind. Daher wird oft schon bei harmlosen Infekten, auch bei Kleinstkindern, mit stärksten Medikamenten „geschossen" und nicht selten ein möglicher Teufelskreis an Komplikationen in Gang gesetzt. Häufig geraten Kinder und Erwachsene in den Zustand der Abwehrschwäche und in eine Kette von Infekten, aus der sie nur schwer wieder herauskommen. Kaum ist eine Erkrankung überwunden, folgt schon die nächste. Und dann wird jede – wo noch möglich – mit stärkeren Mitteln und höheren Dosen bekämpft, was wieder ein Mehr an Nebenwirkungen zur Folge haben kann.

Naturheilmaßnahmen wirken hingegen komplikationsfrei, richtig eingesetzt meist verblüffend rasch und durchgreifend heilsam. Der Arzt kann aber vielfach nur in jenen Fällen naturgemäß behandeln, in denen der Erkrankte oder seine Angehörigen naturheilkundlich eingestellt sind. Dies ist verständlich, da im Zeitalter der Medikamente die Verordnung natürlicher Heilanwendungen wie Bäder, Schwitzpackungen oder Kräutertees meist auf Unverständnis und Ablehnung von Seiten des Patienten stößt. Dieser fühlt sich krank und verlangt nichts anderes als sein „Penicillin". Aber schon Hippokrates, der „Vater der Medizin", hat vor zweieinhalb Jahrtausenden gelehrt:

„Das Leben ist kurz, die Kunst aber lang. Es genügt nicht, dass wir Ärzte das Erforderliche leisten; der Kranke selbst und seine Umgebung müssen jeder das Seinige zur Erreichung der Heilung beitragen."

Wer die praktische Anwendung einfacher natürlicher Heilmaßnahmen kennen lernen will, sei auf die im Literaturverzeichnis angeführte Schrift „Heilung der Erkältungs- und Infektionskrankheiten durch natürliche Behandlung" [9] hingewiesen. Mit den beschriebenen einfachen, natürlichen Heilmaßnahmen lassen sich gerade bei Grippalinfekten, besonders auch bei Kindern, meist sehr rasch überzeugende Heilerfolge erzielen. Und dies ohne Nebenwirkungen! Unterstützend dienen Heilkräuter:

Knoblauch (Allium sativum)

Knoblauch ist das Kardinalabwehrmittel der Mild-Heilkräuterkuren. Es wirkt umstimmend, reaktionsverbessernd, widerstandssteigernd, desinfizierend und aufbauend bei Abwehr- und Immunschwäche, Infektanfälligkeit und Infekten sowie als Aufbaumittel nach Infekten („Fitmacher").

Knoblauch hemmt das Wachstum von Krankheitserregern und dient der Vorbeugung und Behandlung von akuten und chronischen Infekten der Atmungs- und Verdauungswege. Dies gilt für infektiöse Magen-Darmerkrankungen, auch für Ruhr und Paratyphus (als Zusatztherapie), Darmgrippe, Gärungs- und Fäulnisprozesse, abnorme Darmflora und deren Folgen wie Dyspepsie, Blähungen, Verstopfung sowie Erkältungs- und Grippalinfekte, Schnupfen, Bronchitis usw. Paracelsus bekämpfte damit sogar die Pest.

Die Fähigkeiten des Knoblauchs führt man auch auf sein ätherisches Schwefelöl zurück, das sich mit seinem durchdringenden Geruch rasch im ganzen Organismus ausbreitet. Es desinfiziert, reinigt und regt die Abwehrkräfte an. Führt man ein Knoblauchzäpfchen in den Mastdarm ein, dann lässt sich nach 3 bis 4 Stunden seine weitreichende Wirkung feststellen: Der Geruch ist überall, an der Haut, an den Haaren und in der Ausatmungsluft (Atemwegsdesinfektion) festzustellen. Die Geruchsstärke ist aber individuell verschieden (individuelle Duftnote). Knoblauch unterstützt die Eiweißverdauung und verhindert die Bil-

Haupt- → *wirkung*	Kardinal-Abwehrmittel der Mild-Heilkräuterkuren. Umstimmend, reaktionsverbessernd, antiseptisch, abwehrkraftsteigernd, desinfizierend und aufbauend („Fitmacher"). Zur Vorbeugung und Behandlung von Infekten der Atmungs- und Verdauungswege. Außerdem „Gefäßreiniger", gegen Arterienverkalkung, roten oder primären Bluthochdruck (der nicht von den Nieren oder anderen nachweisbaren Ursachen ausgeht) und Zirkulationsstörungen. Verbessert Eiweißverdauung und Darmflora.

dung von Eiweißfäulnisstoffen. Die übrigen Wirkungen siehe Kreislaufkuren. Ähnlich, nur milder wirken der Wilde Knoblauch (Bärlauch), Zwiebel, Schnittlauch und Porree (Allium porrum).

Anwendung:

Bei Infekt 3 × täglich 1–2 Knoblauchzehen, jedes Mal frisch ausgepresst, mit Mineralwasser verdünnt. Davon wiederholt gurgeln und dann schlucken. Frischen Knoblauch auch zum Würzen, als Aufstrich, Salatbeigabe usw. verwenden.

Wirkungsbeweis

Um die den ganzen Organismus durchdringende und desinfizierende Wirkung des Knoblauchs voll schätzen zu lernen, braucht man nur seine Fußsohlen mit einer Knoblauchzehe einreiben. Bei durchschnittlicher Reaktion tritt dann nach etwa 2 Stunden der charakteristische Knoblauchgeschmack auf der Zunge auf, und aus dem Munde lässt sich Knoblauch riechen. Bekämpfung des unerwünschten Knoblauchgeruches siehe Kreislaufkuren.

Infekttee (Teemischung 10)

Eukalyptus	– bekämpft grippale Infekte und Gliederschmerzen, desinfiziert
Thymian	– entgiftet, desinfiziert die Atemwege
Isländisch Moos	– antiseptisch, eiterwidrig, abwehrkraftsteigernd
Zinnkraut	– desinfizierend, abwehr- und widerstandskraftsteigerndes Schleimhaut-Kardinalmittel

Zubereitung:

Zu gleichen Teilen gemischt, 1 EL auf $\frac{1}{4}$ Liter Wasser, Kalt-Warm-Methode, mit 1–2 TL Honig gesüßt.

Anwendung:

Zur Vorbeugung und Steigerung der Widerstandskraft in Grippezeiten 2 Tassen täglich einige Wochen lang einnehmen. Zur Infektbehandlung bei Erkältungs- und Grippalerkrankungen, Schnupfen, Mandelentzündung, Rachenkatarrh, als Unterstützung der ärztlichen Therapie 4 × täglich 1 Tasse möglichst heiß trinken.

Arnika (Arnica montana)

Diese Heilpflanze hat sich bei Mandel-, Rachen-, Kehlkopfentzündungen, Heiserkeit und Raucherkatarrh als sehr hilfreich erwiesen. Man gurgelt mit einem Tee aus Arnikablüten oder noch einfacher mit verdünnter Arnikaessenz oder Tinktur (Apotheke).

Arnika-Gurgelwasser
5 bis max. 10 Tropfen der Tinktur auf ein Glas warmes Wasser.

Mit halbstündigem Gurgeln lassen sich beginnende Halsinfekte und Heiserkeit häufig schlagartig beseitigen. Als Volksheilmittel dient auch Gurgeln mit Arnikaschnaps.
Für Sänger und Redner ist gurgeln – evtl. im Wechsel mit Salbei – ebenfalls günstig. Schon Pfarrer Kneipp sagte: „Wenn ihr Priester wäret und predigen müsstet, dann würde ich euch raten, vor der Predigt mit 2–3 EL Arnikawasser zu gurgeln, damit wird die Stimme um die Hälfte verbessert."

Thymian (Thymus vulgaris)

Der bei Bronchialkuren näher beschriebene Thymian besitzt dank seines ätherischen Öls, seiner Saponine und anderer wertvoller Substanzen schleimlösende, entkrampfende und auswurffördernde Kräfte. Er desinfiziert, stimuliert die unspezifische Abwehrkraft (Immunstimulator) und stellt ein hervorragendes Bronchial- und Hustenmittel dar.
Zu Grippezeiten eignet sich der Tee für Familien-Vorbeugungskuren gegen Erkältungs-, Grippal- und Bronchialerkrankungen.
Vorbeugungskur: 4 TL auf 1 Liter Wasser zur Minutenüberbrühung als Tagesmenge pro Person. Mit Honig gesüßt, auch für Kinder schmackhaft.

Eukalyptus (Eucalyptus globulus)

Eukalyptus ist eines der besten Mittel zur Behandlung von Erkältungskrankheiten, fieberhaften Infekten der Atemwege, Schnupfen, akuten Nebenhöhlenprozessen, Rachen-, Kehlkopf- und Bronchialkatarrhen und Grippen. Er hat sich bei allen Hustenformen, einschließlich Keuchhusten (hier als Zusatzbehandlung) bewährt. Sein hoher therapeutischer Wert wird durch die Breite seiner Wirkungspalette bestimmt: Er fördert durch seine Inhaltsstoffe die Abschwellung geschwollener, entzündeter Schleimhäute, desinfiziert bis in die kleinsten Bronchialäste hinein (besonders durch Inhalation), entkrampft und macht die Atemwege frei. Eukalyptus und Thymian ergänzen sich vorteilhaft als wichtige Bestandteile entsprechender Teemischungen (siehe Infekttee und Bronchialtee akut).

Eukalyptus-Inhalation

Auf 1 Liter kochendes Wasser kommen 15–20 Tropfen des handelsüblichen Eukalyptusöls für ein Kopfdampfbad mit Inhalieren.
Oder:
Mit Glasinhalator (Zerstäuber) die Eukalyptusdämpfe zum Inhalieren bringen. Hilft auch bei tiefsitzender Nebenhöhlen- und Bronchialverschleimung.

Schwitztee (Teemischung 11)

Lindenblüten	– schweißtreibend, auswurf- und giftausscheidend, abwehrkräftesteigernd
Holunderblüten (Sambucus nigra)	– wie oben
Wollkrautblüten (Verbascum taps.)	– schweißtreibend, infektbekämpfend, gegen erkältungsbedingte Entzündungen, Neuralgien, Heiserkeit

Zubereitung:

Zu gleichen Teilen gemischt, 3 TL auf $\frac{1}{2}$ Liter Wasser, Minutenüberbrühung, mit 3 TL Honig süßen.

Anwendung:

3 x 1 Tasse tägl. zur Steigerung der körpereigenen Abwehrkräfte und Entgiftung bei Erkältungs- und Grippalinfekten.

Schwitzkur

Bei kräftigen vollblütigen Personen mit ausscheidungsfähiger Haut wirkt zu Beginn solcher Erkrankungen eine Schwitzkur oft Wunder. Es werden 2–3 Tassen des sehr heißen Tees rasch getrunken. Anschließend sollte man im Falle eines guten Kreislaufzustandes in einer Schwitzpackung 1–2 Stunden ruhen. Danach gründlich abseifen und heiß-kalt duschen.

Aus der Praxis

- Oberlehrer, 41, erkältet sich bei einer Bootsfahrt und erwacht am nächsten Morgen wie zerschlagen, heiser, mit geschwollenen Mandeln, Rachen- und Gliederschmerzen, Fieber. Er presst sofort 3 Knoblauchzehen aus, gibt den Saft in Mineralwasser, gurgelt und trinkt alle 10 Minuten einen kleinen Schluck. Nach 2 Stunden fühlt er sich schon etwas besser. Nun trinkt er $\frac{1}{2}$ Liter Schwitztee, packt sich warm ein und schwitzt 2 Stunden lang. Danach ist er klatschnass, das Zimmer riecht penetrant nach Knoblauch (den er über Haut und Lungen ausgeschieden hat), aber er fühlt sich wieder gesund.

- Zwei Brüder von 6 und 10 Jahren sind in den Schlechtwetterzeiten fast dauernd krank. Außer den üblichen Kinder-Infektionskrankheiten werden sie wiederholt von Grippalinfekten mit Komplikationen, vereiterten Mandeln, Mittelohrentzündung und Durchfällen heimgesucht. Dabei stecken sie oft ihre Mutter an, sodass außer dem abwesenden Vater alles daheim krank ist. Der Kinderarzt verordnet stärkste Medikamente, da alles andere nicht mehr zu wirken scheint. Die Immunitätsschwäche nimmt alljährlich zu. Als in einem Jahr zum vierten Mal die „Grippe" ausbricht, lässt sich die Familie erstmals naturgemäß behandeln. Sie erhält „pauschal" eine Schnellbehandlungsserie (siehe Literaturverzeichnis [9]: Knoblauch und Infekttee). Schon am 4. Tag sind alle weitgehend wieder hergestellt, während sich sonst die Erkrankungen mit ihren Komplikationen wochenlang hinausgezogen hatten. Seither betreibt die Familie naturgemäße Abhärtungsmaßnahmen, isst Wildgemüse, trinkt fallweise Schwitz- oder Infekttee und erkrankt nur mehr selten und kurz.

- In einer Gruppe von 5 Studenten bekommen alle während eines Türkeiurlaubs starke Durchfälle. Einer von ihnen fastet sofort und kaut unentwegt an Knoblauchzehen mit Brotrinde wie an Kaugummi. Alle verspotten ihn, aber am 4. Tag ist er als Einziger einigermaßen über den Berg. Die anderen müssen zum Teil starke Medikamente einnehmen und benötigen eine gute Woche länger bis zu ihrer Wiederherstellung. Diese wurde noch beschleunigt, da sie dann schließlich doch alle Knoblauch gegessen haben, als ihre Durchfälle nicht aufhören wollten.

Im schon angeführten Buch „Heilung der Erkältungs- und Infektionskrankheiten" [9] sind zahlreiche Fälle von Erwachsenen und Kindern beschrieben, die rasch und problemlos ohne die üblichen Medikamente auf natürliche Weise geheilt worden sind.

Historisches

In einem ägyptischen Papyrus von 1600 v. Chr. wird von einem Aufstand der beim Bau der Pyramiden eingesetzten Arbeiter berichtet. Diese weigerten sich weiter zu arbeiten, weil ihre Nahrungsration zu wenig Zwiebeln und Knoblauch enthielt. Die Arbeiter verlangten größere Mengen davon, um die schwere Arbeit leisten und sich vor ansteckenden Krankheiten (Ruhr usw.) vorbeugend schützen zu können.
Heute weiß man, dass die Forderungen berechtigt waren, weil Knoblauch, auch ergänzt durch frische Zwiebeln, eine „Fitmacherpflanze" ist und ein Vorbeugungs- und Heilmittel insbesondere gegen Darminfektionen darstellt.

Kuren bei akuten Magenstörungen

Der akut gereizte Magen kommt häufig als Folge grober Fehler in der Ernährungsweise zustande. Hauptursachen sind zu schnelles, zu reichliches, zu heißes, zu kaltes, zu fettes oder sonst wie unverträgliches oder verdorbenes Essen. Auch Exzesse mit Alkohol, Bohnenkaffee, Nikotin, ferner toxische Belastungen im Rahmen eines Infektes sowie emotionell belastende Ereignisse, Ärger, Kränkung, Schock, können sich schlagartig auf den Magen auswirken.

Die ärztliche Behandlung richtet sich nach der jeweiligen Ursache. Meist verrät der Organismus durch Widerwille gegen Nahrungsaufnahme das Notwendigste: Fasten bis zum Wiedergewinnen eines deutlichen, kräftigen, gesunden Hungers. Wurde die Erkrankung durch schlechtes Essen verursacht, braucht sich der Kranke nur zu fragen, wovor er jetzt Ekel hat. Dies gibt ihm einen Hinweis darauf, was ihm geschadet hat.

Soll der Patient wieder zu essen beginnen, ist mit dünnen Hafer-, Reis- oder anderen Schleimsuppen anzufangen. Diese überziehen die vielleicht noch gereizten Schleimhäute mit einer dünnen Schutzschicht und fördern die Genesung.

So wenig der akut Magenkranke essen darf, so oft soll er kleinschluckweise, über den Tag verteilt, Kräutertee trinken. Am besten alle 10 bis 15 Minuten einen kleinen, in der Mundhöhle eingespeichelten Schluck. In Betracht kommen:

Kamille (Matricaria chamomilla)

Die Kamille wirkt beruhigend, krampflösend, entzündungshemmend, wundheilend, blähungswidrig, schweißtreibend und entgiftend auf die Toxine verschiedener Krankheitserreger. Daher ist sie hilfreich bei allen akuten entzündlichen Vorgängen von Haut und Schleimhäuten, bei Mundhöhlen-, Rachen-, Kehlkopf-, Bronchial- und Magenentzündungen, auch Magenkrämpfen, Durchfall, Blähungen, Darmentzündungen, Gallen-, Gebärmutter- (Menstruations-) und Blasenkrämpfen, geröteten Augen, nässenden Ausschlägen und beruhigt bei Ärger.

Äußerlich als Umschläge und Bäder wird die Kamille bei manchen Haut- und Schleimhautentzündungen erfolgreich angewendet. Auch Einläufe mit Kamillentee wirken wohltuend entlastend-entkrampfend.

Bei Schnupfen und Nebenhöhlenentzündungen sind günstig:

Kamillen-Inhalationen

Auf 3 EL Kamillenblüten kommen 2 Liter kochendes Wasser. Dämpfe sind unter einem Tuch einzuatmen.

Die Kamille gehört zu den heute am häufigsten angewendeten Heilpflanzen. Alljährlich werden in der Bundesrepublik Deutschland viele Millionen Euro allein für Kamille ausgegeben. Man kann diese anspruchslose Pflanze selbst im Garten aussäen. Sie braucht nur einen ungedüngten Boden und einen sonnigen Standort. Das Ernten der Blütenköpfchen soll bei voller Sonne stattfinden, da sie dann über die größten Heilkräfte verfügen.

Hervorragende Entzündungshemmung, Krampflösung, Entgiftung, Wundheilung bei akuten Haut- und Schleimhautentzündungen.	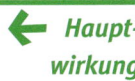 *Haupt-wirkung*

Zubereitung:

3 TL Frischblüten auf 1/4 Liter Wasser, Sekundenüberbrühung,
oder 2 TL getrocknete Blüten auf 1/4 Liter Wasser, Minutenüberbrühung,
5 Minuten lang.

Anwendung:

Bei akuten Magenstörungen alle 10–15 Minuten einen Schluck heißen Tee, ansonsten 3–5 u täglich 1 Tasse.

Die Kamille nicht als Alltagsgetränk verwenden, sondern für Heilzwecke bei akuten Störungen reservieren. Nicht länger als 3–4 Wochen regelmäßig nehmen. (Die Kamille wird auch bei Frauenkuren angeführt.)	*Wichtig!*

Pfefferminze (Mentha piperita)

Während die Kamille stark entzündungswidrig wirkt, steht bei der Pfefferminze (Abb. 9) ein schmerzlindernder (anästhesierender), kühlender und stoffwechselanregender Effekt im Vordergrund. Die Gallenproduktion und Absonderung wird angeregt und eine desinfizierende und krampflösende Wirkung erzielt. Die Minze fördert auch die Durchblutung und Durchwärmung des Magen-Darmtraktes und stärkt ganz allgemein die Nerven.

Die Hauptanwendungen sind bei Übelkeit, Brechreiz, Erbrechen, Appetitlosigkeit, Gärungs- und Blähungszuständen (mit Dysbakterie) sowie allen Magen- und Oberbauchbeschwerden, besonders wenn sich dahinter ein Gallenblasenleiden (Cholezystopathie) verbirgt.

Bei verdorbenem Magen erweist sich der Tee als schmerzstillend, krampflösend und heilungsfördernd. Der Kranke verspürt jeweils selbst, ob er lieber einen heißen oder ganz kalten Tee einnehmen möchte. Diesem Verlangen ist nachzukommen. Beim kleinschluckweise eingenommenen eiskalten Tee verstärkt sich die schmerzstillende Wirkung des Tees durch die Kälte, wodurch schneller als beim heißen Tee Übelkeit und Brechreiz beseitigt werden.

Zubereitung:

2 TL Frischblätter auf $^1/_4$ Liter Wasser, Sekundenüberbrühung oder
1 TL Trockenblätter auf $^1/_4$ Liter Wasser, Minutenüberbrühung.

Anwendung:

Bei akuten Magen- und Gallenstörungen alle 10 Minuten einen kleinen Schluck heißen oder eiskalten Tee trinken, ansonsten 1–2 Tassen pro Tag. Wegen seiner starken Wirkungen sollte dieser Tee nur einige Wochen hindurch getrunken werden. Dies gilt nicht, wenn er nur als Teilbestand einer größeren Teemischung verwendet wird. Bei Kleinkindern wegen des Mentholreichtums nicht anwenden, stattdessen Kamilletee reichen

Hauptwirkung ➔ Stoffwechsel- und gallenproduktionanregend, krampflösend, antibakteriell, kühlend-schmerzlindernd bei akuten und chronischen Magen-Darmkatarrhen, Leber-Gallenstörungen, Gärungs- und Blähungszuständen. Eiskalt gegen Brechreiz.

Äußerlich:
Pfefferminzpräparate werden bei Schnupfen, Infekten, Migräne, Neuralgien erfolgreich angewendet.

Gänsefingerkraut oder Anserine (Potentilla anserina)

Die Anserine (Abb. 5) heißt im Volksmund auch Krampfkraut. Eine wissenschaftliche Untersuchung hat die krampfstillende Wirkung bestätigt, eine andere hat sie bestritten. Der Unterschied kommt wohl daher, dass erst nach längerer Einnahmedauer die Krampflösung zustande kommt. Während die Kamille rasch entkrampft, benötigt die Anserine dazu oft einige Wochen, wirkt dafür aber länger. So hilft sie mit, Magen-Darmspasmen, Unterleibskrämpfe und jene Verstopfung zu verbessern, die durch krampfhafte Zusammenschnürung des Darms und der Enddarmmuskel bewirkt werden.
Der Gerbstoffgehalt festigt auch noch die Verdauungsschleimhäute. (Die Anserine wird auch bei Darm-, Hämorrhoiden- und Frauenkuren angeführt, wo sie sich als Ergänzungsmittel der Kamille bewährt – siehe auch Magenwohl-Tee).

Zubereitung:
Wie oben (bei Pfefferminze).

Anwendung:
Bei akuten Störungen alle 10–15 Minuten einen Schluck vom heißen Tee oder 5 Tropfen Anserinen-Frischpflanzen-Essenz. (Näheres über Essenzen und Tinkturen siehe Seite 216 ff.)

Krampflösend, entzündungshemmend, besonders auf Magen-Darmtrakt, auch Nieren- und Frauenorgane; bei Krampfbereitschaft, Magen-Darm-Hämorrhoidenentzündungen und Spasmen.	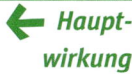 *Haupt-wirkung*

Magenwohl-Tee (Teemischung 12)

Melisse   – magen- und nervenberuhigend
Kamille   – beruhigend, krampflösend, heilungsfördernd
Pfefferminze   – anästhesierend, entgiftend, durchwärmend
Anserine   – krampflösend, entlastend, heilungsfördernd
Diese Mischung zeigt die bei den einzelnen Teesorgen angeführten Wirkungen vereint.

Zubereitung:
Wie bei Pfefferminze.

Anwendung:
Wie bei Kamille.

Melisse (Melissa officinalis)

Melisse (Abb. 8) wirkt bei nervöser Erregtheit, innerer Unruhe, bei Herzneurosen, bei nervlich bedingtem Herzklopfen und -schwäche, bei Schlafschwierigkeiten, Kopfschmerzen und allen nervösen Magen-Darmstörungen wie Brechreiz, Verdauungsschwäche und Blähungen. Melisse beruhigt mit ihrem Duftöl sanft und nachhaltig [11]; sie harmonisiert, löst Krämpfe und besänftigt gereizte Schleimhäute. Melisse besänftigt ein gereiztes Gemüt, besonders bei sensiblen, mitunter auch wehleidigen bis launischen Frauen, deren zarte nervlich-vegetativ betonte Konstitution durch funktionell-hormonelle Schwäche oder durch das Klimakterium belastet wird. Sie stellt deshalb ein eminentes Nerven-, Magen-, Darm-, Herz- und Frauenmittel dar. Für viele ist der abendliche Melissentee zum unentbehrlichen und beliebten Schlaftrunk geworden.

Haupt- → **wirkung**	„Phyto-Tranquilizer", beruhigend, krampflösend, antibakteriell, bei nervöser Erregbarkeit, nervösen Magen-, Herz- und Frauenbeschwerden, Schlafstörungen.

Zubereitung:

2–3 TL Frischblätter auf $^1/_4$ Liter Wasser, Sekundenüberbrühung oder 2 TL Trockenblätter auf $^1/_4$ Liter Wasser, Minutenüberbrühung (falls erwünscht 1 TL Honig/Tasse).

Anwendung:

Bei akuten Störungen alle 10–15 Minuten 1 Schluck. Ansonsten 3–4 × täglich 1 Tasse oder
Melissen-Frischpflanzenessenz 3 × 5–10 Tropfen täglich über 8–10 Wochen.
Melissengeist ist in Apotheken erhältlich, wirklich ähnlich wie der Tee, enthält aber auch noch andere Heilpflanzendestillate.

Aus der Praxis

● Mitglied einer Prüfungskommission für Drogisten, 48, befällt in der Mittagspause, kurz nach einem wahrscheinlich verdorbenen Gasthausessen, plötzliche Übelkeit, Brechreiz, Schwindel. Darauf muss er mehrmals erbrechen und ist so geschwächt, dass er sich im Gasthaus hinlegen muss. Da sein Begleiter Kräuterproben bei sich führt, lässt er sich schnell den Magenwohltee zubereiten, mit Eiswürfeln abkühlen und nimmt ihn schluckweise ein. In Kürze geht es ihm wieder besser. Nach einer halben Stunde kann er bereits die vorgesehenen Prüfungen abnehmen und bleibt beschwerdefrei.

● Abiturient, 18, fühlt sich gegen Ende seiner feucht-fröhlichen Abiturfeier plötzlich todübel. Er übergibt sich mehrmals, muss sich niederlegen, kann nicht mehr aufstehen. Alles dreht sich wie im Karussell. Bei leisester Bewegung treten Erbrechen und Schwindelanfälle auf. Heimtransport ist unmöglich. Da sich der Zustand verschlechtert, verständigt man noch vor der Rettung die Eltern. Der heilkräuterkundige Vater flößt seinem Sohn Pfefferminztee, gekühlt mit Eiswürfeln, teelöffelweise ein. Nach kurzer Zeit bekommt der Patient wieder Farbe im Gesicht, steht dann zur Verblüffung aller Anwesenden schwindelfrei auf, nimmt noch einige kleine Schlucke Tee und marschiert mit seinem Vater sicher nach Hause.

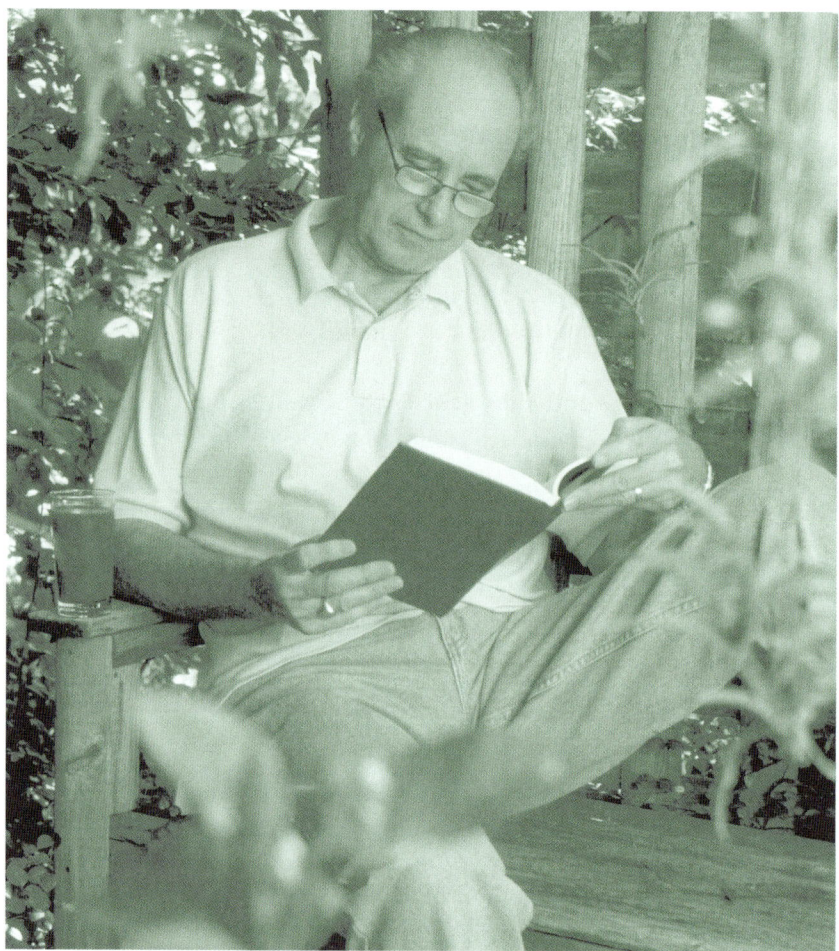

Historisches

Klosterfrau Maria Clementine Martin war Kräuterheilkundige. Ihre praktischen Kenntnisse hatte sie sich in Krankenhäusern und auf Schlachtfeldern bei der Verwundetenpflege erworben, wofür ihr der König von Preußen eine jährliche Rente zahlen ließ. Nach 1825 spezialisierte sie sich wegen der hervorragenden Wirkungen der Melisse bei Nerven-, Herz-, Magen-, Schlaf- und Frauenleiden auf die Erforschung dieser Pflanze. Sie schuf den „Klosterfrau-Melissengeist", der dann einen Siegeszug um die ganze Welt antrat.

Kuren bei chronischen Magenstörungen

Chronische Magenleiden sind häufig verbreitet. Magendrücken bis Schmerzen, Krämpfe, Luftaufstoßen, Sodbrennen, Völlegefühl meist unmittelbar nach dem Essen, Unlustgefühle und Depressionen, verspürbar aus dem Oberbauch kommend, finden oft ihre Ursachen in ständigen Ernährungs-, Ess- und Trinkfehlern, Alkohol-, Bohnenkaffee-, Nikotin-, Medikamenten- und anderen Missbräuchen. Auch nervliche Überlastungen, Stress, Überforderung und psychische Faktoren schlagen sich auf den „Resonanzkasten des Gemüts" und verursachen oft Magen- und Zwölffingerdarmgeschwüre.

Dies gilt besonders bei Kränkungen, Streitigkeiten, Kümmernissen, gepaart mit Fehleinstellungen zum Leben, Schwarzseherei, Hoffnungslosigkeit, weshalb man nicht ganz zu Unrecht sagt: „Magengeschwüre können nicht wachsen, solange man lächelt!" [10]

Die Erstellung der Diagnose und des Therapieplanes obliegt dem Arzt. Da die Ursachen von Magenleiden sehr verschieden sind, bewirken bloße Medikamente keineswegs immer befriedigende Ergebnisse.

Für echte Heilerfolge müssen die Ursachen wie Ernährungsfehler, psychische Fehleinstellungen usw., die zur Erkrankung geführt haben, beseitigt werden. In den meisten Fällen ist die ursachenbeseitigende Therapie eine Fasten- oder Diätkur wie die Darmregenerationskur nach F. X. Mayr [1]. Zur Behandlung der mitverursachenden psychischen Faktoren hat sich die bewusste Autosuggestion nach E. Coué [13] hervorragend bewährt. Unterstützend während oder außerhalb dieser Therapien wirken die richtigen Heilkräuter. Drei Gruppen seien angeführt:

● Bitterpflanzen
● Schleimpflanzen
● wundheilende Pflanzen

Bitterpflanzen

Bitter- oder Fieberklee (Menyanthes trifoliata)

Die Bitterstoffe des Bitter- oder Fieberklees (Abb. 21) wirken zusammen-ziehend, tonisierend, kräftigend, durchblutungsfördernd und sekretions-anregend auf die drüsigen Organe der Verdauungsschleimhaut. Schon in der Mundhöhle wird die Speichelbildung spürbar gesteigert. Auch die Pro-duktion des Magensaftes, des Bauchspeichels (aus dem Pankreas) und der Galle wird vermehrt, der Appetit angefacht; Völlegefühl, Blähungen und Darmkrämpfe werden bekämpft, der ganze Stoffwechsel belebt. Auch tritt eine Vermehrung der roten Blutkörperchen und damit schließlich eine verbesserte Sauerstoffversorgung ein. Menschen mit schwacher Verdau-ung sollten vorbeugend immer wieder eine eine 3–4 Wochen lange Bit-terkräuterkur durchführen.

Es ist wertvoll, dass gute Heilkräuter nie auf ein bestimmtes Organ allein, sondern immer auf ganze Organgruppen und Funktionseinhei-ten einwirken. Bitterklee besitzt einen hervorragenden Bitterwert. Sei-ne Bitterstoffe (Amara) regen die gesamte Verdauungstätigkeit an, kräf-tigen die Magensaft- und Ferment-Produktion, stärken einen erschlaff-ten, chronisch-schwachen Magen und beseitigen schwache Magenver-dauung, Magendruck, Luftaufstoßen und Sodbrennen. Auch als Mittel gegen Kopf- und Nervenschmerzen, Migräne und nach Fieberzustand wird dieser Klee (daher der Name „Fieberklee") geschätzt. Außerdem fördert er wie viele andere Bitterkräuter das klare Denken.

Zubereitung:
1 TL Trockenblätter auf $\frac{1}{4}$ Liter Wasser zur Minutenüberbrühung.

Anwendung:
Möglichst $\frac{1}{2}$ Stunde vor und sogleich nach dem Essen $\frac{1}{4}$ bis $\frac{1}{2}$ Tasse trinken oder je 15 Tropfen der Bitterklee-Essenz einnehmen.

Haupt- ➔ Tonisierend, appetit- und sekretionsanregend, verdauungsfördernd bei chro-
wirkung   nischer Magen-, Darm-, Leber-, Gallen- und Pankreasschwäche, Fieber-, Nerven-
         und Migränemittel.

Magenbittermischung (Teemischung 13)

Diese Mischung beinhaltet die aromatische Bitterpflanze Benedikten-kraut (Carduus benedictus).

Auch dieses Kraut besitzt den günstigen Einfluss vieler Bitterpflanzen auf Verdauung, Drüsen und Stoffwechsel, insbesondere auf Magen, Leber und Galle. Es wirkt außerdem auf die Venen des Bauchraums und ergänzt verstärkend den Einfluss der übrigen Kräuter zu einem Magen-Darm tonisierenden, kräftigenden, appetit- und verdauungsan-renden Tee.

Bitterklee	– magentonisierend, säfteproduktionsanregend, verdauungsfördernd
Benediktenkraut	– Verdauungsdrüsen anregendes Leber- und Venenmittel
Wermutkraut	– säfteproduktionsanregend in Magen, Leber, Bauchspeicheldrüse
Tausendgüldenkraut	– gegen Sodbrennen und Verdauungsbeschwer-den nach schwerem Essen

Zubereitung und Anwendung:
Zu gleichen Teilen gemischt, 1–2 TL auf $\frac{1}{4}$ Liter Wasser zur Minuten-überbrühung. Nicht gleich austrinken, sondern vor und nach jedem Essen jeweils 2 Schlucke.

Kalmus (Acorus calamus)

Diese aromatische Bitterpflanze (Abb. 7) ist ein hervorragendes Toni-kum bei Organschwächen, insbesondere bei chronischen Magen- und Verdauungsschwächen sowie Unterleibsstörungen der Frau. Die mög-lichst frische Wurzel regt die Sekretion aller Verdauungsdrüsen an, för-dert die Durchblutung der Eingeweide, stimuliert die Blutbildung und stellt durch die Verbesserung der Verdauungsleistung ein allgemeines Kräftigungsmittel dar. Seine Bedeutung beginnt schon bei den blei-chen, mageren, appetitlosen Kindern vom Typ „Suppenkaspar", reicht über den in der Pubertät hochgeschossenen, krummrückigen, magenempfindlichen Jüngling vom Typ des bleichen „langen Elends" bis zum betagten, typischen hageren, verdauungsempfindlichen Astheniker. Bei diesen zeigt sich eine Gewebsschwäche in Form einer Magensenkung, oft bis in das kleine Becken hinein, mit Plätschergeräuschen (Plätschermagen), weiter allgemeine Eingeweidesenkung (Enteroptose), Magerkeit, schlechte Körperhaltung, schlaffe dünne Haut. Dabei zeigen sich oft Luftaufstoßen, Appetitschwäche, schlechter Mundgeschmack und -geruch, heikler Magen mit Überschuss oder Mangel an Magensäure, Gärungs- oder Fäulnisprozesse im Darm, Blähungen, Völlegefühl, Blutarmut, Mineralstoffmängel durch schlechte Nahrungsverwertung und die psychischen Verstimmungen des Verdauungskranken von Griesgrämigkeit bis Depressionen.

Kalmus wirkt auch auf Leiden ein, die als Folge der chronischen Magen-Darmschwäche entstehen, so auf Leber-Gallen-Bauspeicheldrüsenstörungen, Herz-, Nieren-, Nerven- und Frauenleiden, insbesondere Unterleibsbänderschwäche, Gebärmutter- und Blasensenkung. Kalmus wird bei Unterdruck und Milch-Unverträglichkeit mit Rosmarin kombiniert. Bei Getreide-Unverträglichkeit der Kinder ist der Versuch einer fünfwöchigen Kalmuskur anzuraten.

Haupt- ➜ *wirkung*

Heilmittel zur Umstimmung bei chronischer Magen-Darmschwäche und -senkung, Bänderschwäche bei Asthenikern, Unterleibssenkung der Frau. Tonikum für sämtliche Verdauungsdrüsen, besonders Magen-Darmdrüsen, Leber und Bauchspeicheldrüse. blutbildend. Kalmus ist die Arznei für den appetit- und magenschwachen Untergewichtigen.

Zubereitung:

1 gestrichener TL Wurzeln auf $1/4$ Liter Wasser als Kaltansatz. Vor dem Absieben auf Körpertemperatur erwärmen. Wird der Tee nicht sehr bitter, ist das Material minderwertig oder zu alt.

Anwendung:

Vor und nach jeder Mahlzeit 1 Schluck. Diesen in der Mundhöhle bis zur Erwärmung belassen, dann schlucken. Pro Tag insgesamt 1 Tasse, oder: je 20 Tropfen Kalmusessenz oder Kalmustinktur (Apotheke). Besonders einfach und bewährt ist: Kauen der geschälten, getrockneten

Wurzel (Apotheke) zur Appetitanregung, Verdauungs- und Allgemein-kräftigung. Auch gegen Erschlaffung des Zahnfleisches, Parodontose und Schmerzen durch freiliegende Zahnhälse. Verbessert auch den Mundgeruch.

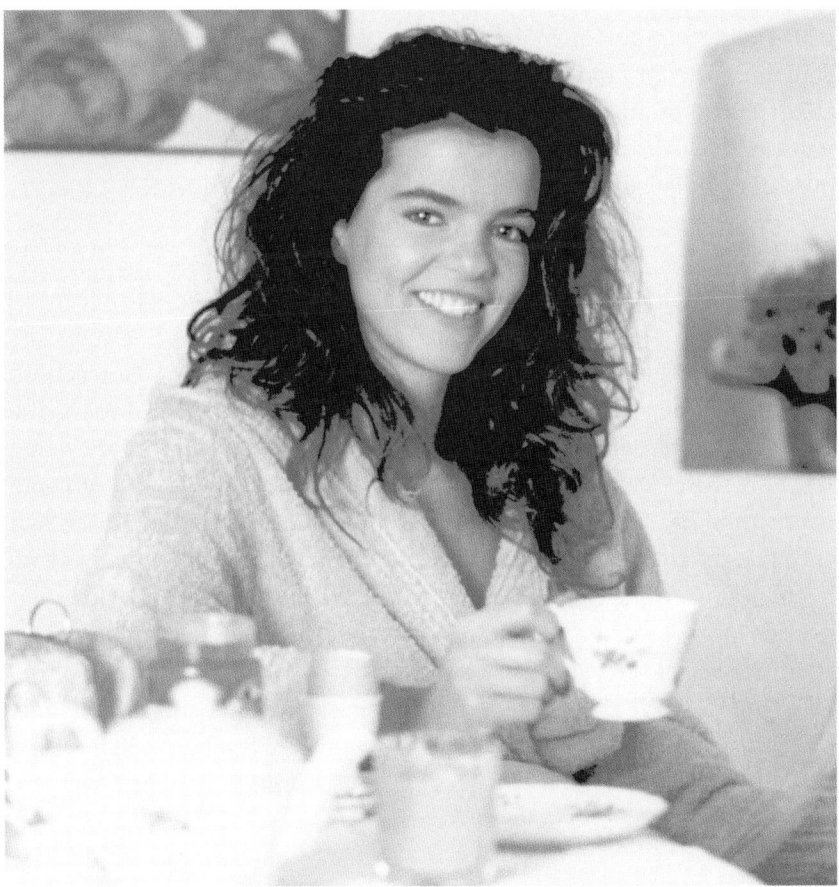

Das Kauen der Wurzel (= Biokaugummi) ist außerdem ein bewährtes Mittel zur Unterstützung der Nikotinentwöhnung. Magenkranke sollten grundsätzlich nicht rauchen! Nikotin wird mit dem Speichel geschluckt und belastet – neben allem anderen – eindeutig den Magen. Raucher mögen sich ihre Zunge ansehen! Die Zunge ist auch ein Spiegel des Magens. Mit Aufhören des Rauchens sehen Zunge und Magen bald unvergleichlich gesünder aus. Näheres in „Blut- und Säftereinigung". [2]

Schützende Schleimpflanzen

Geht es um einen rasch einsetzenden Schutz für hoch entzündliche Magen-Darmschleimhäute, dann wird der Arzt zunächst die Anwendung von Schleimpflanzen empfehlen. Sie hüllen mit ihrem schleimigen Schutzmantel die erkrankten und eventuell geschwürigen Schleimhäute ein, binden überschüssige Säuren, Giftstoffe und Zersetzungsprodukte an sich, lindern die Gift- und Reizwirkung schädlicher Substanzen und beschleunigen die Heilungsvorgänge. Wegen ihrer überlegenen Wirkung sei hier nur eine Pflanze angeführt:

Wegmalve oder Käsepappel (Malva vulgaris)

Die Malve, Wegmalve oder Käsepappel (Abb. 3), darf nicht verwechselt werden mit der vielfach als „Fixmalve" angebotenen Hibiskusart, die einen stark roten und ebenso sauren Tee ergibt, der in diesem Falle völlig verkehrt wäre! Die Schleimstoffe der Käsepappel schützen die Schleimhäute, mildern Reize, hemmen Entzündungen und entgiften. Außerdem entfalten die Gerbstoffe dieser Pflanze zusätzlich eine straffende, schleimhautstärkende und Gewebe zusammenziehende Wirkung. Deshalb hat sich die Malve bei allen Schleimhautentzündungen des gesamten Magen-Darmtraktes außerordentlich bewährt. Unzählige Magen- und Zwölffingerdarmkranke verdanken einer Kur mit Käsepappeltee ihre Gesundung. Dabei ist es sehr wichtig, dass auch die bereits beschriebenen Richtlinien zur „Pflege des gesunden Hungers" (S. 52) besonders beachtet werden. Mehr über die Malve siehe Mundkuren.

Zubereitung:
3–4 gestrichene TL des Krautes (Blätter und Blüten) auf $3/_4$–1 Liter Wasser abends kalt ansetzen, morgens leicht erwärmen und danach absieben. Zum Gurgeln doppelte Pflanzenmenge.

Anwendung:
Morgens nüchtern und abends vor dem Einschlafen je 1 Tasse lauwarmen Tee schluckweise trinken, den Rest tagsüber verteilt.

Regenerationspflanzen

Ringelblume oder Ringelrose (Calendula officinalis)

Die Ringelblume (Abb. 10) enthält Bitterstoffe wie die bereits erwähnten Bitterdrogen, aber auch Gummi, Harze und Schleime. Daher kann sie sowohl die in Gruppe a) und auch die in b) angeführten Wirkungen entfalten. Die Ringelblume ist bei äußerlicher und innerlicher Anwendung ein hervorragender Wundheiler. Auch alte, eitrig belegte, zerrissene, schlecht heilende, klaffende Wunden, Verletzungen und Geschwüre mit Substanzverlust, Unterschenkelgeschwüre mit schmierig-glasig-violettem Rand, ebenso Magen- und Zwölffingerdarmgeschwüre sprechen auf dieses „granulierende (= Wundschorf bildende) Mittel" günstig, oft sogar frappant rasch an. So kann in Kürze junges Granulationsgewebe die Wunde schließen.

Die Ringelrose wirkt blutreinigend, desinfizierend, zusammenziehend, zirkulationsverbessernd und abwehrsteigernd. Innerlich hat sie sich bei Erkrankungen des gesamten Magen-Darmtraktes und der Leber bewährt. In der Volksmedizin wird sie auch bei Leber-, Milz- und Drüsenschwellungen, Brustdrüsenerkrankungen und Unterleibsstörungen empfohlen. In der ärztlich verordneten biologischen Krebsbehandlung dient sie oft als pflanzliches Unterstützungsmittel, das beispielsweise im Anschluss an eine Brustoperation innerlich als Tee und äußerlich als Salbe angewendet wird. Als Salbe macht sie Narben weicher und elastischer, verbessert die Hautdurchblutung und unterstützt den Abfluss der Lymphe bei operationsbedingten Lymphstauungen.

Bei Strahlenschäden der Haut durch Röntgenbestrahlung sind Umschläge aus Frischpflanzentee, Ringelblumenöl und Salbe außerordentlich günstig.

Hervorragendes granulierendes Wundheilmittel, auch bei schlecht oder nicht heilenden Verletzungen, charakterisiert durch Substanzverlust wie bei Magen-, Darm- und Unterschenkelgeschwüren. Auch bei Strahlenschäden und als „Narbenweichmacher". Hilfsmittel der biologischen Krebsbehandlung. Krampfadermittel. Blutreinigend.

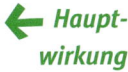 *← Haupt-wirkung*

Blütenblätter der Ringelblume können anderen Kräutertees beigegeben werden, wobei sie nur 10 % Anteil an der Mischung benötigen, um ihre gute Wirkung auszuüben.

Die Ringelblume wächst willig in jedem Garten und vermehrt sich selbst. Sie wird auch als blühende Pflanze oft auf Märkten angeboten.

Zubereitung:

2 frische Blütenköpfe auf $^1/_4$ Liter Wasser als Sekundenüberbrühung oder

1 TL Trockenkräuter zur Minutenüberbrühung (schwächere Wirkung).

Anwendung:

Innerlich:

Pro Tag sind 3–4 Tassen über den Tag verteilt zu trinken, in akuten Fällen ist stündlich 1 EL zu nehmen oder 3 × täglich 20 Tropfen Ringelblumenessenz. Bei Magenübersäuerung, Sodbrennen, Refluxkrankheit und Geschwüren ist die zusätzliche Behandlung mit Basenpulver unbedingt zu empfehlen (siehe Seite 49).

Äußerlich:

Waschungen, Umschläge mit Tee oder mit „Calendula extern" (Apotheke) 1 TL auf $^1/_4$ Liter Wasser, oder

zerstoßene Frischpflanzen auf Warzen, Hühneraugen und Schwielen auflegen und wiederholt erneuern. Fördert deren Rückbildung. Außerdem siehe Regenerationskuren nach Wunden.

Herstellung von Ringelblumenöl

Füllen Sie ein Marmeladen- oder Einweckglas mit verschraubbarem Deckel mit frischen Ringelblumenblüten bis zur Mitte an und übergießen Sie diese mit Olivenöl bis zum Rand. 2 Wochen lang in Wärme im Schatten stehen lassen bis zur intensiven Gelbfärbung des Öls. Dann absieben. Eine etwaige Trübung des Öls verursacht keine Minderung der hervorragenden Wirkung.

Zubereitung der Ringelblumensalbe

Ringelblumenöl und wasserfreies Lanolin (Drogerie, Apotheke) gemischt zu gleichen Teilen (etwa je 50 g) im heißen Wasserbad zum Schmelzen bringen und anschließend in kaltem Wasserbad bis zum Erkalten zur Salbe rühren (etwa 15 Minuten) oder
Schnellherstellung: 5 g Ringelblumensaft mit 30 g ungesalzener Butter gut mischen.

Verwendungsmöglichkeiten von Ringelblumenöl und -salbe

- Krampfadern, auch sehr schmerzhaften, auch Venenentzündungen
- Wundschmerzen als Wundsalbe (siehe Regenerationskuren nach Wunden)
- Narbenbeschwerden, auch nach Operationen, Bestrahlungen
- Haut- und Unterschenkelgeschwüren, Bestrahlungsgeschwüren
- Abszessen und Furunkeln
- Brandwunden
- Frostbeulen, auch bei rissiger Haut
- Fußpilz
- Krusten- und Borkenbildung in der Nase
- nach Brustkrebsoperationen und vorbeugend zur Brustdrüsenpflege (siehe Frauenkuren)
- als Hautpflegemittel: glättet die Haut und macht sie weich und zart (Kosmetikum ersten Ranges).

Magenheiltee stark (Teemischung 14)

Ringelblume   50 g – wund- und geschwürsgranulierend, heilungsfördernd
Wegmalve   50 g – schleimhautschützend, entzündungshemmend
Tormentille   80 g – wund- und geschwürsheilend, schmerzstillend

Zubereitung:
Gemischt 4 TL auf 1 Liter Wasser, Kalt-Warm-Methode.

Anwendung:

Bei schweren Magenentzündungen, Magen- und Zwölffingerdarmge-
schwüren, Stumpfgastritis nach Magenoperationen (Billroth II), je nach
ärztlicher Anordnung (meistens 4 Tassen übertags, kleinschluckweise
verteilt, in Thermosflasche gut warm gehalten); zusätzlich Basenpulver
extra (siehe Seite 49).

Aus der Praxis

- Prokuristin, 42, leidet seit vier Jahren an chronischer Gastritis mit
  zeitweilig heftigen Magenbeschwerden, im Frühjahr und Herbst mit
  Zwölffingerdarm-Geschwüren. Injektionskuren und Medikamente
  zum Einnehmen helfen nur vorübergehend. Schließlich wird ihr
  Operation mit Entfernung von 2/3 des Magens nahe gelegt (Operation nach Billroth). Stattdessen führt sie eine Darmreinigungskur
  nach Dr. Mayr durch [1]. Dadurch wird sie beschwerdefrei, im Rönt-
  genbild sind keine Geschwüre mehr zu sehen. Aber nach zwei Jahren gerät ihre Firma an den Rand eines Konkurses. Die Aufregungen
  schlagen sich auf den Magen, ein neues Geschwür tritt auf. Der
  Hausarzt rät nun endgültig zur Operation. Eine Wiederholung der
  früher erfolgreichen Mayr-Kur ist nicht möglich, da die Prokuristin
  fast pausenlos beruflichem Stress ausgesetzt ist. Starke Depressionen treten auf. Daher erhält sie lediglich milde diätetische Richtlinien und den „Magenheiltee stark" mit Zusatz von Melisse (Nerven!)
  sowie 3 × täglich Basenpulver. Nach drei Wochen berichtet sie über
  deutliche Besserung, nach weiteren drei Wochen verspürt sie den
  Magen nurmehr bei Aufregungen. Die nächste Röntgenkontrolle
  zeigt ein vernarbtes Geschwür. Sie meint: „Der Tee schmeckt zwar
  scheußlich, wirkt aber wunderbar, ich nehme ihn gern und jahre-
  lang!" Davon wird ihr aber abgeraten und stattdessen ein Nerventee
  mit Zusatz von Gänsefingerkraut verordnet.

- Hausfrau, 30, schon seit Jugend magenempfindlich, leidet wiederholt
  an Magendrücken und den damit oft verbundenen Depressionen. Die
  Untersuchung im Krankenhaus ergibt eine chronische Magen-Zwölf-
  fingerdarmentzündung. Die verordneten Medikamente verträgt sie
  schlecht. Daher wird ihr „Kautraining" und „Pflege des gesunden Hungers" verordnet sowie Basenpulver und 1,5 Liter Käsepappeltee, vom

morgendlichen Erwachen begonnen, alltäglich einzunehmen. Sie führt die Kur 8 Wochen lang exakt durch und fühlt sich ausgezeichnet. In der Nachfolgezeit, beim geringsten Zeichen beginnender Magenbeschwerden, wiederholt sie diese Kur. Die schlimmen körperlichen und psychischen Beschwerden treten nicht mehr auf.

- Mittelschüler, 11, mager, blass, hochgeschossen, klagt seit zwei Jahren über wiederholt auftretende stechende Bauchschmerzen. Deshalb hatte er schon eine Blinddarmoperation, die aber keine Besserung zur Folge hatte. Die Beschwerden sind eher noch intensiver geworden. Die begleitende Mutter klagt über die auffallende Appetitlosigkeit ihres Sohnes, seine dauernde Müdigkeit und die immer schlechter werdenden Schulnoten. Die Untersuchung zeigt einen Senkmagen mit Gastritis, Druckempfindlichkeit des Dünndarms, leichte Leberschwellung. Er erhält die milde Ableitungsdiät [15], dazu Anserinentee (zur Entkrampfung und Entzündungsrückbildung) sowie vor und nach jeder Mahlzeit ein Schluck Kalmustee. Nach 3 Wochen treten die Schmerzen nicht mehr auf, wohl aber gesunde Hungergefühle vor den Mahlzeiten; nach 6 Wochen verträgt er jedes Essen, hat an Gewicht zugenommen, sein Aussehen und der Zustand seines Magens sind deutlich verbessert. Später berichtet seine Mutter über gute Schulergebnisse. Der Junge nimmt nun, wenn ihm etwas auf den Magen schlägt, Kalmus als Biokaugummi, was auch immer sofort hilft.

- Universitätsprofessor, 52, mager, im Gesicht als Magenleidender (chronische Gastritis) zu erkennen, klagt, dass sich ihm jeder kleinste Ärger auf den Magen schlage. Da er pedantisch sei, gebe es alltäglich etliche Ärgernisse. Seit Jahren nehme er salzsäurehaltige Medikamente ein. Diese werden abgesetzt. Stattdessen erhält er Richtlinien zur Pflege des gesunden Hungers, weiterhin ein homöopathisches Konstitutionsmittel und eine Magenbittermischung für überreizte, überarbeitete Neurastheniker mit sitzender Lebensweise und Magenbittermischung. Nach 10 Wochen hat er an Gewicht zugenommen, sieht gesünder aus und bezeichnet seinen Zustand als „exzellent". In der Folgezeit nimmt er nun bei Bedarf Magenbittermischung oder Bitterelixier und dazwischen immer wieder Kalmus als beliebten bitteren Biokaugummi.

Leber-, Gallenblasen- und Bauchspeicheldrüsenkuren

Auch hier sei zunächst auf die grundlegende natürliche Behandlungsform der Mehrzahl aller Leber-, Gallenblasen- und exkretorischen Bauchspeicheldrüsenerkrankungen hingewiesen, ebenso auf Heilfasten, diätetische Darmreinigungskuren oder sonstige Diätkuren. Es gibt keine Organe, die besser auf „Intensivdiätetik" ansprechen als diese. Als Heilpflanzen haben sich hilfreich erwiesen:

- Mariendistel als bittere Frucht
- Berberitze als bittere Rinde
- Schafgarbe als bitteres Kraut und
- Wermut als bitteres Öl.

Vor allem ihre Bitterstoffe regen die Funktionen von Leber, Gallenblase, Bauchspeicheldrüse (exkretorisch) und der Darmdrüsen an.

Mariendistel
(Silybum marianum oder Carduus marianus)

Die Früchte dieser Distel besitzen pharmakologisch nachgewiesene leberschützende und leberzellregenerierende Fähigkeiten. Außerdem sind es noch entgiftende (antihepatotoxische) Eigenschaften, welche die günstigen Wirkungen dieses Leberschutzmittels erklären. Die auf ärztlichen Rat empfohlene Anwendung erfolgt bei Leberschäden, akuter und chronischer Leberentzündung (Hepatitis), bei Fettleber, Leberzirrhose, bei Leberbelastungen durch Vergiftungen, Medikamentenmissbrauch, Strahlenschäden, weiter bei Pfortaderstauung, chronischen Gallenblasenleiden (Cholezystopathien), bei Störungen, die

Haupt- → Leberschutztherapie, Lebererkrankungen, Leberschäden durch Gifte, Medikamenten- und Alkoholmissbrauch, Strahlenschäden, Fettleber, Gallenblasenleiden, Venenerkrankungen.
wirkung

durch Lebererkrankungen verursacht werden wie „inwendigem Stechen" durch Leberkapsel-Spannungsschmerzen, bei Leberschwellung, Pfortader-Beckenvenenstauungen, leberbedingten Kopfschmerzen und Migräne.

Zubereitung:

1 TL zerstoßene Früchte (Samen) auf $^1/_4$ Liter Wasser, Minutenüberbrühung, 10 Minuten ziehen lassen. Einige beigefügte Pfefferminzblätter verbessern den Geschmack. Pro Tasse 1–2 TL Honig.

Anwendung:

Je nach Verordnung, meist 3 × täglich 1 Tasse heiß, nüchtern, $^1/_2$ Stunde vor den Mahlzeiten, 3 Wochen lang. Anschließend Leberglättertee.

Berberitze (Berberis vulgaris)

Die Berberitze (Abb. 14) regt die Nierentätigkeit an und treibt oft satzigen Harn mit rötlichem Nierensand ab. Auch die Produktion und der Abfluss von Galle werden gesteigert und gestaute Gallenflüssigkeit und Gallensand in den Darm abgespült. Berberitze wird daher als Unterstützungsmittel bei Nieren-, Leber-Gallenerkrankungen verwendet sowie bei Hautausschlägen (Ekzeme, Schuppenflechte usw.) oder bei Migräne, falls deren Ursache in minderwertiger Funktion von Leber und Nieren liegt. Sie ist auch hervorragend zur Ausheilung lange zurückliegender, aber nicht ganz behobener Leberschäden geeignet, welche die Verdauungsfunktionen des Magens und Darmes beeinträchtigen und zu Völlegefühl, Blähungen, Luftaufstoßen, leichter Übelkeit, Herzdruck aus dem Bauchraum (Roemheld-Syndrom) und anderen verdauungsbedingten Symptomen führen. Berberitze fördert auch die Ausscheidung von Harnsäure und gilt als Heilmittel bei Harnsäurevermehrung, Gicht, Rheumatismus (harnsaurer Diathese).

Zubereitung:

1 TL der Rinde auf $^1/_4$ Liter Wasser, Minutenüberbrühung, 5 Minuten ziehen lassen.

Anwendung:

1 Tasse tagsüber verteilt über 5–6 Wochen oder 3 × 20 Tropfen Berberitzenessenz (siehe Seite 216 ff.).

Haupt- →	Leber-, Gallen-, Nierenfunktionsstörungen, damit zusammenhängende chronische Hautausschläge, Nierengrieß, Migräne bei Leberschäden.
wirkung	

Schafgarbe (Achillea millefolium)

Dieses seit der Antike verwendete Heilkraut (Abb. 15) ist ein besonders auf die venösen Gefäße des Bauchraums (Pfortadersystem) und des Unterleibs (Frauenorgane) einwirkendes Kardinalmittel der Mild-Heilkräuterkuren. Schafgarbe ist dank seiner Bitterstoffe ein so genanntes Bittertonikum, das venentonisierend, aber auch krampflösend, entzündungshemmend, appetit- und verdauungsanregend sowie blähungswidrig wirkt. Außerdem tritt es als blutstillendes Mittel venösen Blutungen entgegen und kann auch bei starkem Nasenbluten, Lungen-, Magen-, klimakterischen und Hämorrhoidenblutungen die ärztliche Therapie wirksam unterstützen und grundsätzlich Blutungsbereitschaften herabsetzen (siehe Charakteristische Fälle).

Als Venentonisierer bekämpft Schafgarbe auch Blutandrang zum Kopf, kreislaufbedingte Kopfschmerzen, Schwindel und Migräne sowie andere Leiden, bei denen die mangelhafte venöse Zirkulation eine Rolle spielt. Dies gilt besonders für Verdauungsstörungen (Pfortadersystem) und Unterleibsbeschwerden der Frau.

Die am besten bei Sonnenschein gepflückten Blüten haben sich bei zahlreichen Ober- und Unterbauchbeschwerden bewährt, wie beispielsweise bei Appetitlosigkeit, Völlegefühl, Sodbrennen, Magen-, Leber-, Gallenbeschwerden, Dyspepsie, Aufgetriebensein, Blähungen, Darm- und Unterleibskrämpfen, auch Periodenstörungen, Ausfluss und Frauenkreuzschmerzen. Deshalb hat die Schafgarbe im Volksmund den Ehrennamen „Bauchwehkraut" und „Frauenhilfe" erhalten (siehe Frau-

Haupt- →	Kardinalmittel der Bauch- und Unterleibsvenen, „Bauchwehkraut", Frauenmittel.
wirkung	Kurzfassung: Venen-, Verdauungs- und Frauenstörungen.

enkuren). Schafgarbe wird allein oder als Zusatz in Teemischungen verwendet. Während und nach Fasten- und Darmreinigungskuren gehört Schafgarbentee zu den wertvollsten Unterstützungsmitteln.

Zubereitung:
2 TL Frischblüten auf $1/4$ Liter Wasser mit Sekundenüberbrühung oder 1–2 TL Trockenkraut mit Minutenüberbrühung.

Anwendung:
Die erste Tasse nüchtern, die zweite tagsüber verteilt trinken. Häufige Kombination mit Kamille, Anserine oder Frauenmantel.

Wermut (Artemisia absinthium)

Schon Dioskurides empfahl im 1. Jahrhundert n. Chr. dieses Bitteraromatikum (Abb. 4) als verdauungsförderndes, galletreibendes Mittel. Tabernaemontanus schrieb 1731: „... dienet in Sonderheit vor allen Gebresten des Magens / stillet den Schmertzen und Aufblahen desselben / ... machet den Magen lustig und begirlich zur Speis ...".
Und Pfarrer Künzle schrieb 1911: „Ist einer grün wie ein Laubfrosch, mager wie eine Pappel, nimmt täglich ab an Gewicht und Humor und wirft keinen Schatten mehr, der nehme einen Teelöffel Wermut alle 2 Stunden!"
Diese Erfahrung lässt sich nur bestätigen.
Wermut ist das Kardinal-Verdauungsmittel der Mild-Heilkräuterkuren. Es regt die Sekretion aller Verdauungsdrüsen an, der Speichel- und Magen-Darmdrüsen, der Leber und Bauchspeicheldrüse. Es normalisiert die Magensaftproduktion bei Über- und Untersekretion, steigert den Appetit, aktiviert Kohlenhydrate und Fette, spaltende Fermente (Amylasen und Lipasen), verbessert die Verträglichkeit von Speisen, fördert die Darmtätigkeit und bekämpft Magendruck, Völlegefühl, Gasbildung im Magen und Darm, Stauungen im Leber- und Gallenbereich, Übelkeit und üblen Mundgeruch (Mund spülen!).
Wermut ist ein hervorragendes Gallenmittel, das auch bei den verbreiteten Fehlfunktionen (Dyskinesien) der Gallenblase, der so genannten

nervösen Galle, die schon bei geringsten Anlässen Beschwerden macht, hilfreich ist. Das Kraut mindert auch die Gier nach Süßem. Nach 3–4 Wochen Wermutkur ist diese Sucht meist deutlich vermindert, was auch als Zeichen der Zustandsverbesserung von Leber und Bauchspeicheldrüse zu werten ist.

Wermut besitzt tonisierende und aufbauende Kräfte. Er steigert die Energie und Arbeitslust, hebt die Widerstandsfähigkeit, hilft bei Schwächezuständen, bei Erkältungen, Grippe und Infektionskrankheiten und erweist sich auch als gutes Mittel zur Behandlung der Infektanfälligkeit. Gerade bei verdauungsschwachen, blutarmen, blass bis blass-grünlich aussehenden Jugendlichen und Erwachsenen, den so genannten Leber-Gallentypen, ist die Wermutkur empfehlenswert.

Haupt- ➤ | Kardinal-Verdauungsmittel der Mild-Heilkräuterkuren. Sekretionsanregung
wirkung | aller Verdauungsdrüsen, Tonisierung aller Verdauungsorgane. Bei Magen-, Leber-Gallen-Pankreas- und Darmstörungen, besonders bei Leber-Gallentypen, Appetitschwäche, Fermentmangel, Süßigkeitsgier. Zur Steigerung der Abwehrkräfte bei Infektanfälligkeit und Schwächezuständen.

Zubereitung:

1 TL auf $1/4$ Liter Wasser, Minutenüberbrühung, wobei man zu Beginn nur 1 Minute, später 3 Minuten ziehen lässt.

Anwendung:

Bei schlechtem Zustand alle 1–2 Stunden 1 TL. Ansonsten vor und nach jeder Mahlzeit je 1 Schluck. Dafür genügt 1 Tasse pro Tag als 6- bis 8-Wochen-Kur.

Wichtig! | Überdosierung verursacht Krämpfe! Daher soll Wermut in der Schwangerschaft nicht eingenommen werden und auch nicht als Dauermittel. Verdauungsempfindliche, besonders Reisende, welche die Gasthausküche schlecht vertragen, nehmen vor und nach dem Essen je 15 Tropfen Wermutessenz unverdünnt und gut eingespeichelt ein.

Leberglättertee (Teemischung 15)

Zur Unterstützung der ärztlichen Leber-Gallen-Verdauungsbehandlung.

Wermut	– Kardinal-Verdauungsmittel, Säfteproduktion steigernd
Berberitzenrinde	– leber- und galleanregend, entstauend
Schafgarbe	– Kardinal-Venenmittel, Pfortadersystem durchblutend
Pfefferminze	– galleanregend, krampflösend, antibakteriell

Zubereitung:

Zu gleichen Teilen gemischt, 1 gehäufter TL auf $1/4$ Liter Wasser zur Minutenüberbrühung. Noch besser mit Kalt-Warm-Methode.

Anwendung:

Vor und nach dem Essen je $1/2$ Tasse als 6-Wochen-Kur.

Aus der Praxis

- In seinem Buch „Der Weg der 1000 Toten" berichtet Josef Deck, der im letzten Kriegsjahr in einem russischen Kriegsgefangenenlazarett gearbeitet hatte, von vielen Todesfällen durch Lungenerkrankungen, die auf Unterernährung und Abwehrschwäche zurückzuführen waren. Über einen dramatischen Fall mit Lungenblutung schrieb er: „Der Kranke spuckte innerhalb von 2 Stunden einen halben Liter Blut aus. Er bekam Vitamin C und Calcium i. v., doch das half nicht – im Gegenteil. Nach einer Nacht kam eine erneute Blutung, diesmal noch stärker als die erste." Die Ärzte gaben ihn auf. Nur der Pflanzenheilkundige hatte noch eine Hoffnung: „Ich holte sofort meine Kräuter aus der Umzäunung des Gefangenenlagers des etwa 4 Meter breiten Stacheldrahtverhaues und Schussfelds, nachdem die russische Chefärztin Sachaninka zuvor den Posten angewiesen hatte, nicht zu schießen. Ich pflückte Schafgarbe, Habichtskraut und Zinnkraut, hackte die Kräuter durch, machte einen Aufguss und ließ den Kranken alle 10 Minuten schluckweise einen Esslöffel davon nehmen. Siehe da, nach etwa einer halben Stunde stand die Blutung. Nach drei Tagen durfte der Patient aufstehen."

- Ein weiterer Fall: „Auf der Chirurgie lag ein Mann mit unstillbarem Nasenbluten. Der Chirurg hatte bereits die Nasenschleimhaut geätzt, nachdem die Tamponade eingelegt worden war. Beides half nichts. Da er bereits 10 bis 11 Stunden blutete, würde der Patient wohl sterben müssen. Da wurde die Wache angewiesen, nicht zu schießen, ich pflückte die Kräuter, machte den Aufguss, und siehe, die Blutung stand."

- Eine italienische Familie verspeiste eine Pilzsuppe, in die aus Versehen der tödlich wirkende Knollenblätterpilz geraten war. Bisher ist nur ein einziger Wirkstoff bekannt, der die Leber erwiesenermaßen vor so starken Giften schützen kann. Zum Glück war dieses sonst noch wenig bekannte Mittel aus der Mariendistel in einem Krankenhaus in Salerno vorhanden, wodurch die ganze Familie gerettet werden konnte. [7]

- Einfache Hausgehilfin, 48, stark übergewichtig, naschhafte, völlig undisziplinierte Esserin. Wegen Gallensteinen wurde ihr die Gallenblase entfernt. Dennoch bekommt sie alle paar Wochen „Gallenanfälle" nach üppigem Essen von Gebackenem mit Schweinefett und Ähnlichem. Nach einem Anfall bleibt sie meist 2 bis 3 Tage im Bett und fastet. Aber schon bei der nächsten Einladung zum „großen Essen und Trinken" in ihrem Verwandtenkreis begeht sie mit erstaunenswerter „Konsequenz" die gleichen Diätfehler. Um die Krankenstände zu verringern, zwingt ihre Dienstgeberin sie, vor ihren Augen 2 × täglich eine Tasse Berberitzentee zu trinken. Bald darauf fühlt sie sich viel wohler und hält sich, um sich diesen angenehmen Zustand zu erhalten, erstmals in ihrem Leben beim Essen mehr zurück. Außerdem nimmt sie nun aus eigenem Impuls den Tee regelmäßig ein und hat schon lange Zeit keinen Anfall mehr bekommen.

- Bankangestellter, 32, leidet im Anschluss an eine Gallenblasenoperation an täglichen Oberbauchkoliken (Postcholezystektomie-Syndrom). Auch nach einem mehrwöchigen Klinikaufenthalt geht es ihm trotz zahlreicher Medikamente und Injektionen kaum besser. Immer wieder muss er in den Krankenstand gehen und an Wochenenden den Notarzt rufen lassen. Dann führt er eine Darmschonkur nach F. X. Mayr [1] durch und verliert fast sämtliche Beschwerden. Es bleibt aber erhöhte Empfindlichkeit der Leber auf kleine, im Alltag nicht ganz zu vermeidende Diätfehler. Daher erhält er eine 8-Wochenkur mit Leberglättertee, die seinen Zustand überzeugend weiter verbessert. Im darauf folgenden Jahr erkrankt er nicht mehr. Der Mann trinkt zur Gesundheitserhaltung im Wechsel Schafgarben-, Anserinen-, Fenchel- und andere Tees, wodurch er beschwerdefrei bleibt.

- Masseurin, 26, kann sich seit zwei Fehlgeburten nicht mehr richtig erholen. Sie sieht verhärmt, kränklich, angedeutet blass-grünlich im Gesicht aus. Appetit und Speisenverträglichkeit sind schlecht. Gallenblasen- und andere Oberbauchbeschwerden behelligen sie. Die vom Hausarzt verordneten Magen-, Gallen-, Ferment- und Beruhigungspillen halfen wenig, sie kann nur mit größter Mühe ihren Beruf ausüben, ist verzweifelt. Um sie psychisch aufzubauen, erhält sie nun Anweisungen für bewusste Autosuggestion [13] sowie Richtlinien zur „Pflege des gesunden Hungers", weiterhin Wermuttee, 2-stündlich 1 Schluck und 3 × täglich 1 Tasse Leberglättertee. Schon nach wenigen Tagen geht es ihr etwas besser, die Lebensgeister melden sich wieder, sie sieht wieder etwas positiver in die Zukunft und bekommt Appetit. Nach 3 Monaten ist sie in jeder Hinsicht über den Berg.

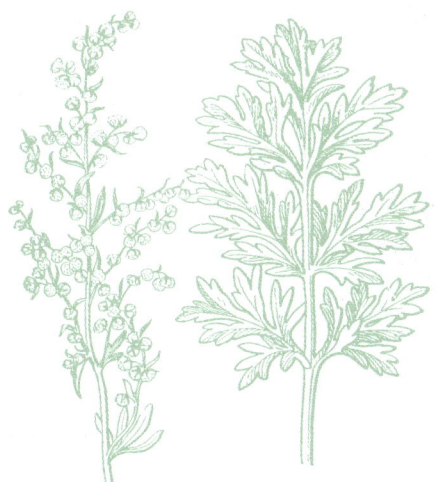

Darmkuren

Die heute verbreitetste Verdauungskrankheit, die Darmträgheit, wird verursacht durch Erbfaktoren, falsche Ernährungsweise oft von frühester Kindheit an, zu geringe Flüssigkeitszufuhr, Erschlaffungen, Verkrampfungen und Entzündungen im Darmtrakt (Enteropathie), sitzende Lebensweise, Bewegungsmangel, hemmende psychische Faktoren und anderes mehr. Die Bedeutung der Verdauungsfunktionen für die Gesamtgesundheit wird nur selten erkannt. Die alten Araber sprachen vom kranken Darm treffend als vom „Vater aller Trübsal" und Louis Kuhne von der „Mutter der meisten Krankheiten". Paracelsus schrieb: „Das Vieh, das Milch gibt, hat eine bestimmte Stunde zum Melken. Die Zeit muss eingehalten werden, sonst gerinnt die Milch im Euter und wird topfig. Darauf folgt Krankheit und Verderben des Viehs. Dies geschieht auch beim Menschen, wenn Stuhl und Harn nicht rechtzeitig ihren natürlichen Abgang haben."

Der Verdauungsforscher F. X. Mayr erklärte: „Die im kranken Darm entstehenden Gifte sind es nachweisbar, die den Menschen krank, vorzeitig alt und hässlich machen. Die Darmträgheit ist das verbreitetste, folgenreichste und dennoch unbekannteste aller Übel." Und Metschnikoff ergänzte: „Im Darm sitzt der Tod!"

Diese Zusammenhänge waren schon den alten Ärzten vertraut. Sie haben Fasten oder Diät verordnet. Auch sämtliche Gründer von Kulturreligionen in allen Erdteilen haben unabhängig voneinander alljährliches Fasten angeboten. Sie wussten, dass eine befristete Einstellung oder Einschränkung der Nahrungszufuhr Darm und Stoffwechsel entlastet. Dadurch wird der Leib von Verbrauchtem, Abgelagertem, Giftigem und Hinunterziehendem befreit. Dies macht den Menschen gesünder und aufnahmefähiger für höhere Wahrheiten. Ein persisches Sprichwort sagt auch, dass das, was der Arzt nicht kurieren kann, durch den Ramadan (islamisches Fasten) ausgeheilt wird.

Auch heute besteht die grundlegende Therapie der allermeisten Verdauungsschäden in einer Intensivdiätetik, also in Heilfasten oder diätetischen Entschlackungskuren wie die Darmschon- und -säuberungskuren nach

F.X. Mayr. [1] Dazu gehört auch die Erziehung zu gründlichem Kauen und zu regelmäßiger Darmentleerung. Der Dauergebrauch von Abführmitteln, auch von pflanzlichen, ist grundsätzlich abzulehnen. Abführmittelmissbrauch führt zu Mineralstoffverlust, Darmentzündung und Selbstvergiftung vom Darm. Daher ist in jedem Fall Beratung durch einen auf die Behandlung solcher Leiden spezialisierten Arzt zu empfehlen.*

In der Pflanzenheilkunde gibt es zahlreiche Mittel, die wirkungsvoll die Verdauung von Kohlenhydraten, Fetten und Eiweißstoffen unterstützen (siehe Tafel II, III, IV). Als Hilfen haben sich außerdem seit langem bewährt.

Gänsefingerkraut oder Anserine (Potentilla anserina)

Dieses schon früher besprochene „Krampfkraut" (Abb. 5) empfiehlt sich bei allen Verkrampfungs- und Entzündungszuständen im Magen-Darmtrakt, von Magen-, Dünndarm- und leichter Dickdarmentzündung (Colica mucosa) bis zu Durchfällen mit Koliken, Blähungen, spastischer Verstopfung. Anserine löst allmählich Verkrampfungen wohltuend auf, fördert die Abschwellung und Rückbildung entzündlicher Schleimhautveränderungen und unterstützt damit, ohne ein Abführ- oder Stopfmittel zu sein, die Normalisierung der Darmentleerung. Gänsefingerkraut entkrampft die Nieren und fördert die Nierenausscheidung, was auch bei Darmerkrankungen hilfreich ist, da sich Darm und Nieren in ihren Ausscheidungsfunktionen gegenseitig ergänzen. Es eignet sich auch während und nach Darmreinigungskuren als vortreffliches Unterstützungsmittel, das die Heilungsvorgänge beschleunigt und von vielen „Anserinenliebhabern" als „Darmbalsam" bezeichnet wird.

> Säfteproduktionssteigerndes Bitterkraut zur Verbesserung der Verdauung, des Appetits und der körpereigenen Abwehrkräfte, Leber-Gallenmittel, bei Sodbrennen, nach üppigem Essen.

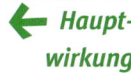

← *Hauptwirkung*

---

* Eine Liste der nach der Methode Dr. Mayr arbeitenden Ärzte erhalten Sie von: Int. Gesellschaft der Mayr-Ärzte, Gesundheitszentrum am Wörthersee, A-9082 Maria Wörth.

Zubereitung:

1 TL auf $^1/_4$ Liter Wasser zur Minutenüberbrühung.

Anwendung:

Morgens nüchtern, tagsüber und abends mehrmals je 1–2 Tassen, insgesamt 1–2 Liter täglich. Langfristige Anwendung. Bei Blähungen ist dem Tee die gleiche Menge Anis oder Fenchel beizufügen. Dabei empfiehlt sich die Kalt-Warm-Methode. Bei Schmerzen oder zur Heilungsbeschleunigung sind zusätzliche heiße Umschläge mit Anserinentee auf die Krampfstellen sehr wertvoll. Dabei wird auch das zuvor überbrühte Kraut aufgelegt.

Tausendgüldenkraut (Centaurium umbellatum)

Dieses bekannte rotblühende, hoch aromatische Bittermittel (Abb. 6) heißt im Volksmund „Magensod", weil es Sodbrennen, vermehrte Magensäureproduktion, aber auch Magenschwäche, Appetitlosigkeit und Verdauungsstörungen wirksam bekämpft. Es hilft auch bei Verstopfung, Blähungszuständen, Völlegefühl und anderen Bauchbeschwerden, die während oder nach Infekten auftreten. Es kann Fieber senken und die Zahl der weißen Blutkörperchen („Blutpolizei") nachweisbar vermehren. Dies bewirkt eine Aktivierung der körpereigenen Abwehrkräfte. Nach überstandenen fieberhaften Erkrankungen dient es als Kräftigungsmittel. Besonders wertvoll ist es bei Leberleiden mit zu geringer Gallenabscheidung und bei Gallenbeschwerden der Viel- und Üppigesser nach fetten und auch sonst opulenten Mahlzeiten. Außerdem soll das Kraut das Gedächtnis stärken, das „Zappeligsein" bei Kindern vermindern und – wie übrigens viele Bitterkräuter – die Stimmung aufhellen („bitter macht lustig!").

Haupt- →	Säfteproduktionssteigerndes Bitterkraut zur Verbesserung der Verdauung, des Appetits und der körpereigenen Abwehrkräfte, Leber-Gallenmittel, bei Sodbrennen, nach üppigem Essen.
wirkung	

Zubereitung:

1 TL auf $1/_2$ Liter Wasser mit Kaltansatz. Nicht erhitzen.

Anwendung:

3 x $1/_4$ Tasse $1/_2$ Stunde vor dem Essen sowie 1 Schluck nach dem Essen und bei Beschwerden; oder: 3 × täglich 20 Tropfen der Essenz.

Tafel II

Die Kohlenhydratverdauung unterstützenden Pflanzen

> *Wir können uns durch das tägliche Essen krank machen,*
> *aber auch stärken und unsere Gesundheit erhalten.*
> PARACELSUS

Funktionsschwäche des Verdauungsapparates und Überkonsum an Kohlenhydraten, besonders an Zucker und Weißmehlprodukten, aber auch an Obst, führen im Darm zu Gärungsprozessen mit Bildung von giftigen Fuselalkoholen wie Propanol und Butanol. Diese gehen nicht restlos mit dem Stuhl ab, ein Teil davon tritt in das Blut über, schädigt schließlich die Leber und führt zur gesundheitsuntergrabenden Selbstvergiftung aus dem Darm.

Die wirksamste Behandlung ist eine Darmeinigungskur mit anschließender Neugestaltung der Ernährungsweise. Auch Heilkräuter können die Kohlenhydratverdauung unterstützen, indem sie die körpereigene Fermentproduktion anregen, entstehende Zersetzungsprodukte desinfizieren und die weitere Bildung von Gärgiften verringern oder unterdrücken. Damit werden auch Auftreibung des Leibes, Völlegefühl, Gasbildung und Blähungen bekämpft. Als Gewürz bzw. als Tee kommen in Betracht:

- Kümmel (Carum carvi)
- Fenchel (Foeniculum vulgare)
- Anis (Anisum vulgare)
- Dill (Anethum graveolens)
- Koriander (Coriandrum sativum)
- Kerbel (Anthriscus cerefollum)
- Petersilie (Petroselinum sativum)
- Muskatblüte (Flos Macidis)

Unterschiede einzelner Bittermittel (Amara)

Alle Amara regen die Tätigkeit sämtlicher Verdauungsdrüsen und -organe an. Sie aktivieren die Fermentproduktion, fördern die Blutbildung und die allgemeine Kräftigung.

Wermut

hilft am besten dem labilen, leicht nervösen Leber-Gallentyp, mindert die Süßigkeitsgier und steigert die Abwehrkraft bei Schwäche und Infektanfälligkeit.

Bitter- oder Fieberklee

bekämpft Folgen schlechter Verdauung wie Kopfschmerz, Depressionen, verdauungsbedingte Migräne, außerdem Fieber (daher „Fieberklee") und Nervenschwäche.

Kalmus

ist das Tonisierungsmittel für den verdauungsschwachen Astheniker mit Magen-Darmsenkung und für grazile Frauen mit Unterleibssenkung, auch Nierensenkung.

Benediktenkraut

wirkt ähnlich wie die Mariendistel auf Leber, Galle und Venen, besonders des Pfortadersystems (Leber- und Venenmittel).

Tausendgüldenkraut

hilft dem genussbetonten Viel- und Üppigesser, der aufgrund seiner Ernährungsfehler Magen- und Gallenbeschwerden bekommt. Außerdem bei Schwäche nach Infekten.

Tafel III

Die Fettverdauung unterstützenden Pflanzen

Funktionsschwäche des Verdauungsapparates, Fermentmängel, Überkonsum an Fett sowie minderwertige Fette und schwer bekömmliche Fettzubereitungsarten führen vielfach zu abnormer Fettverdauung mit Bildung von ranzigen Fetten. Als Folge treten Störungen des Fettstoffwechsels auf. Oft zeigen sich Leber-, Gallen- und Darmbeschwerden, mitunter auch Talgdrüsen-Überproduktionen, fette, glänzende Gesichtshaut, Hautausschläge wie Seborrhö, Akne, fettige Haare, zahlreiche Mitesser, oft auch nur ein ständig verschmutzter Hemdkragen trotz gründlicher Körperpflege. Charakteristisch ist ein ranziger Schweißgeruch wie nach einer schlecht gewordenen kalten Rindsuppe. Viele schlechte Körpergerüche, auch Schweißfüße und übel riechende Achselschweiße sind häufig Folgen eines gestörten Fettstoffwechsels.

Die wirksamste Behandlung ist eine Darmreinigungskur mit anschließender Neugestaltung der Ernährungsweise. Auch Heilkräuter können die Fettverdauung unterstützen, die körpereigenen Fermente aktivieren und die Entstehung der Fehlverdauung bekämpfen.

1. Als Gewürzbeigabe

- Rosmarin (Rosmarinus officinalis)
- Beifuß (Artemisia vulgaris)
- Wermut (Artemisia absinthium)
- Estragon (Artemisia dracunculus)
- Alantwurzel (Inula helenium), auch zum Kauen nach fetten Speisen als Bio-Kaugummi, weiterhin
- Salbei, Thymian und Bohnenkraut.

2. Als Kräutertee

Dafür sind vor allem Bitterpflanzen-Tees geeignet, am besten vor und nach jedem Essen 1–2 Schluck getrunken:

- Wermut (Artemisia absinthium)
- Kalmuswurzel (Acorus calamus)
- Tausendgüldenkraut (Centaurium umbellatum)
- Benediktenkraut (Carduus benedictus)
- Berberitze (Berberis vulgaris)
- Rosmarin (Rosmarinus officinalis)
- Schafgarbe (Achillea millefolium) usw.
- Außerdem Salbei (Salvia officinalis). Äußerlich hilft er auch gegen Gerüche (lokale Waschung).

Lein (Linum usitatissimum)

Der Samen des Leins enthält Schleim, Eiweiß, Öl, Mineralstoffe wie Kalium, Magnesium, Kalzium und anderes. Er ist eine Quell- und Schleimpflanze, die durch „Einschleimen" als so genannte Gleithilfe und durch Aufquellen mit Volumenzunahme als so genannte Füllhilfe die Darmtätigkeit mechanisch anregt. Leinsamen sind daher mechanische Abführmittel. Wie alle anderen Abführmittel können auch Leinsamen die tieferen Ursachen der verbreiteten Darmträgheit mit ihren Verkrampfungen, Erschlaffungen und Entzündungen verschiedener Darmabschnitte nicht heilen. Dazu bedarf es bei nächster Gelegenheit einer Darmregenerationskur mit anschließender Neuorientierung der Ernährungsweise. Auch die Menge der „besonders bekömmlichen Flüssigkeit" ist zu steigern, da der Darmträge fast immer viel zu wenig trinkt. Empfehlenswert zum Trinken sind die jeweils passenden Kräutertees wie Anserine (darmentkrampfend), Berberitze (gallenaktivierend), Vier-Windetee (entblähend, desinfizierend), Brennnessel (verdauunganregend), Löwenzahn (leberanregend), Schafgarbe (bauchdurchblutungverbessernd). Dazu kommt noch der Leinsamen.

Eine im Leinsamen nachgewiesene, unschädliche Vorstufe der Blausäure führt auch nach Verzehr der Samen nicht zur Bildung giftiger Stoffe im Organismus. Im Gegensatz zu früheren voreiligen Behauptungen sind daher Leinsamen nachgewiesenermaßen völlig ungiftig.

Zubereitung:

Während bei entzündlichen Magen-Darmerkrankungen nur der abgesiebte Leinsamentee günstig ist, wird bei Darmträgheit nur der ganze oder der gestoßene oder geschrotete Leinsamen ohne Abseihung verwendet. Letzteren kann man durch Mahlen in einer Schrotmühle selbst zubereiten oder in Reformhaus oder Apotheke besorgen. In gemahlenem Zustand darf er aber nicht länger als 8 Tage gelagert werden, da er sonst ranzig wird und die Magenschleimhaut reizt.

Anwendung:

Die bekannteste Anwendungsform erfolgt durch Einweichen der Samen in Wasser am Abend und Einnehmen am Morgen. Besser ist die direkte Einnahme der Samen mit reichlich Wasser oder Kräutertee, weil sich dadurch die wichtigen Quellungsvorgänge erst im Darm und nicht schon vorher abspielen. Am besten quellen die zerkleinerten Samen. Man kann sie im Müsli, mit geriebenen Äpfeln, unter Quark (Topfen), Dickmilch, Kartoffeln usw. gemengt einnehmen.

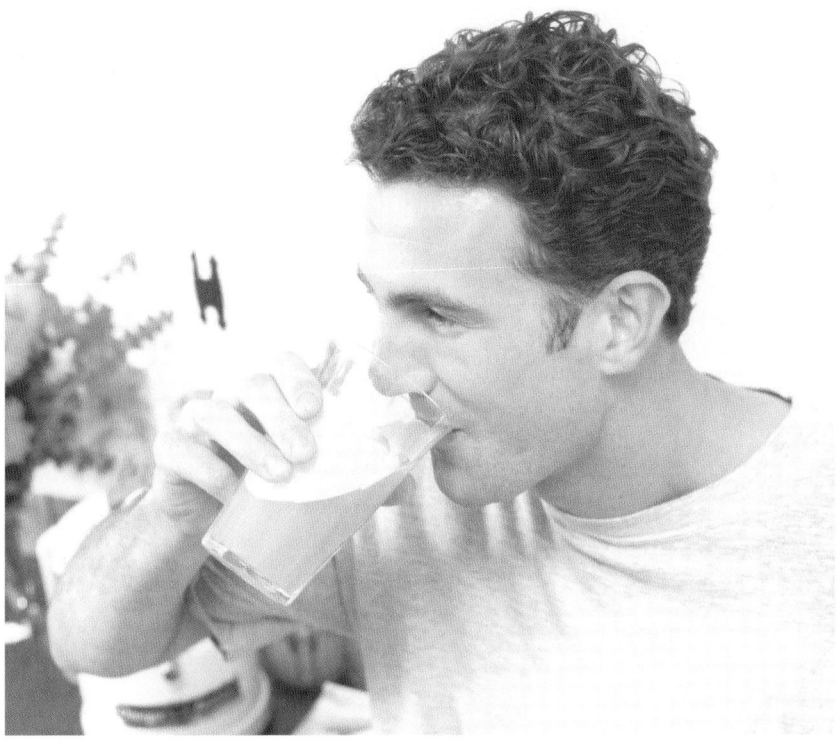

Zu Beginn sind meist 3 × täglich 1–2 EL ganze oder geschrotete Samen regelmäßig einzunehmen. Erst nach einigen Tagen tritt die Gleit- und Füllwirkung ein. In dieser Zeit soll aber kein chemisches Abführmittel genommen werden. Notfalls kann man Einläufe mit sehr warmem Wasser oder Kamillentee machen. Der erste „Leinsamenstuhl" kann dann noch ziemlich hart sein, später werden die Darmausscheidungen weicher und treten leichter aus. Ganz wichtig ist eine reichliche Flüssigkeitszufuhr! Ohne Trinken kann nichts quellen! Die Einnahme von Leinsamen sollte als Überbrückungsmaßnahme bis zu einer systematischen Darmreinigungskur verstanden werden.

Tafel IV

Die Eiweißverdauung unterstützenden Pflanzen

Eine jegliche Speise und ein jegliches Getränk,
wenn es über seine Dosis eingenommen wird,
so ist es Gift.
PARACELSUS

Funktionsschwäche des Verdauungsapparates und Überkonsum an Eiweiß, wie Fleisch, Fisch, Wurst, Ei und Käse, führen im Darm zu Fäulnisprozessen mit Bildung hochtoxischer Fäulnisprodukte. Es entstehen leichengiftartige Verbindungen wie Indikan, Putrescin und Kadaverin. Sie verursachen eine die Gesundheit untergrabende Selbstvergiftung des Darms. Zu reichlicher Genuss von Eiweiß erzeugt so genannte Eiweißspeicherkrankheiten. Diese können als rheumatische Prozesse, Gicht, Gelenkleiden, Hochdruck, Arterienverkalkung, Schlaganfall, Herzinfarkt usw. zu Tage treten.

Die wirksamste Behandlung ist eine Darmreinigungskur mit anschließender Neuorientierung der Ernährungsweise. Auch Heilkräuter können die Eiweißverdauung wirksam unterstützen, die körpereigenen Fermente aktivieren, entstehende Zersetzungsprodukte desinfizieren und die Neubildung von Fäulnisgiften bekämpfen.

1. Laucharten
- Knoblauch (Allium sativum)
- Bärlauch (Allium ursinum)
- Zwiebel (Allium cepa)
- Schnittlauch (Allium schoenoprasum)
- Porree (Allium porrum)

2. Senfölgewächse
- Meerrettich (Cochlearia armoracia)
- Schwarzrettich (Raphanus sativus)
- Brunnenkresse (Nasturtium officinale)
- Kapuzinerkresse (Tropaeolum majus)
- Schwarzer Senf (Brassica nigra)
- Löffelkraut (Cochlearia officinalis)

Vier-Windetee (Teemischung 16)

Chronische Verdauungsschäden mit Fermentmangel, Darmträgheit, Genuss blähungsfördernder Kost, insbesondere Überkonsum an Vollwertprodukten wie schwere frische Vollkornbrote, Rohkost, Hülsenfrüchte oder Darmfloraveränderungen (nach Antibiotika beispielsweise) führen oft zu Gärungsprozessen im Darm mit Blähungen, Aufgetriebensein, Völlegefühl, Luftaufstoßen, Zwerchfellhochstand mit Atemnot, Beklemmung, Herzsensationen (siehe Tafel II). In solchen Fällen ist die Ernährungsweise umzustellen! Die außerdem meist mangelhafte Kohlenhydratverdauung wird durch den Vier-Windetee verbessert:

Fenchel   – gärungswidrig, krampflösend, blähungstreibend
Kümmel   – verdauungskräftigend, desinfizierend, blähungswidrig
Anis   – blähungstreibend, schmerzlindernd, krampflösend
Pfefferminze – gallentreibend, desinfizierend, krampflösend
Schafgarbe   – Bauchwehkraut, Bauchdurchblutung verbessernd

Zubereitung:
Zu gleichen Teilen gemischt, 1 gehäufter TL auf $1/4$ Liter Wasser mit Kalt-Warm-Methode.

Anwendung:
3 –5 × täglich1 Tasse, längerfristig.

Verdauungsfördernder Tee (Teemischung 17)

Diese Mischung dient der Belebung der Ausscheidefunktionen von Darm und Nieren, der Entlastung des Stoffwechsels, der Entkrampfung und Reinigung des Darmtraktes sowie für Frühjahrskuren.

Brennnessel   – blutreinigend, nieren- und darmbelebend
Fenchelsamen   – entkrampfend, desinfizierend, entblähend
Rhabarberwurzel – entzündungshemmend, dickdarmanregend
Faulbaumrinde   – gallen- und dickdarmanregend

Zubereitung:

Zu gleichen Teilen gemischt, 1 gehäufter TL auf ¹/₄ Liter Wasser zur Kalt-Warm-Methode.

Anwendung:

Individuelle Dosierung, meist 1–3 × täglich 1–2 Tassen als 4–6-Wochenkur.

Blutwurz oder Tormentille (Potentilla tormentilla)

Wie bei jeder Erkrankung ist vor einer Kräuteranwendung ärztlicher Rat einzuholen. Ein bewährtes pflanzliches Durchfallmittel ist die Blutwurz (Abb. 20). Am besten dient die in Apotheken erhältliche gepulverte Wurzel, von der 3–4 × täglich eine Messerspitze mit Flüssigkeit einzunehmen ist. Dabei wird auch die Mundhöhle angenehm gereinigt und der bei Darmerkrankungen üble Mundgeschmack beseitigt. Auch Sommerdurchfälle und flüssig-breiige Gärungsstühle werden durch die bakterienwidrigen, desinfizierenden, zusammenziehenden und entgiftenden Wirkungen der Blutwurz energisch bekämpft. Siehe auch Mundkuren!

Schwedenbitter

Diese im Teil 3 beschriebene Bittertinktur kann allein oder zur Wirkungsverstärkung der jeweiligen Kräutertees wie Anserine oder Schafgarbe angewendet werden. Man nimmt 1 TL auf ¹/₂ Tasse Kräutertee, 1–3 × täglich.

Sehr bewährt sind auch die zusätzlichen Anwendungen von Schwedenbitterumschlägen auf den Bauch (siehe Seite 112).

Aus der Praxis

- Johann Wolfgang von Goethe hatte Zeit seines Lebens eine zu Krankheiten neigende Konstitution. Sein Leibarzt Hofmedicus Wilhelm Ernst Christian Huschke verordnete ihm zur Verbesserung seiner allgemeinen Verdauungsbeschwerden Tausendgüldenkraut und

Wermut, um Magen und Darm, Leber und Galle zu stärken. Goethe hat sich zwar gelegentlich über die Bitterkeit dieser beiden Tees beklagt, hat sie aber folgsam und mit Erfolg eingenommen.

- Lehrer, 42, leidet an Blähsucht mit dadurch bedingtem Zwerchfellhochstand und anfallweisen Herzbeschwerden (gastrokardialer Symptomenkomplex). Während des Unterrichts quälen ihn Völlegefühl und Winde. Vor jeder weiteren Therapie wird sein Überkonsum an Rohkost abgestellt und eine Darmberieselung mit Bittersalz (1 TL Bittersalz auf $^1/_4$ Liter warmes Wasser, nüchterneingenommen) als vorübergehende Maßnahme empfohlen. Zur Unterstützung erhält er Vier-Windetee. Nach 3 Tagen berichtet er von entscheidender Besserung, nach 1 Woche ist er auch von seinen quälenden Herzbeschwerden befreit. Nach weiteren 3 Wochen wird das Bittersalz abgesetzt und Schwedenbitter in Schafgarbentee gegeben. Zwei seiner Kollegen mit ähnlichen Beschwerden trinken daraufhin auch Vier-Windetee und fühlen sich schon nach kurzer Zeit gebessert.

- Hausfrau, 57, leidet seit 20 Jahren an Stuhlverstopfung. Sie ist bereits „Spezialistin" für alle gängigen Abführmittel, die aber nach einiger Zeit Krämpfe verursachen oder in der Dosis gesteigert werden müssen. Ihre Allgemeinstörungen wie Müdigkeit, nahezu ständige Kopfschmerzen, Lustlosigkeit, Antriebsschwäche bis Depressionen verschlechtern sich zunehmend. Schließlich führt sie eine Darmregenerationskur nach F. X. Mayr durch und fühlt sich danach körperlich und seelisch „wie neu geboren". Nur der Darm arbeitet (aufgrund der langjährigen Schädigung) noch immer nicht zufriedenstellend. Daher nimmt sie bis zu einer Wiederholungskur den verdauungsfördernden Tee mit Schwedenbitter verstärkt, trinkt viel mehr Flüssigkeit und ernährt sich gesünder. Die Kopfschmerzen und Allgemeinstörungen treten nicht mehr auf. Die Wiederholungskur nach F. X. Mayr verbessert weiterhin ihren Zustand. Sie meint: „Das hat mir das Leben gerettet!"

- Restaurantbesitzer, 48, übergewichtig, klagt über allgemeine Verdauungsstörungen, Appetitlosigkeit, Völlegefühl, Sodbrennen,

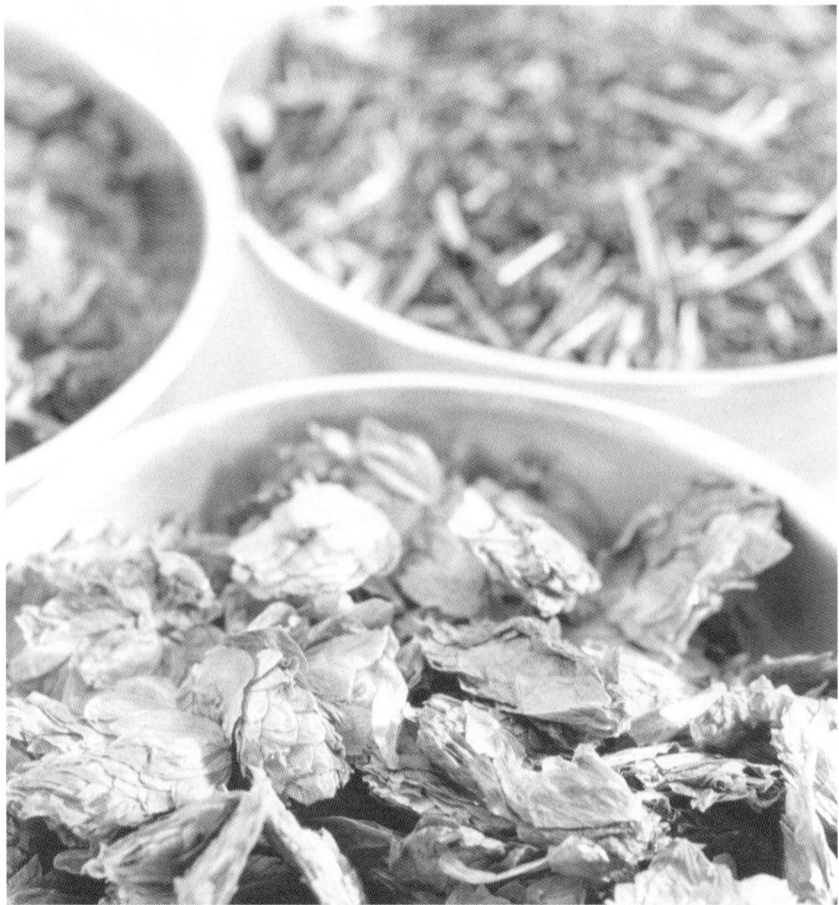

Druck im Oberbauch, Herzbeschwerden bei Blähungen, Übelkeit. Der Mann zeigt einen Nylonsack, gefüllt mit verschiedensten Medikamenten wie Abführmittel, Fermentpräparaten, Herz-, Nerven-, Schlaftabletten, Psychopharmaka usw., die er in der letzten Zeit eingenommen hat. Anstelle aller Medikamente erhält er „Pflege des gesunden Hungers" und diätetische Verordnungen, soweit diese im Rahmen seines Berufes einhaltbar sind. Dazu trinkt er 3 × täglich 1 Tasse Tausendgüldenkrauttee und über den Tag verteilt Vier-Winde-tee. Nach 3 Wochen berichtet er von hervorragender Besserung und meldet sich für seinen nächsten Urlaub zur Durchführung einer stationären Darmreinigungskur an.

Mastdarm- und Hämorrhoidenkuren

Üppige Ernährung, Verdauungsstörungen, träger Darm, sitzende Lebensweise, großer Bauch, auch durch Schwangerschaft, fördern die Entstehung von Blutstauungen und Entzündungen im Mastdarm- und Hämorrhoidenbereich. Nicht selten zeigen sich hellrote Bluttropfen oder -spritzer auf dem Stuhl. Die alten Ärzte sprachen von der „goldenen Ader", weil solche kleinen „Aderlässe" oft „Goldeswert" besitzen. Sie entlasten nämlich die meist prall und mit Gift beladenem Blut gestauten Venen des Mastdarms, des kleinen Beckens und Pfortadersystems bis zur Leber hin, was sich für korpulente vollblütige Personen nur günstig-befreiend auswirkt.

Blutig-schleimige Stühle weisen hingegen auf geschwürige Dick- oder Mastdarmentzündungen (Kolitis oder Proktitis); teerschwarze Stühle auf blutende Magen-Darmgeschwüre; sparsam blutig durchzogene Stühle können von Polypen, gut- oder bösartigen Tumoren kommen, weshalb bei jedem Aufscheinen von Blut und bei allen Mastdarm- und Hämorrhoidenerkrankungen die tiefere Ursache vom Arzt abzuklären ist.

Da Mastdarmentzündungen und Hämorrhoiden keine für sich allein isolierten Leiden darstellen, sondern sich meist als Symptome fehlerhafter Ernährungsweise und chronischer Verdauungsschäden erweisen, besteht die grundlegende Behandlung in einer Darmreinigungskur. In jedem Fall ist auf wohlgeregelte, weiche, leicht und nicht durch langes oder starkes Pressen erzwungene Darmentleerung zu achten. Als hilfreiche Heilpflanzen kommen in Betracht:

Gänsefingerkraut oder Anserine (Potentilla anserina)

Dieses schon bei „Magenkuren" und „Darmkuren" besprochene „Krampfkraut" (Abb. 5) fördert in genügender Menge bei verkrampftem Darm die Entleerung und Rückbildung von geschwollenen und gequollenen Schleimhäuten und entzündeten Hämorrhoidalknoten, wenn mindestens 1,5 Liter täglich getrunken werden. Obwohl die Anserinenwirkung vorwiegend über die Blutbahn stattfindet, ist doch die bildhafte Vorstellung nützlich, dass der Tee von der Mundhöhle bis in den Enddarm eine weite Strecke, nämlich die Distanz von 7–9 Meter, zurückzulegen hat. Daher sind größere Teemengen erforderlich, damit auch genügend davon bis zum „hinteren Pförtchen" gelangen kann.

Zubereitung:

1 TL auf $1/4$ Liter Wasser, Minutenüberbrühung.

Anwendung:

1,5–2 Liter täglich. Unterstützend wirkt der Zusatz von 2–3 TL Schwedenbitter pro Tag, jeweils in $1/2$ Tasse Tee.

Schafgarbe (Achillea millefolium)

Dieses bei „Leber-Gallenkuren" besprochene Kardinalheilmittel (Abb. 15) ist der „Spezialist für venöse Stauungen" und Krampfzustände im Pfortadersystem und Unterleib. Schafgarbe wirkt auch bei Hämorrhoiden entstauend, entzündungshemmend und schmerzlindernd. Hervorragend ist ihre bereits angeführte blutstillende Wirkung, die in der Volksmedizin bei allen Blutungen genützt wird, auch bei Hämorrhoidenblutungen.

Bei Hämorrhoiden und Mastdarmleiden verwendet man die Schafgarbe meist als Ergänzung in Teemischungen oder allein mit Zusatz von Schwedenbitter (wie bei Anserine).

Zubereitung:

2 (–3) TL frische Blütendolden auf $1/4$ Liter Wasser, Sekundenüberbrühung (am besten selbst pflücken!), oder getrocknete Blüten 1–2 TL auf $1/4$ Liter Wasser, Minutenüberbrühung.

Anwendung:

2–4 Tassen als Ergänzungstee zum Anserinentee oder 4 Tassen verstärkt durch je $1/2$–1 TL Schwedenbitter.

Hämorrhoiden-Krampflösertee (Teemischung 13)

Bestehen bei Mastdarm- oder Hämorrhoidenleiden auch Verkrampfungen im übrigen Verdauungstrakt, zeigen sich schafkotartige (kleinballige) oder bleistiftdünne Stühle, dann kann der Arzt eine krampflösende und blutstillende Teemischung anraten.

Gänsefingerkraut – krampflösend, entzündungshemmend, abschwellend

Schafgarbe – entstauend, blutstillend, entkrampfend

Kamille – entzündungswidrig, entgiftend, entkrampfend

Zubereitung:
Zu gleichen Teilen gemischt, 1 gehäufter TL auf $1/_4$ Liter Wasser, zur Minutenüberbrühung. Mindestens 1,5 Liter täglich trinken!

Anwendung:
Wie Anserinentee (siehe oben).

Äußere Anwendung

- Nach jeder Darmentleerung ist Waschen der Analgegend mit kaltem Wasser erforderlich. Danach mit einem in Schwedenbitter-Tinktur getauchten Wattebäuschchen abtupfen. Man kann auch ein solches Bäuschchen über Nacht auflegen, mit Zellstoff bedecken und mit einer Badehose oder einer Damenbinde fixieren. Es wirkt schmerzstillend, zusammenziehend und rückbildungsfördernd.
- Treten große Schmerzen bei der Darmentleerung auf, dann besteht meist eine Fissur, ein Einriss der Schleimhaut. Zur Ausheilung sind 2–3 × täglich Einläufe mit kühlem Wasser oder Kamillen-, Käsepappel- oder Eichenrindentee notwendig. Nach der Darmentleerung macht man ein „Bleibeklistier": Die Menge einer Ballonfüllung mit möglichst kaltem Wasser oder einem der obigen Tees (kalt!) wird in den Darm zum Darinnenverbleiben eingespritzt. Es fördert eine rasche Heilung.

- Bei allen schmerzhaften oder hartnäckigen Analprozessen, auch Einrissen, Analekzemen oder quälendem Juckreiz (Pruritus) ist zusätzlich ein Käsepappel- oder Eichenrinden-Sitzbad, kühl, 15 Minuten lang, sehr günstig.
- Auflage einer Hand voll Quark über Nacht, fixiert. Wirkt sehr gut.

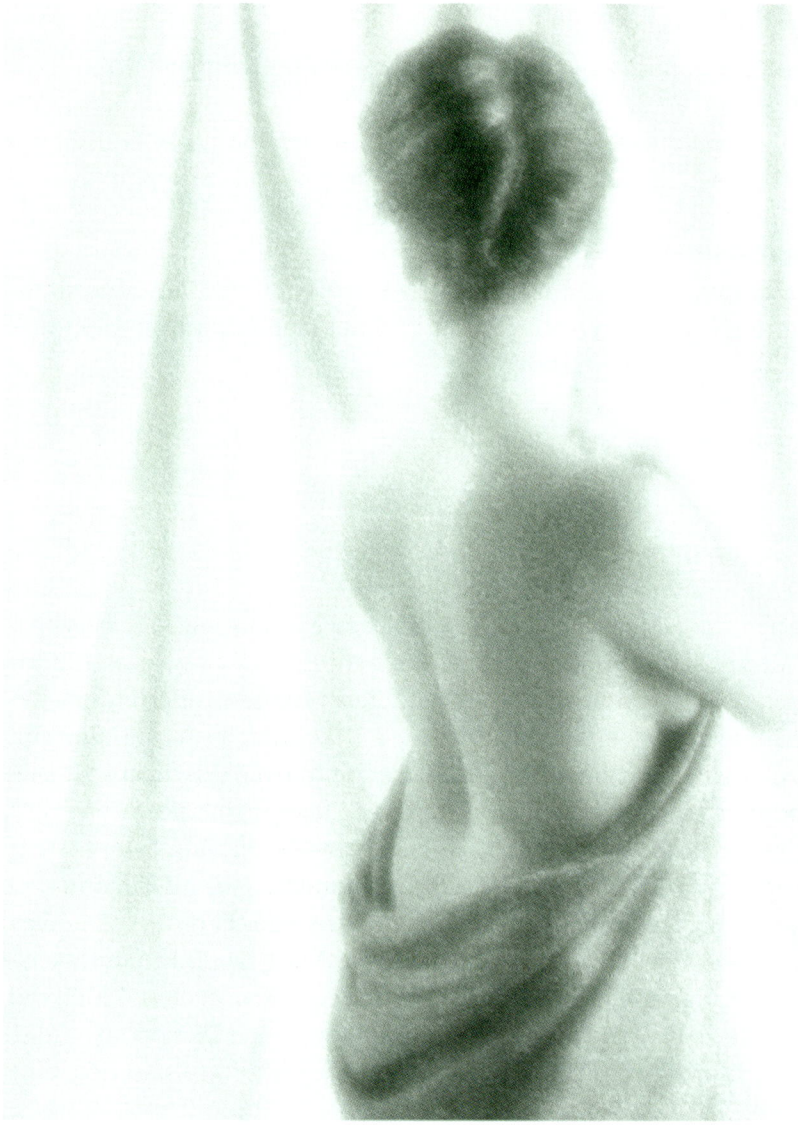

Zubereitung:

Käsepappel: 2 EL auf $^1/_2$ Liter Wasser, Kaltansatz

oder:

Eichenrinde: 2 EL auf $^1/_2$ Liter, 15-Minuten-Abkochung. Danach absieben, verdünnt mit 2–3 Liter lauwarmem Wasser für Sitzbad, Einlauf und Bleibeklistier (Letzeres im Eiskasten abkühlen!).

Aus der Praxis

- Ärztin, 58, die schon vielen Hämorrhoidenkranken geholfen hat, kann ihr eigenes schweres Leiden nicht mehr beeinflussen. Trotz zahlreicher Medikamente treten immer wieder bis kirschgroße harte Hämorrhoidenknoten, heftige stechende Schmerzen, Darmverkrampfungen, Verstopfung und Blutungen auf. Die Untersuchungen ergeben entzündete innere und äußere Hämorrhoiden. Beim Auftreten einer neuerlichen schweren akuten Entzündung erhält sie 4 Tassen Krampflösertee, abends einen Einlauf mit Bleibeklistier und Eichenrindensitzbad. Schon nach 2 Tagen fühlt sie sich wesentlich besser, am dritten Tag arbeitet sie wieder, nach 3 Wochen ist sie beschwerdefrei. Sie erklärt, diese Kur sei allen bisherigen Therapien turmhoch überlegen.

- Fall mit Darmeinriss: übergewichtiger Beamter, 45, leidet an so starken Analschmerzen, dass er nur mehr im Bett liegen und sich kaum bewegen kann. Bei jeder kleinsten Drehung stöhnt er auf, kalter Schweiß tritt auf die Stirn, die Hände werden vor Schmerz klatschnass. Die Analgegend zeigt einen düsterroten Kranz geschwollener harter Knoten. Innere Untersuchung ist wegen eines Schleimhauteinrisses nicht möglich. Er erhält die Darmreinigungskur nach F. X. Mayr, Krampflösertee und lokal Quarkauflage. Dies beruhigt in kurzer Zeit den ärgsten Schmerz, sodass am nächsten Tag Sitzbäder mit Eichenrindentee möglich werden und Einläufe und Bleibeklistier verabreicht werden können. Am 3. Tag kann er schon vorsichtig gehen, nach einer Woche ist der Einriss geheilt, der Schmerz beseitigt, die Hämorrhoiden sind kleiner, weicher, abgeblasst und deutlich rückgebildet.

Nieren- und Blasenkuren

Bei allen Erkrankungen des Harntrakts ist ärztliche Behandlung erforderlich. Neben äußeren Ursachen (kalten Füßen, allgemeinen Unterkühlungen, aufsteigenden Infekten) rufen auch innere Ursachen (Stoffwechsel- und Infektionskrankheiten, Eiterherde) Nieren- und Blasenerkrankungen hervor. Auch bei chronischen Verdauungsstörungen wie der verbreiteten Stuhlverstopfung können die Nieren überlastet werden; ebenso dann, wenn die Schwitzfähigkeit der Haut, der so genannten „dritten Niere", mangelhaft ist, da die ausscheidenden und entgiftenden Funktionen des Darmes und der Haut in enger Wechselwirkung mit der Nierentätigkeit stehen. Daher haben sich Heilfasten und diätetische Entschlackungskuren zur Behandlung von Nieren- und Blasenstörungen bewährt, insbesondere wenn man sie mit nieren- und hautfunktionssteigernden Anwendungen (Reibebädern nach Kuhne [2], Auslaugebädern [2] und entsprechenden Heilpflanzen) unterstützt.
Wir unterscheiden drei Wirkungsgruppen:

- **Nierenfunktionsverbessernde Heilpflanzen**
  Sie regen die Harnausscheidung oder Diurese an. Damit spülen sie den Harntrakt durch, beseitigen Reizzustände und schwemmen – wo möglich – Harnkonkremente (Sand und Steine) aus.

- **Stoffwechselaktivierende Nierenmittel**
  Auch sie fördern die Diurese, aktivieren außerdem den Stoffwechsel und bringen Schlackenstoffe und harnsaure Ablagerungen zur Ausscheidung (sie sind daher auch Antirheumatika).

- **Entzündungswidrige Nieren-Blasenmittel**
  Auch sie wirken diuretisch, außerdem entkrampfend, desinfizierend und entzündungsrückbildend auf alle entzündlichen Veränderungen im Bereich des Harntrakts.

Nierenfunktionsverbessernde Heilpflanzen

Zu dieser Gruppe gehören Liebstöckel, Attich, Hagebutte, Holunder, Stiefmütterchen.

Liebstöckel oder Luststock (Levisticum officinale)

Im Mittelalter galt das „Badekraut" (Abb. 19) als harntreibendes und lustförderndes Mittel („Luststock"), weshalb es den Bädern zugesetzt wurde. Heute ist die Pflanze mehr als Küchengewürz oder „Maggikraut" bekannt. Seine magenerwärmende, verdauungsanregende Kraft fördert die Bekömmlichkeit der Speisen. Es wirkt – besonders seine Wurzel – auch nieren- und die Sexualkraft anregend, wasser- und schweißtreibend sowie krampfstillend. Es dient als Anregungs-, Umstimmungs- und Ableitungshilfe, insbesondere bei mangelhafter Harnausscheidung, bei ödematösen Anschwellungen, bei Nierenbecken- und Blasenentzündungen und bei jenen Migräneformen, die durch mangelhafte Nierenfunktion ausgelöst werden. Außerdem wird es als Unterstützungsmittel zur Behebung von Magenschwäche, Verschleimung, Zersetzungs- und Blähungszuständen sowie bei unterdrückten Hautausdünstigungen und allen übel riechenden Schweißen erfolgreich angewendet. Letztere Wirkungen kommen durch verbesserte Nierentätigkeit zustande, durch welche die Haut aufgrund der Wechselwirkung von Nieren und Haut wohltuend entlastet wird.

Nierenanregend, wasser- und schweißtreibend, krampflösend, magen- und verdauungsfördernd. Zur Verbesserung der Harnausscheidung, bei nierenbedingten ödematösen Anschwellungen (geschwollenem Gesicht, Knöchelanschwellung usw.) und bei übel riechenden Schweißen.

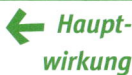 *Hauptwirkung*

Zubereitung:
1 TL Frisch- oder Trockenwurzel (-blätter) auf $1/4$ Liter Wasser zur Kalt-Warm-Methode.

Anwendung:

2 × täglich 1 Tasse als 6-Wochen-Kur oder 2 × täglich 30 Tropfen der Essenz oder der homöopathischen Tinktur Solidago ⊘. Außerdem roh, fein geschnitten als Gewürz für Suppen, Salate und Fleischspeisen.

Attich oder Zwergholunder (Sambucus ebulus)

Überall wo es gilt, Störungen des Wasserhaushalts im Körper zu beheben, wird die „wasserbewegende Kraft" der Attichwurzel die Steuerung des Wässrigen ordnen, für vermehrten Harnabfluss und, wo nötig, auch für wohltuenden entlastenden Schweißausbruch sorgen. Der Reihe und Wichtigkeit nach werden heilsam angeregt:

- die Nieren
- die Schweißdrüsen
- die unteren Luftwege (Bronchien).

Attich gilt in der Volksmedizin als „Steinbrecher". Tatsächlich führt er zur Entwässerung durch Harnflut, erzeugt zusätzlich eine entkrampfende Wirkung auf die Harnwege und fördert damit oft unverhofft den Abgang von Nierensand und -steinen (Konkrementen). Die Wurzel hilft, nierenbedingte Wasseransammlungen auszuschwemmen und Harnverhaltungen zu beseitigen.

Zubereitung:

1 TL der Frischwurzel auf $1/4$ Liter Wasser als Heißansatz. Im Trockenzustand ist die Wurzel leider weniger wirksam.

Anwendung:

2 × täglich 1 Tasse als 4–6-Wochen-Kur
oder 3 × täglich 20 Tropfen der Attichwurzelessenz (siehe Seite 216 ff., Essenzen).

Haupt- →	Gegen Störungen des Wasserhaushalts, harn- und schweißtreibend, „Steinbrecher", gegen nierenbedingte Wasseransammlungen (Ödeme).
wirkung	

Stoffwechselaktivierende Nierenmittel

Zu ihnen gehören Birke, Löwenzahn, Wacholder, Zinnkraut, Geißfuß.

Birke (Betula pendula)

Birke ist ein Mittel für ältere Menschen und für schwache Konstitutionen mit schwacher Nierenausscheidung und rheumatischen Beschwerden.
Birkenblätter beleben den Flüssigkeitsstoffwechsel des Organismus und fördern die Ausschwemmung verbrauchter, abgelagerter Stoffe über die Nieren. Der Tee wirkt harn- und schweißtreibend, entwässernd, blutreinigend, gegen Gicht, Rheuma (harnsaure Diathese) sowie gegen chronische Hautleiden mit trockenen rissigen Ekzemen, Schuppenflechte und Juckreiz im Alter. Außerdem vermitteln die Kräfte der Birke älteren Menschen mit Arterienverkalkung, Vergesslichkeit und Leistungsabfall eine Zustandsverbesserung mit dem Gefühl neuer Lebensfrische. Bei subakutem und chronischem Rheumatismus und bei Gicht sind innere und äußere Anwendungen (Birkenblätterpackungen und -bäder) gleichzeitig zu empfehlen.
In der Naturkosmetik spielt frisch angezapfter Birkensaft als Mittel für langes und schönes Haar und rosigen Teint (Blutreinigung!) eine wichtige Rolle.

Zubereitung:
2 TL fein zerschnittene Frischblätter auf $1/4$ Liter Wasser zur Sekundenüberbrühung (oder 1 TL Trockenblätter zur Minutenüberbrühung) oder durch Anzapfen des Birkenstammes im Mai ist Birkensaft zu gewinnen.

Anwendung:
- Morgens und abends je 2 Tassen über 6–8 Wochen oder 2 × täglich 30 Tropfen der Essenz.
- Gichtisch-rheumatische Gelenke dick mit frischen Birkenblättern umhüllen, verbinden und ununterbrochen mehrere Tage einwirken lassen.

- Birkensafttinktur für schwächliche, kränkliche Personen, auch Lungenkranke und Senioren, zur Frühjahrskur, Blutreinigung, Nierenanregung, gegen Haarausfall: 2–3 × täglich 2 EL Saft auf $^1/_4$ Liter Wasser durch 3 Wochen. Nie unverdünnt einnehmen.
- Anti-Rheumabad: 1 Eimer (5 Liter) mit frischen Birkenblättern füllen, kalt ansetzen, über Nacht stehen lassen, vor dem Vollbad erwärmen, absieben, dem Badewasser zugießen. Nach 20-minütigem Bad ohne abzutrocknen 1 Stunde im Bett ruhen.
- Birkensaft äußerlich zur Einreibung der Kopfhaut als Haarpflege- und Haarwuchsmittel.

Haupt- →	Harnförderndes Mittel bei Erkrankungen mit ungenügender Wasserausscheidung, bei Gicht, Rheumatismus, chronischen Hautleiden, bei Haarausfall und als Altersmittel.
wirkung	

Löwenzahn

Wie bereits auf Seite 58 beschrieben, entfaltet der Löwenzahn ähnliche, den Stoffwechsel der Nieren aktivierende Wirkungen.

Bewährt hat sich außerdem:

Zinnkraut oder Schachtelhalm (Equisetum arvense)

Zinnkraut (Abb. 17) ist das Kardinalgewebemittel der Mild-Heilkräuterkuren. Es ist die auf Bindegewebe, Schleimhäute, Haut- und Hautanhangsgebilde einwirkende, elastizitätssteigernde, strukturverbessernde, kräftigende und regenerierende Heilpflanze. Sie wurde früher als Scheuerkraut zum Putzen von Zinngeschirr verwendet – daher der Name Zinnkraut. Der Reichtum an vegetabilischer Kieselsäure sorgt für den reinigenden Effekt. Dieser bewirkt auch die festigende, widerstandssteigernde, stoffwechselanregende und reinigende Fähigkeit der Pflanze bei innerer Anwendung. Dazu kommen noch entgiftende, fäulniswidrige, desinfizierende Kräfte durch die ebenfalls vorhandenen Saponine (Seifenkrautwirkung).

Zinnkraut wird angewendet bei Erkrankungen der Harnorgane, bei Nieren- und Blasenschwäche, mangelhafter Harnausscheidung mit dunklem Urin, Nierensteinbildung (besonders Uratsteinen), bei Blasenentzündung, Reizblase mit schmerzhaftem Harndrang, Wundgefühl in der Blase, Bettnässen und bei stoffwechselbedingten Wasseransammlungen (Ödemen). Zinnkraut wirkt als pflanzliches Entwässerungsmittel (4–6 Tassen über den Tag verteilt).

Bei Nierenbeckenentzündungen, Nieren- und Blasenerkrankungen wirken zusätzliche heiße Zinnkraut-Sitzbäder oft Wunder, ebenso bei Kreuz- und vermeintlichen Bandscheibenschmerzen, wenn deren wahre Ursachen in den Nieren oder in Krampfzuständen der Frauenorgane liegen.

Der Schachtelhalm unterstützt die Ausscheidung rheumatischer Schadstoffe. Daher wird er in kombinierter innerer und äußerer Form von Hand-, Fuß-, Sitz- und Vollbädern gegen rheumatische Erkrankungen empfohlen. Innerlich eignet sich hier besonders die Mischung Zinnkraut + Brennnessel + Schwedenbitter.

Die adstringierende, blutstillende Kraft des Zinnkrautes ist klinisch bestätigt, bei Gebärmutterblutungen (auch bei starken Monatsblutungen), Lungen-, Magen-, Nieren- und Hämorrhoidenblutungen. Bei Nasenbluten werden Nasenspülungen mit dem Tee empfohlen (siehe Beispiel bei Leberkuren).

Zinnkraut gilt als Gewebestraffer für alle Stützgewebe, Bänder, Bandscheiben, trockene, faltige Haut, substanzarme splitternde Haare, brüchige Nägel und schwache Schleimhäute, auch bei Entzündungen im Mund, Bronchien, Geschlechtsteilen und bei Ausfluss. Bei juckenden Ekzemen helfen Umschläge. Zinnkrauttee wird auch als gutes Haarmittel zum Haarspülen nach Kopfwäsche verwendet.

Kardinal-Gewebemittel der Mild-Heilkräuterkuren. Für Stütz- und Bindegewebe, Schleimhaut, Haut, Nägel, Haare, Augen, gewebekräftigend, elastizitätssteigernd, entgiftend, hervorragendes Blasen- und Nierenmittel, zur Ausschwemmung stoffwechselbedingter Ödeme, bei chronischen Bronchial- und Lungenleiden, rheumatischen Erkrankungen, zur Blutstillung und für äußere Anwendungen (Dämpfe, Fuß- und Sitzbäder). 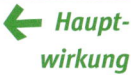 *Hauptwirkung*

Zubereitung:

- Als Nieren-, Blasen- und Rheumamittel: 1 TL Trockenkraut auf $^1/_4$ Liter Wasser zur Minutenüberbrühung; oder 1 gehäufter TL Frischkraut auf $^1/_4$ Liter Wasser zur Sekundenüberbrühung.
- Als Gewebe-, Schleimhaut- (auch Bronchial-) und Blutstillungsmittel: 2 gehäufte TL auf $^1/_4$ Liter Wasser. 15 Minuten köcheln lassen, da auf diese Weise vermehrt Kieselsäure in den Tee übergeht.

Anwendung:

4–6 Tassen über den Tag verteilt trinken oder 3 × täglich 20 Tropfen der Essenz. Bei Blutungen alle 10 Minuten ein Schluck des Frischkräutertees. Bei Nasenbluten mit kaltem Tee Nasenspülen. Arzt verständigen!

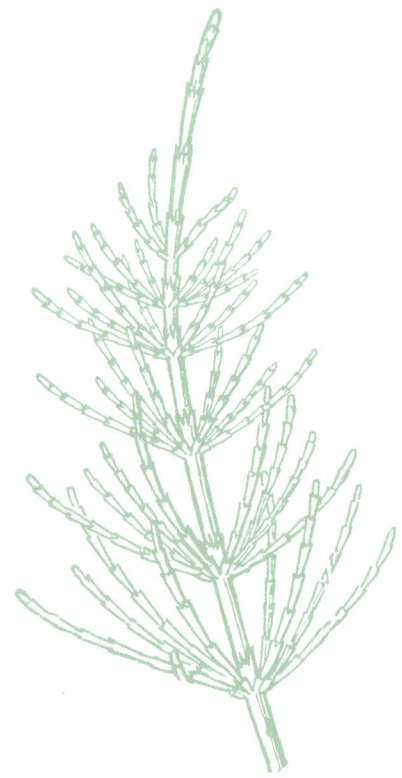

Entzündungswidrige Nieren- und Blasenmittel

Zu ihnen gehören Goldrute, Bärentraubenblätter und Bruchkraut. Sie wirken gezielt auf den Harnapparat ausleitend und regulierend, insbesondere entzündungswidrig, desinfizierend, entkrampfend und reizmildernd. Goldrute wird mit ausgezeichnetem Erfolg bei chronischer Funktionsschwäche von Nieren, Blase und bei Prostatavergrößerung angewendet. Sie hat sich im Rahmen der ärztlichen Behandlung bei chronischen Nieren- und Blasenentzündungen, bei Nierenkonkrementen, Eiweißausscheidung im Urin und als Unterstützungstherapie bei Schrumpfnieren, Nephrosen, Brightscher Nierenkrankheit, verminderter Harnausscheidung und Harnverhalten vielfach bewährt. Auch chronische Ekzeme bei Nierenleiden sowie gichtisch-rheumatische Gelenkleiden reagieren auf Solidago. Man soll die Pflanze aber tunlichst als Frischpflanze, als Essenz oder als homöopathische Tinktur anwenden, da die Trockenpflanze an Wert eingebüßt hat.

> Harntreibendes, desinfizierendes, entzündungsrückbildendes „organspezifisches" Nierenmittel ersten Ranges. Bei Funktionsschwäche der Nieren, Nierenentzündungen, Eiweißausscheidungen, Nierengrieß, Harnverhaltung, Blasenleiden, Bettnässen, Prostatavergrößerung.

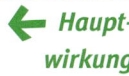 *Haupt-wirkung*

Goldrute (Solidago virgaurea)

Zubereitung:
1 gehäufter TL Frischkraut auf 1/4 Liter Wasser, Minutenüberbrühung.

Anwendung:
2–3 × täglich 1 Tasse oder 3 × täglich 20 Tropfen Essenz oder Urtinktur Solidago ⊘). Bei Herzwassersucht mit Weißdorn zur Unterstützung der sonstigen ärztlichen Therapie.

Vier-Wässertee (Teemischung 18)

Wenn Sie sich nicht sicher sind, welches der bisher angeführten Nieren-Blasenmittel auszuwählen ist, kommt diese Mischung besonders in Betracht, da sie aus Bestandteilen aller 3 Gruppen zusammengesetzt ist. In besonders hartnäckigen, schwierigen oder schmerzhaften Fällen ist sehr oft das Zinnkraut-Sitzbad als äußerliche Ergänzung des Vier-Wässertees hilfreich.

Liebstöckel	– harn- und schweißtreibend, krampflösend
Wacholder	– harntreibend, blutreinigend, antirheumatisch
Goldrute	– organspezifisches Nierenmittel, desinfizierend
Zinnkraut	– Nieren-Blasenmittel, gewebestraffend

Zubereitung:

Zu gleichen Teilen gemischt, 1 gehäufter TL auf $1/4$ Liter Wasser mit Minutenüberbrühung.

Anwendung:

3 × täglich 1 Tasse über 2 Monate.

Dieser Tee eignet sich auch bei nierenbedingten Fernsymptomen sowie bei bestimmten Haut-, Stoffwechsel-, Rheuma-, Gefäß-, Kopfschmerzleiden, Migräneanfällen und Augenschwäche.

Aus der Praxis

- Müllersgattin, 32, leidet seit Entbindung von ihrer jetzt vierjährigen Tochter an empfindlichen und funktionsschwachen Nieren, starken Kreuzschmerzen und Knöchelödemen. Im Urin findet sich Eiweiß. Sie nimmt 3 x täglich 15 Tropfen Goldruten-Uressenz (Solidago ∅) und Zinnkrauttee. In der 4. Kurwoche verliert sie alle ihre Beschwerden, ihr Harn wird und bleibt eiweißfrei.

- Koch, 48, hat als Rekrut Nierenbeckenentzündung. Seither leidet er immer wieder unter Nierenbeschwerden, Knöchelödemen bei längerem Stehen, fallweisen Migräneanfällen. Er zeigt neben Übergewicht ein blasses, etwas gedunsenes Gesicht mit leichter Schwellung der Augenlider. Nach 3-wöchiger Entschlackungskur nach F. X.

Mayr ist sein Gesundheitszustand grundlegend verbessert, die Migräne verschwunden. Nach einigen Monaten verspürt er noch gelegentlich die Nieren und zeigt fallweise Fußödeme und Lidschwellungen. Daraufhin trinkt er 3 × täglich 1 Tasse Liebstöckeltee und würzt seine Speisen konsequent mit Liebstöckel. Nach 8 Wochen sind seine restlichen Symptome verschwunden.

• Stenotypistin, 28, leidet nach einer Entbindung an zahlreichen Nierensteinanfällen. Trotz reichlicher Flüssigkeitszufuhr bilden sich immer wieder neue Konkremente, die zu furchtbar schmerzenden Steinkoliken führen. Sie selbst ist verzweifelt, ihr sehr oft zu Hilfe herbeigerufener Hausarzt und ihr Urologe sind ratlos. Nach einer 8-wöchigen Trinkkur aus frischen Birkenblättern und frischem Zinnkrauttee treten keine Anfälle mehr auf. Seither trinkt sie konsequent geeigneten Kräutertee im Wechsel.

• Bäuerin, 45, mit 7 Kindern, leidet an verminderter Nierenausscheidung mit Ödemen. Nach einem Schock durch einen schweren Verkehrsunfall ihres jüngsten Kindes kommt es zur Harnsperre. Sie gibt in 48 Stunden nur 100 ccm Urin ab, ihr Gesicht ist aufgetrieben, blass, gedunsen. Die künstliche Entleerung der Blase durch Katheter bringt nur vorübergehende Entlastung. Erst auf das Trinken des Vier-Wässertees, verstärkt durch 20 Tropfen Goldrutenessenz pro Tasse, von der sie alle 10 Minuten einen Schluck nimmt, setzt die Nierentätigkeit wieder voll ein. Als Nachbehandlung wird dieser Tee 6 Wochen lang , 3 × 1 Tasse täglich getrunken und führt in Kombination mit Reibebädern nach Kuhne [2] zur Normalisierung der Nierenfunktion.

Nierentee nach R. Breuß

Dieser vom bekannten Naturheiler R. Breuss angegebene „Nierentee" wird heute von etlichen Reformhäusern bereits zusammengestellt geliefert. Er hat sich bei zahlreichen Patienten so bewährt, dass er in diesem Buch ebenfalls laut Originalschrift [50] angeführt wird;

Teemischung 51

Zinnkraut	15 g
Brennnessel	10 g (am besten im Frühjahr gesammelt)
Vogelknöterich (Wegtritt)	8 g
Johanniskraut	6 g

Zubereitung:

1 Prise in 1 Tasse heißem Wasser 10 Minuten ziehen lassen. Dann absieben und an den Teesatz nochmals 2 Tassen heißes Wasser geben, 10 Minuten kochen, wieder absieben und zusammenschütten.

Grund für diese Zubereitungsart:

In diesem Tee sind 5 Stoffe, die nicht gekocht werden dürfen, da sie beim Kochen zerstört würden. Dann ist noch ein 6. Stoff (Kieselsäure) enthalten, den wir nur bekommen, wenn man den Teesatz 10 Minuten lang kocht.

Die angegebene Menge reicht für eine 3-Wochen-Kur für eine Person.

Wichtig! | Dieser Tee soll immer nur 3 Wochen lang getrunken werden, man kann die Kur aber 3–4-mal im Jahr durchführen.

Einnahmezeiten:

Morgens nüchtern, vor dem Mittagessen und abends vor dem Schlafengehen je $1/2$ Tasse kalt trinken. Anschließend mindestens 3 Wochen lang mit diesem Tee pausieren. Während der Trinkkur keine Fleischsuppe und kein Rind- und kein Schweinefleisch essen!

Prostatakuren

Zur Unterstützung der ärztlichen Behandlung von Prostataleiden kommen in Betracht:

Kleinblütiges Weidenröschen (Epilobium parviflorum et roseum)

Das kleinblütige Weidenröschen wurde schon um Christi Geburt von Plinius angeführt und von Tabernaemontanus (1731) als „Weiderichsröslein" beschrieben. Zu Unrecht ist es in Vergessenheit geraten. In der Volksmedizin gilt die Pflanze als großes Prostata- und Blasenheilmittel. Sie wird bei Vergrößerung der Prostata (Hypertrophie), bei dadurch bedingter Harnverhaltung, bei Entzündung (Prostatitis) und bei Blasenleiden empfohlen; außerdem bei Blasen- und Prostatakrebs als Begleitmaßnahme der sonstigen ärztlichen Therapie.

Prostatavergrößerung und -entzündung; Blasenentzündung, Blasen- und Prostatakrebs.	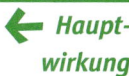 *Haupt- wirkung*

Zubereitung:
1 TL auf $^1/_4$ Liter Wasser, Minutenüberbrühung.

Anwendung:
2 × täglich 1 Tasse.
Kräuterteekuren bei Prostataleiden sollen stets langfristig durchgeführt werden, wobei man zeitweilig die Einzeltees mit dem Vorstehertee abwechseln kann. Außerdem haben sich Kürbiskerne (Reformhaus), 3 × täglich 1–2 EL, und Reibesitzbäder nach Kuhne als Zusatzmaßnahme bewährt.

Vorstehertee (Teemischung 19)

Brennnesselwurzel	– gegen Prostatavergrößerung, abschwellend, harntreibend
Goldrute	– gegen Prostatavergrößerung, harntreibend, desinfizierend
Kleinblütiges Weidenröschen	– gegen Prostatavergrößerung und -entzündung

Die Wirkung dieser Teemischung ergibt sich aus der Kombination der einzelnen Teearten. Auch die Brennnessel beeinflusst die Vorsteherdrüse günstig. In einer wissenschaftlichen Langzeitstudie wurden 105 Männer mit Prostatavergrößerung mit einem Präparat aus Brennnesselwurzeln behandelt. Bei der überwiegenden Mehrzahl dieser Männer ging der Resturin deutlich zurück, der Harnstrahl wurde verbessert und die prostatabedingte Entleerungsstörung verringert. Günstiger als solche Präparate dürften sich die geeigneten, möglichst frischen Kräuter auswirken.

Zubereitung:
Zu gleichen Teilen gemischt. 1 gehäufter TL auf $^{1}/_{4}$ Liter Wasser, Minutenüberbrühung.

Anwendung:
2 x täglich 1 Tasse als Langzeitkur.

Kürbis (Curcurbita pepo)

Die Samen der bei uns heimischen Kürbisart, meist „Kürbiskerne" genannt, werden ganz (oder geschrotet) oder als käufliches Granulat eingenommen. Sie dienen der Funktionsanregung und Kräftigung der Harnblase bei Reizblase, Blasenschwäche und Beschwerden beim Wasserlassen bei Prostatavergrößerung (Stadien I und II). Sie wirken prostataspezifisch (prostatotrop) und haben sich als pflanzliches Prostatamittel längst bewährt.

Das aus „weichschaligen" Kürbissamen in der Steiermark hergestellte schwarz-grüne Kürbiskernöl (Bauernkernöl) ist besonders reich an wertvollen hochungesättigten Fettsäuren und an Tocopherolen. Es stellt ein hochwertiges Lebensmittel dar, das gegen Arterienverkalkung und erhöhte Fettstoffwerte im Blut empfohlen wird.

Anwendung:

Zur Vorbeugung und Behandlung der durch Prostatavergrößerung bedingten Beschwerden, auch als Unterstützung etwaiger ärztlicher Therapie 3 × täglich 1–2 EL Kürbiskerne gründlich kauen und einnehmen.

Aus der Praxis

- Übergewichtiger Handelsvertreter, 50, leidet unter Störungen und Schmerzen beim Wasserlassen (Miktionsstörung). Außerdem bestehen Schwierigkeiten mit seiner Potenz. Der Urologe stellt Vergrößerung und Entzündung der Prostata fest. Die verordneten Medikamente bringen nur mäßige Entlastung. Da der Vertreter tagsüber ständig unterwegs ist, erhält er anstelle der bisherigen Therapie Richtlinien zur „Pflege des gesunden Hungers", sowie die unterwegs leicht einnehmbaren Essenzen von Brennnessel und Goldrute, 3 × täglich je 20 Tropfen. Außerdem soll er morgens und abends je 1 Tasse Vorstehertee trinken. Nach 6 Wochen Kur hat er 4 Kilo an Gewicht verloren, die Beschwerden sind verschwunden, die Potenz hat sich verbessert. Der Urologe stellt Rückbildung der Entzündung nach Weicherwerden der Prostata fest.

- Pensionär, 74, leidet an starker Prostatavergrößerung. Die Drüse drückt derart auf seine Harnblase, dass er sehr oft seine Blase entleeren muss, auch bei sehr geringer Urinmenge. Tag und Nacht verliert er unfreiwillig Harn, wenn keine Toilette in rasch erreichbarer Nähe ist. Er trägt daher ständig 2 Windeln, die er mithilfe einer straff anliegenden Badehose am Körper fixiert. Der Urologe drängt zunächst auf rasche Operation, schreckt aber dann wegen möglicher Komplikation durch enorm große Krampfadern (Emboliegefahr), Bluthochdruck und Herzmuskelschwäche davor zurück. Daraufhin führt der Mann eine 4-wöchige Entschlackungskur nach F.X. Mayr durch, wobei sich sein Gesamtzustand und die Prostatabeschwerden deutlich verbessern. Danach nimmt er 2 × täglich 1 Tasse des kleinblütigen Weidenröschens ein. Nach 3 Monaten hat er seine Blasen- und Prostatabeschwerden verloren, kann den Harn gut halten und braucht keine Windeln mehr. Der kontrollierende Urologe ist hoch zufrieden, es besteht nun keine Notwendigkeit zur Operation.

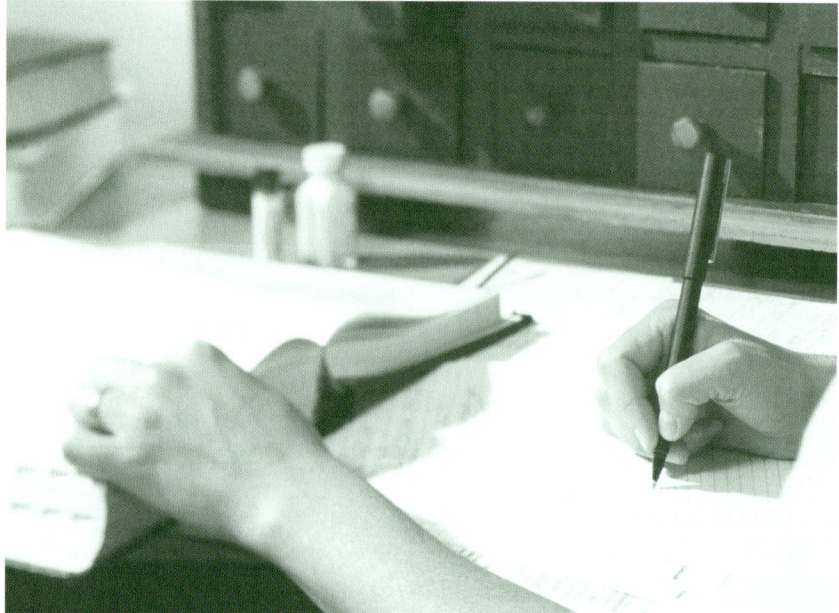

● Solche Ergebnisse lassen sich nicht beliebig verallgemeinern, da kein Patient dem anderen gleicht. In allen Fällen ist zunächst der Facharzt zu konsultieren. Die Beispiele zeigen aber, welche enormen Heilwirkungen richtig angewendete Pflanzen zustande bringen können.

Herzkuren

Auch in diesem Kapitel werden die in Betracht kommenden „starken Mittel", die rezeptpflichtigen Forte-Phytotherapeutika wie Fingerhut, Strophantus, Meerzwiebel, Maiglöckchen und Adonis-Röschen nicht besprochen, da sie individueller ärztlicher Verordnung bedürfen. In geringer Überdosis sind sie toxisch.

Im Gegensatz dazu gibt es anders wirkende, sanfte und dennoch überzeugende Hilfen für Herz und Kreislauf. So haben sich in vielen Fällen Darmreinigungskuren nach F. X. Mayr bewährt, wenn ein zu großer Bauch, Blähungszustände mit Zwerchfellhochstand, Übergewicht usw. Herz- und Kreislauf überlasten. Auch zahlreiche Mild-Heilkräuter zeigen hervorragende Wirkungen.

Weißdorn (Crataegus oxyacantha)

Crataegus (Abb. 25) gehört längst zu den beliebtesten Herzmitteln. Er

- aktiviert die Durchblutung der Herzkranzgefäße,
- verbessert die Sauerstoff- und Nährstoffversorgung des Herzens,
- steigert die Leistungskraft des Herzmuskels,
- fördert die Rückbildung von Rhythmusstörungen und Krampfzuständen,
- wirkt mild normalisierend auf den Blutdruck,
- zeigt keine unerwünschten Nebenwirkungen.

Weißdorn wird verwendet bei:
Herzklopfen, Herzunruhe, Herzbeschwerden in allen Altersstufen, vom Herzen des zu schnell heranwachsenden Jugendlichen bis zum Altersherz (Myodegeneratio cordis), bei Herzschwäche nach Infektionen und Überforderungen, zur Unterstützung der Behandlung von Herzrhythmusstörungen, bei kreislaufbedingten Schlafstörungen, bei Bluthoch- und -unterdruck sowie zur Ergänzung einer sonstigen Herztherapie. Weißdorn ist das unschädliche, milde und doch wirksame Herzpflege-

mittel für das alternde Herz. Es muss aber regelmäßig, langandauernd und kurgemäß eingenommen werden.

Haupt- → | Beginnende Herzmuskelschwäche, Altersherz, Herzmuskelschäden nach Infek-
wirkung | ten, „Herzpflegemittel", Blutdruck regulierend bei Unterdruck und als Begleit-
| therapie bei rotem und arteriosklerotischem Hochdruck.

Zubereitung:

Aus frischen und getrockneten Blättern mit Blüten 1–2 TL auf ¼ Liter Wasser mit Kalt-Warm-Methode, dazu 1–2 TL Honig. Bei nervöser Unruhe oder Schlafstörung mit Melisse kombinieren.

Anwendung:

2–3 × täglich 1 Tasse. Häufig wird Weißdorn als Essenz oder homöopathische Urtinktur (Crataegus 0) oder in Form handelsüblicher Präparate (3 × täglich 15–20 Tropfen) oder als Weißdornsaft (2–3 × täglich 1 EL) angewendet.

Vorbeugung:

Viele Ärzte empfehlen ihren über 50-jährigen Patienten, vorbeugend einmal wöchentlich Weißdorn einzunehmen.

Mistel (Viscum album)

Diese für die Druiden (keltischen Priester) heilige, geheimnisumwitterte Pflanze (Abb. 27), genannt grüne Winterrute, Hexenbesen, Drudenfuß oder Hexenkraut, galt früher als Allheilmittel. Sie durfte nur mit goldenen Messern abgeschnitten werden. Sie wächst auf Laub- und Nadelbäumen als Parasit. Im Gegensatz zu den allermeisten anderen Pflanzen, die von der Erde himmelwärts streben, wächst die Mistel unbeirrbar nach eigenem Gesetz als Kugel, was allein schon ein Hinweis für besondere in der Pflanze verborgene Wirkkräfte ist. Diese zielen vor allem in drei Richtungen:

- Auf eine günstige (nicht digitalisartige) Beeinflussung des Herzens. Der Stoff Viscotoxin wirkt auf das regulative Hirnzentrum für Herzsteuerung ein, wodurch ein unruhiges Herz beruhigt und die Herztätigkeit wohltuend unterstützt und gekräftigt wird. Herzklopfen, Herzdruck, Extrasystolen werden günstig beeinflusst, der Puls verlangsamt.

- Auf eine Blutdruck normalisierende, auch nachweisbar Hochdruck senkende Wirkung. Nach kurzer Anwendung verringern sich die subjektiven Beschwerden vieler Hochdruckpatienten: Schwindel, Kopfdruck, Ohrensausen, nervliche Reizbarkeit, Verdrießlichkeit, innere Unruhe, schlechter Schlaf mit unruhigen Träumen gehen zurück, Herz und Gefäße werden spürbar entlastet, die Arterienverkalkung bekämpft.
- Auf eine drüsenfunktionsverbessernde, hormonhaushaltregulierende und höchstwahrscheinlich krebshemmende Wirksamkeit, weshalb verschiedene Mistelpräparate in Injektionsform häufig zur Krebsnachbehandlung nach Operationen angewendet werden.

Zubereitung:

3 gehäufte TL der Blätter und Stängel ohne Beeren auf 3/4 Liter Wasser, Kaltansatz. (Bei Erhitzung werden die Wirkstoffe zerstört!)

Anwendung:

3 × täglich 1 Tasse Tee, vor dem Absieben leicht erwärmen. Als Langzeitkur über Monate hinweg
oder als Essenz oder homöopathische Urtinktur (Viscum album Ø): 3 × täglich 10–20 Tropfen, eventuell mit Weißdorn und Knoblauch;
oder als gemahlenes Mistelpulver (Apotheke): 2 × täglich 1–2 Messerspitzen trocken einnehmen.

Roter und durch Arterienverkalkung verursachter Hochdruck, Herz-Kreislaufbeschwerden. Drüsenfunktionsschwäche, Arterienverkalkung, zur Krebsnachbehandlung.

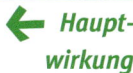 ← *Hauptwirkung*

Weißdorn- und Mistelkombinationen

Geeignete Kräuterkombinationen ermöglichen oft wesentlich verbesserte Wirkungen, wenn sie die vom Patienten gerade benötigten Wirkstoffe beinhalten.

Beispiele:

Weißdorn + Mistel	– zur Herzkräftigung bei gleichzeitigem Bluthochdruck. Eventuell noch Melisse hinzufügen. Mistel extra zubereiten!
Weißdorn + Rosmarin	– zur Herzkräftigung bei gleichzeitigem Unterdruck, Schwäche- und Erschöpfungszustand.
Weißdorn + Melisse	– zur Herzkräftigung bei gleichzeitiger nervlich-psychischer Labilität.
Mistel + Johanniskraut	– zur Herzkräftigung bei Hochdruck und nervös-klimakterischen Beschwerden.

Wichtig!

> Misteltee nur im Kaltansatz herstellen! Teesorten, die andere Zubereitungen benötigen, werden getrennt zubereitet und vor dem Trinken mit dem Misteltee zu gleichen Teilen gemischt.

Aus der Praxis

- Bankkassierer, 60, klagt über unruhiges Herz, Herzdruck und erhöhten Blutdruck. Bei längerem Liegen senkt sich sein Druck, um schon beim ersten Aufsetzen, auch frühmorgens, auf Werte um 200/100 anzusteigen. Er trinkt 3 × täglich 1 Tasse Melissentee und nimmt eine Weißdorn-Arznei ein. Außerdem wird ihm wegen beginnender Gefäßverkalkung der Saft von 1 Knoblauchzehe täglich empfohlen (siehe Kreislaufkuren). Nach einer 5-monatigen Kur ist er wieder beschwerdefrei, weist seit längerer Zeit nur noch normale Blutdruckwerte auf, die auch bei körperlicher Belastung nicht mehr ansteigen. Seither trinkt er täglich eine Tasse Misteltee zur „Herz-Kreislaufpflege".

- Sektionschef a. D., 70, bläulich verfärbte Lippen, Kurzatmigkeit, Übergewicht, klagt seit Jahren über Herzunruhe, Herzklopfen und andere Herzbeschwerden bei nachweisbarem Herzmuskelschaden. Er führt eine milde diätetische Entschlackungskur (milde Ableitungskur) [15] durch und nimmt 6 Kilo ab. Da er erhöhten Blutdruck aufweist und außerdem Zeichen für Gefäßverkalkung, trinkt er konsequent während und nach der Diätkur eine Teemischung von Weißdorn + Mistel. Abends nimmt er 20 Tropfen einer Bärlauchessenz (gegen Verkalkung) ein. Dadurch verliert er schon bald seine Herzbeschwerden, wird bewegungsfreudiger und gewinnt auf Dauer einen normalen Blutdruck. Bis knapp vor seinem Tod im 86. Lebensjahr hat er sich herzmäßig wohlgefühlt.

- Hausfrau, 53, leidet seit 10 Jahren an ausgeprägter Herzmuskelschwäche, weshalb sie nach einer klinischen Durchuntersuchung zwei digitalisartige („starke") Medikamente als Dauermedikation einnehmen muss. Dennoch bekommt sie bei Wärmeeinbruch oder Sonnenbestrahlung Angstzustände unter dem Brustbein, Erstickungsgefühl, lähmende Schwäche bei großer innerer Unruhe und Schweißausbrüche. Als Zusatztherapie wird ihr die „Pflege des gesunden Hungers"empfohlen, 3 × täglich 25 Tropfen der homöopathischen Urtinktur von Weißdorn sowie 3 Tassen Mistel- + Johanniskrauttee. Nach 1 Woche bedankt sie sich für die schon deutlich verspürte Hilfe. Nach 2 Monaten konsequenter Einnahme benötigt sie nur noch eines der „starken" Medikamente und fühlt sich dennoch unvergleichlich besser.

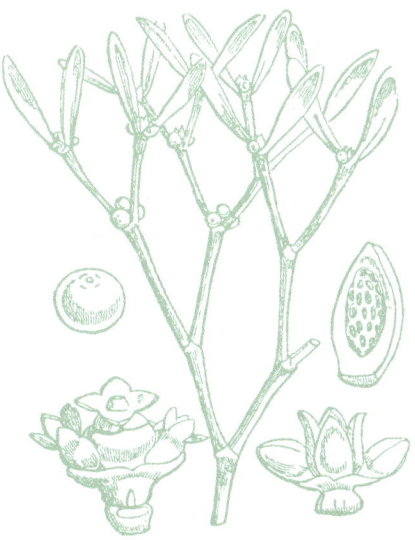

Kreislaufkuren

Der weit verbreitete rote oder essenzielle Hochdruck ist nach den Forschungen von Professor Wendt meist alimentär, also ernährungsmäßig verursacht. Die Hauptrolle spielt dabei der für die heutige Überflussgesellschaft schon fast typische Überkonsum an Nahrung, vor allem an tierischem Eiweiß. Dazu gehören Fleisch, Fisch, Wurst, Käse und Ei. Das davon zu viel Verzehrte wird in der Innenschicht (Intima) der Blutgefäße gespeichert, was schließlich die Strombahn verengt und das Herz zur Mehrleistung zwingt. Diese treibt den Blutdruck höher.

Fasten und mindestens mehrmonatige eiweißarme Diät führen zum Abbau von Eiweißablagerungen. Dadurch senkt sich der Blutdruck wieder, oft sogar tritt völlige Normalisierung ein. Heilpflanzen, welche die ärztliche Hochdruck-Behandlung wirkungsvoll unterstützen, sind:

Mistel (Viscum album)

Dieses bereits beschriebene „Zauberkraut" entfaltet ganz spezielle, schon auf Seite 136 angeführte herz- und kreislaufwirksame Heilkräfte.

Knoblauch (Allium sativum)

Der bereits auf Seite 70 beschriebene „Fitmacher" Knoblauch und sein Bruder, der wilde Knoblauch oder Bärlauch, können als so genannte Gefäßreiniger und drchblutugsverbesserer auf ihre spezielle Weise den kreislauf beeinflussen. Für beide gilt eine einander entsprechende Wirkungsart.

Bär(en)lauch oder Wilder Knoblauch (Allium ursinum)

Die beiden bereits besprochenen Laucharten (Abb. 1) enthalten viele Vitamine (A, B_1, B_2, C, Nikotinsäureamid), Enzyme, Pflanzenhormone, Spurenelemente (Magnesium, Eisen, Zink) und vor allem das schwefelhaltige ätherische Lauchöl. Es verursacht den typischen Knoblauchgeruch.

Beide Lauchsorten sind vorzügliche Blutreiniger und „Probiotika", sie entgiften, desinfizieren und hemmen Krankheitserreger, ohne aber die wertvolle körpereigene Flora zu schädigen. Im Volksmund spricht man vom „russischen Penicillin". Außerdem wirken sie:

- Auf Gefäße als „Gefäßreiniger" durch ihren entschlackenden, antisklerotischen Effekt. Sie erweitern die Adern, senken erhöhten Blutdruck und bekämpfen Gefäßablagerungen, Arterienverkalkung und ihre Vorstadien. Daher helfen sie auch bei Zirkulationsstörungen, besonders der Beine, bei intermittierendem Hinken und bei Durchblutungsstörungen der Augen. Allerdings wirken diese Lauchsorten nur dann, wenn man sie regelmäßig und langfristig einnimmt. Bei Unterdruck wirken sie wie die Mistel normalisierend.

- Auf den Magen-Darmtrakt durch ihre desinfizierende und die Eiweißverdauung unterstützende Kraft. Beide verbessern die Eiweißverträglichkeit und bekämpfen Sodbrennen, Aufstoßen, Darmträgheit, Darmfäulnis und -gärung, Blähsucht und bakterielle Fehlbesiedlung (Dysbakterie). Auch Depressionen durch Magenüberladung, der vom Bauch ausgehende Herzdruck und erhöhte Blutzucker- und Cholesterinwerte werden verbessert.

- Als allgemeiner Fitmacher. Knoblauch und Bärlauch sind Kräftigungs- und Aufbaumittel, besonders nach Krankheiten, Operationen, Überforderungen und im Alter (Geriatrikum). Sie heben die Widerstandskraft und auch die männliche Kraft. (Im Mittelalter war in vielen Klöstern der Anbau von Knoblauch wegen seiner aphrodisierenden Wirkung verboten, damit den Mönchen keine sexuellen Probleme erwuchsen.)

Nachteile:

Es ist der bekannte schweflige Geruch, der durch Haut und Lungen (über die Ausatmung durch den Mund) ausgeschieden wird. Der Geruch ist allerdings, je nach individueller Duftnote, sehr unterschiedlich in seiner Intensität. Gegen unerwünschte Verbreitung des „Lauch-Aromas" gibt es „dufte" Tipps:

- Kauen von Kerbel oder Petersilienstängeln; oder
- nach Essen eines Apfels; oder
- Milch trinken anschließend; oder
- Kauen einiger Kaffeebohnen; oder
- Einnehmen käuflicher darmlöslicher Knoblauchkapseln. Sie sind aber weniger wirksam als frisch gepresster Saft.
- Anwendung nur als Wochenendkur.

Kurdauer:

- Zur Entschlackung, gegen Infektanfälligkeit, zur Darmdesinfektion meist 4–6 Wochen.
- Zur Gefäß-Kreislaufbehandlung mindestens 4 Monate. Noch besser als Vorbeugungsmittel! Schon Tabernaemontanus rät:
- „Ein sehr gut Praeservativ/vor dem gemeinen Mann/täglich zu gebrauchen: Nimm drey Rautenblättlein/ein Knoblauchzincken/ein Nusskernen und ein wenig Saltz. Vermische es durcheinander un isse es morgens nüchtern…"

Zubereitung:

Eine frische Knoblauchzehe auspressen (besonders günstig mit kleiner Knoblauchpresse).

Anwendung:

Am wirksamsten ist 2–3 × täglich $\frac{1}{2}$ TL ganz frischer Presssaft in Milch (mit Honig) oder in Mineralwasser verdünnt
oder regelmäßig zum Würzen von Quark-Aufstrichen, Salaten, Gemüsen, Suppen und Fleisch verwenden (bessere Eiweißverträglichkeit!)
oder Knoblauch-Wein-Tinktur: 6 Knoblauchzehen schälen, fein zerreiben, in $\frac{1}{4}$ Liter Weißwein 48 Stunden einlegen, absieben. 20 Tropfen vor dem Frühstück einnehmen.

> Nur in der jeweils angeführten Dosierung einnehmen, Überdosierung verschlechtert!

Unterdrucktee (Teemischung 20)

Weißdornblüten	– blutdrucknormalisierend, herzkräftigend
Rosmarin	– Anregungsmittel für Herz und Kreislauf
Schafgarbe	– venösen Blutfluss anregend, entstauend

Zubereitung:

Zu gleichen Teilen gemischt. 1 gehäufter TL – $^1/_4$ Liter zur Minuten überbrühung.

Anwendung:

3–5 × täglich 1 Tasse mit Honig. Dazu je 15–20 Tropfen Mistelessenz oder Mistelurtinktur.

Rosmarin (Rosmarinus officinalis)

Wie der herzbelebende Weißdorn, die herzkräftigende Mistel und die gefäßwirksamen Lauchsorten zählt Rosmarin (Abb. 12) zu den echten Blutdruckregulierern. Alle diese Pflanzen senken erhöhten und heben – zumindest subjektiv empfunden – niedrigen Blutdruck. Während aber bei Mistel und Knoblauch mehr die senkende Wirkung bei Hochdruck überwiegt, zeigt Rosmarin stärker seinen Effekt bei Unterdruck, Müdigkeit und Konzentrationsschwäche.

Die Heilpflanze wurde wegen ihrer immergrünen Blätter – wie die Myrte – als Lebens- und Fruchtbarkeitssymbol sowie als Heilmittel angewendet. Sie beinhaltet Bitter- und Gerbstoffe (daher die Magen-Leberwirkung!), Harze und ätherische Öle mit dem berühmten belebenden „Rosmarinkampfer". Alle Bestandteile zusammen ergeben die besonders bei Frischpflanzentee imponierende gleichzeitig anregende und beruhigende Wirkung. Tatsächlich ist Rosmarin:

- durch seinen „Kampfer" ein stark tonisierendes, anregendes (nicht wie Bohnenkaffee aufregendes) Belebungsmittel für Kreislauf und Nerven. Dem entsprechend hat sich die Pflanze bei Unterdruck (auch Hochdruck), bei Schwäche- und Erschöpfungszuständen, besonders bei konstitutionell schwachen Asthenikern bewährt. Rosmarin belebt die Zirkulation und hilft, Müdigkeit besser zu überwinden.

- Rosmarin belebt die Hirndurchblutung. Daher wirkt er gegen Gedächtnisschwäche und Konzentrationsmängel. Redner, die stottern, verbessern durch Rosmarin ihren Redefluss, lernmüde, „hirnleere" Schüler aller Altersstufen lernen leichter. Aufmerksamkeit und Denkvermögen werden angehoben, auch bei intellektueller Überbeanspruchung.

- Rosmarin verbessert die Tätigkeit von Magen, Leber und Bauchspeicheldrüse. Kneipp sagt: „Rosmarin ist ein vorzügliches Magenmittel; als Tee reinigt er den Magen, bewirkt guten Appetit und gute Verdauung." Der schlaffe Magen, der keinen Tropfen Milch verträgt und wegen Blähung wie ein Ballon gegen das Herz drückt, tonisiert sich zusehends unter dem feurigen Rosmarin-Aroma. Übler Mundgeruch schwindet („vertreibet stinckenden Athem").

- Die verbesserte Durchblutung kommt auch Nieren- und Frauenorganen zugute, das Eintreten der Periode (bei Verzögerung) wird gefördert (siehe Fälle!).

Haupt- → wirkung

Anregungs- und Tonisierungsmittel bei Unterdruck-, Schwäche- und Erschöpfungszuständen; gegen Konzentrationsmängel; bei schwachem schlaffem Magen und Unterleib, Förderung regelmäßiger Monatsblutung. Kräftigungsmittel bei Senioren.

Zubereitung:

Als Tee: 1 gehäufter TL Frischblätter auf $1/4$ Liter Wasser als Sekundenüberbrühung, heiß getrunken
oder 1 TL Trockenblätter auf $1/4$ Liter Wasser als Minutenüberbrühung, heiß getrunken.

Anwendung:

3 × täglich 1 Tasse bei Frischblättern; bei Trockenblättern schwächere Wirkung. Die letzte Tasse bis 16.00 Uhr, nicht später einnehmen (der heiße Tee wirkt vor den Mahlzeiten am besten)
oder als Rosmarinessenz, 3 × täglich 15–20 Tropfen
oder als Rosmarinwein.

Herstellung:

Auf 1 Liter Portwein oder Malaga 2 EL Rosmarinessenz geben. Täglich 1–2–3 Likörgläser trinken (besonders als Seniorenherzstärkungsmittel).

Äußere Anwendung:

Käufliches Rosmarin-Massageöl, Rosmarinsalbe, Rosmarinspiritus wirken durchblutungssteigernd und werden bei rheumatischen Gelenken, Tennisarm, Nerven- und Herzbeschwerden.

Aus der Praxis

- Arzt, 65, leidet seit sieben Jahren an zunehmendem Hochdruck und Durchblutungsstörungen der Augen. Es treten kurzfristige, aber sehr behinderliche Sehstörungen auf, die trotz augenärztlicher und blutdrucksenkender Behandlung durch so genannte Betablocker nicht beeinflusst werden. Er führt eine 3-wöchige Diätkur nach F. X. Mayr durch, wobei er seine Augenlider mehrmals täglich mit Schwedenbitter betupft und einreibt. Dazu nimmt er 3 × täglich 20 Tropfen Weinrautenessenz (siehe Augenkuren). Während der Kur fällt sein Blutdruck von 200/100 auf 150/85, die Sehstörungen sind vermindert. Anschließend nimmt er morgens und mittags 2 Knoblauchkapseln ein, abends $1/_2$ TL Frischpresssaft im Aufstrich. Nach 5 Monaten berichtet er, dass sein Blutdruck normal geblieben sei und seine Sehstörungen nicht mehr aufgetreten wären.

- Fernlastfahrer, 42, mit leicht erhöhtem Blutdruck, großem, gasförmig aufgetriebenem Bauch, klagt über Durchblutungsstörungen des Gehirns mit mangelnder Konzentration und starke Blähungen bei seinen oft über 2.000–3.000 km langen Wegstrecken. Er erhält den Rat, während des Einsatzes mehr zu trinken (Wasser, dünne Kräutertees) und weniger zu essen. Empfohlen wird Rosmarin- und Weinrautenessenz sowie einfachste, bescheidene Kost, mit abgelagertem Brot, Trockenfrüchten, Äpfeln und Lauch (als Durchblutungs-, Konzentrations- und Kreislaufhilfe). Dadurch nimmt er an Gewicht ab, sein Blutdruck und seine Konzentrationsfähigkeit normalisieren sich, er fühlt sich „innerlich desinfiziert" und übersteht seine Reisen unvergleichlich besser. Er sagt: „Keine Fahrt mehr ohne ‚Diät', Rosmarin und Knoblauch!"

- Gabi, 9, und Andreas, 7, sind angebliche Schulversager. Ihre Eltern sind Akademiker und von ihren „unintelligenten" Kindern enttäuscht. Die Lehrer sagen, die Kinder seien unaufmerksam, desinteressiert und ständig verschlafen. Die Untersuchung zeigt zwei asthenische, blasse, blutarm aussehende Kinder mit gasförmig aufgetriebenem Bauch und Plätschermagen. Sie erhalten strenges Süßigkeitsverbot, Kalmustee vor und nach jedem Essen, Wildgemüse zu jeder Mahlzeit, weiter morgens und mittags eine Tasse Rosmarintee und täglich ein Rumpfreibebad nach Kuhne. Nach 4 Wochen sehen die Kinder wie ausgewechselt aus, mit rosiger Gesichtsfarbe und haben Appetit und an Gewicht zugenommen. In der Schule geht es beiden wesentlich besser.

- Sekretärin, 48, überschlank, klagt über zunehmende Konzentrationsschwäche, Vergesslichkeit, Unterdrucksymptome, nervöse Herzbeschwerden. Morgens kommt sie nur mit größter Mühe aus dem Bett, dann stürzt sie sich auf mehrere Tassen eines sehr starken Bohnenkaffees, ohne den sie nicht munter wird, den sie aber im Magen schlecht verträgt. Auch macht er sie nervös. In letzter Zeit häufen sich Herzangst, „Black-outs" und Fehlleistungen bei der Arbeit. Ihr wird verordnet: Kaffeeverbot! Stattdessen morgens und abends Trockenbürsten des ganzen Körpers und Heiß-Kalt-Wechselduschen, morgens und mittags je eine Tasse Unterdrucktee mit Weißdorntropfen, etwas Wermuttee (Magen-Darm), viel Bewegung an frischer Luft, mehr trinken, bei Bedarf Rosmarintee. Nach 3 Wochen berichtet sie, frischer und konzentrierter zu sein und wieder besser zu arbeiten. Nach 8 Wochen nimmt sie zu ihrer Freude auch etwas an Gewicht zu und fühlt sich wohl. Sie meint: „Rosmarin ist mein Kaffee-Ersatz und bekommt mir viel besser. Für mich gilt: ‚Rosmarin trinken – Kaffee nur riechen!'"

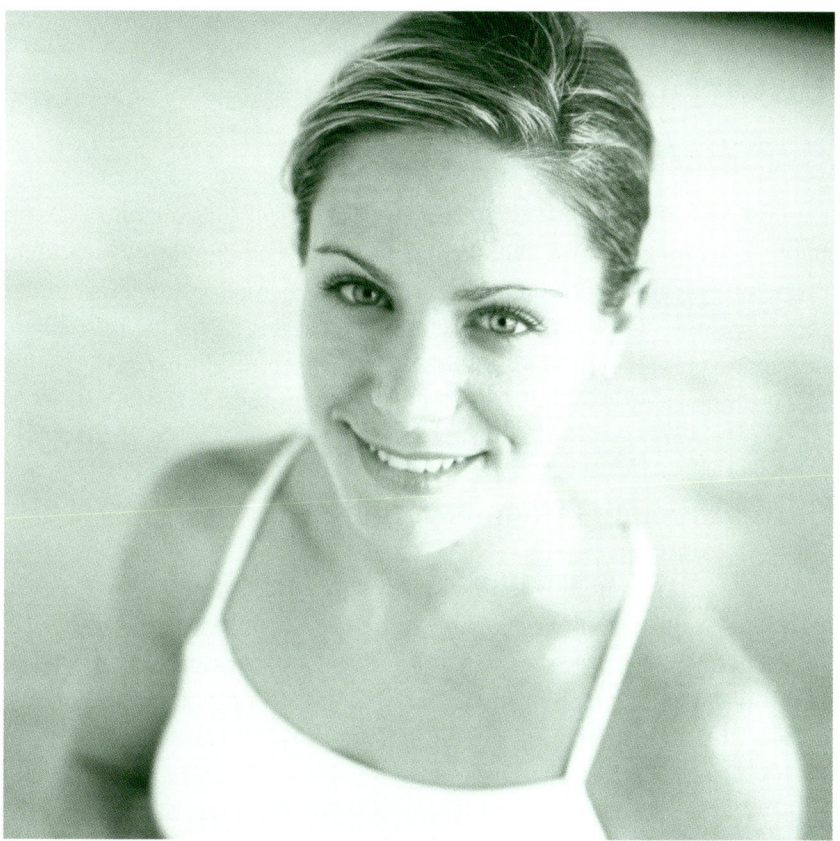

- Krankenschwester, 22, untergewichtig, blass, klagt über extreme Müdigkeit, Schwindel bei Aufstehen, Unwohlsein, Gereiztheit, unreine Haut, Magendruck und Ausfluss. Seit 4 Monaten, seit dem – auch dem Frauenarzt – unerklärlichen Ausbleiben der Monatsblutung gehe es ihr besonders schlecht. Sie erhält zur Verbesserung ihres Allgemeinzustands die Magenbittermischung, 2 × täglich je 2 Tassen heißen Rosmarintee, Weißdorntropfen, Reibesitzbäder nach Kuhne und am Wochenende 2 Rosmarinbäder. Nach 2 Wochen fühlt sie sich unvergleichlich frischer, nach weiteren 3 Wochen stellt sich die Regelblutung wieder ein, Müdigkeit, Schwindel, unreine Haut, Magen- und psychische Beschwerden sind spurlos beseitigt. (Hätte hier der Eintritt der Menstruation noch länger auf sich warten lassen, wäre als Nächstes der regelfördernde Tee – siehe Frauenkuren – angezeigt gewesen.)

Kuren bei akuten Bronchialerkrankungen

Durch Erkältung, Infekte, Giftstoffe, Abgase oder Krankheitsprozesse im Bereich anderer Organe, die auf die Atemwege übergreifen, entstehen Bronchialerkrankungen. Als Schutz- und Abwehrmaßnahme erzeugt der Organismus Schleimstoffe, welche Krankheitserreger, Toxine und sonstige Schadstoffe an sich binden. Diese versucht er auszuhusten. Ärztliche Behandlung ist erforderlich. Als Heilkräuter kommen in Betracht:

Gartenthymian (Thymus vulgaris)

Thymian wirkt schleimlösend, auswurffördernd, krampflösend, desinfizierend, keimhemmend, gärungs- und fäulniswidrig. Der Hauptwirkstoff Thymol ist ein starkes Antiseptikum. Es wirkt noch in einer Konzentration von 1:3000 hemmend auf die meisten Wundbakterien. Überall wo Husten mit krampfartigen Erscheinungen (Reiz-Krampfhusten, Keuchhusten, Bronchialasthma) einhergeht, ist Thymian als Expectorans (Auswurfförderer) mit krampfstillender Wirkung richtig am Platze. Außerdem behebt Thymian Magenkrämpfe, Verdauungsbeschwerden und Blähungen durch eine entkrampfende und desinfizierende Wirkung, die auch vor Ansteckung schützt.

Anwendung:
1 gehäufter TL auf $\frac{1}{4}$ Liter zur Minutenüberbrühung. Die gerebelten Blätter und Blüten dienen auch als wichtiger desinfizierender Faktor in Teemischungen wie „Infekttee", „Bronchialtee akut", „Bronchialtee chronisch" usw.

Haupt- ➜	Hervorragendes Expektorans mit desinfizierender, krampf- und schleimlösender Wirkung. Wichtiger Bestandteil von Bronchialteemischungen. Auch bei Magen-, Verdauungs- und Blähungsbeschwerden infektvorbeugend.
wirkung	

Als Vorbeugungsmittel:

Man kann 2 × jährlich, im Frühjahr und im Herbst, eine 4-wöchige Familien-Infekt-Vorbeugungskur machen. 3 × täglich 1 Tasse mit etwas Honig schmeckt auch Kindern vorzüglich. Die Kur macht widerstandsfähiger gegen Infekterreger.

Eukalyptus (Eucalyptus globulus)

Siehe Schnupfen-, Halsweh- und Infektkuren (Seite 69 ff.).

Alant (Inula helenium)

Ihrer schleim- und krampflösenden Wirkung sowie ihrer auswurffördernden (expektorierenden) Kraft verdankt die Alantwurzel ihre Beliebtheit, sowohl bei akut katarrhalischen Infekten mit Reiz- und Kitzelhusten als auch bei chronischer, hartnäckiger Bronchitis. Alant bekämpft auch eine allgemeine Verschleimung der Brust- und der Verdauungsorgane.

Zubereitung:

1 EL der Wurzel auf $1/_4$ Liter Wasser als Heißansatz (siehe Seite 30).

Anwendung:

Bei akuten Infekten zur Auswurfförderung und Lösung von Bronchialspasmen 4 × täglich 1 Tasse.

Bei chronischen Prozessen wie Emphysembronchitis, chronischem Husten älterer Personen, Asthma bronchiale 1–2 Tassen über den Tag verteilt.

Bronchialtee akut (Teemischung 21)

Thymian   – desinfizierend, auswurffördern, entkrampfend
Eukalyptus   – desinfizierend, abschwellend, krampfstillend
Alantwurzel   – auswurffördernd, entschleimend, keimhemmend,
(Inula helenium)   krampflösend

Zubereitung:
Gut gemischt. 1 gehäufter TL auf $^1/_4$ Liter Wasser, Kalt-Warm-Methode.

Anwendung:
4–5 × täglich 1 Tasse mit je 1–2 TL Honig, heiß trinken.

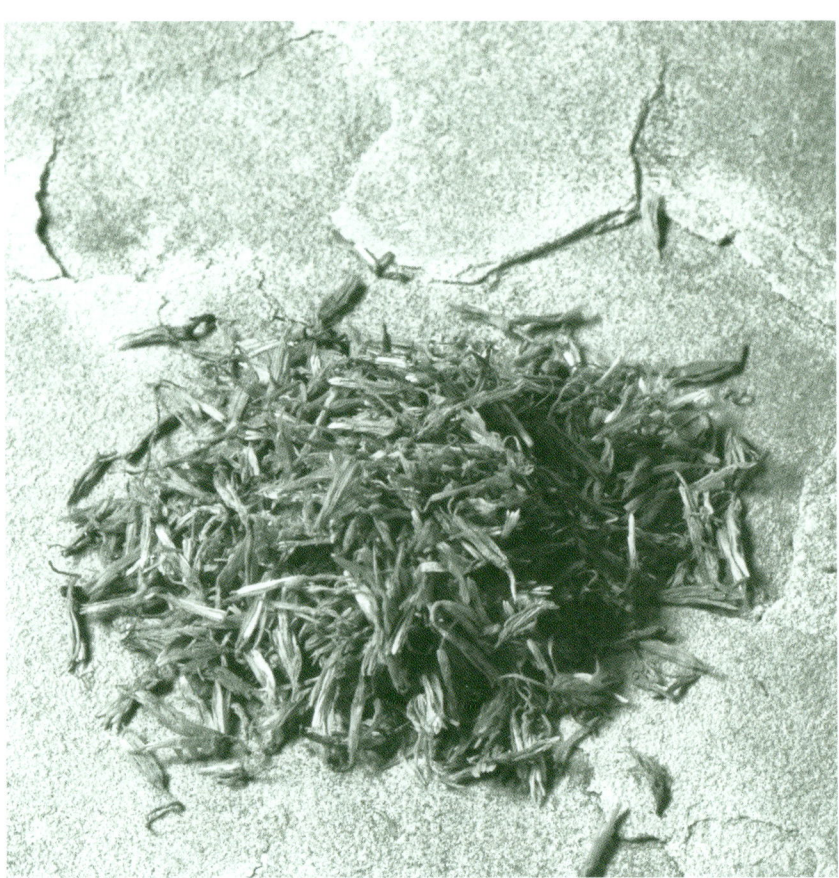

Kuren bei chronischen Bronchialleiden

Zur unterstützenden Behandlung verschiedener chronischer Bronchialleiden werden je nach Fall vor allem drei unterschiedlich wirkende Mild-Heilkräuter bevorzugt: das Gemeine Seifenkraut, das Isländisch Moos und das Zinnkraut.

Gemeines Seifenkraut (Saponaria officinalis)

Die Wurzel dieses Krautes (Abb. 18) ist das 5. Kardinalheilmittel der Mild-Heilkräuterkuren. Sie ist das reaktionsverbessernde Umstimmungsmittel bei fehlerhafter Blut- und Säftezusammensetzung (Dyskrasie). Seifenkraut wirkt auf Haut und Schleimhäute der Atmungs- und Verdauungsorgane sowie auf die Nieren anregend bis reizend. Wie schon der Name sagt, besitzt das Kraut seifenartige Fähigkeiten. Sein Tee schäumt beim Schütteln auf und entfaltet große Oberflächenaktivität. Daher entgiftet er besonders gründlich, beseitigt Schärfstoffe und Säurereste in Blut und Körpersäften und treibt krankmachende Substanzen über Harn, Stuhl, Schweiß, Ausfluss, Auswurf und Schleim hinaus. Saponaria wirkt im Sinne einer umstimmenden Reiztherapie, die der Aktivierung der darniederliegenden körpereigenen Entgiftungs- und Abwehrkräfte dient. Man wendet es daher bei schwer beeinflussbaren Leiden an, bei chronischen Lungen-Bronchialerkrankungen, Stoffwechsel- und Verdauungsstörungen mit hartnäckigem Sodbrennen, gasigen Auftreibungen des Bauches, bei alten rheumatischen Prozessen und zählebigen Hautleiden wie chronischen Ekzemen, schuppenden Flechten, Furunkulosen (siehe auch Hautkuren). Saponaria ist ein großer Krankheitsstoff-Auflöser. Er reizt auf reflektorischem Weg die Bronchialdrüsen zu gesteigerter Abgabe eines dünnflüssigen, die Krankheitsstoffe auflösenden Sekrets. Die Expektoration (Auswurfleistung) wird verbessert, auch bei hartnäckigen, chronischen Erkrankungen der Luftwege, der Altersbronchitis, Emphysembronchitis und chronischem Bronchialasthma.

Auch im Bereich des Verdauungsapparates kommt es zu einer erhöhten Sekretion. Speichelfluss und Absonderung der Magen-Darmdrüsen werden gesteigert, wodurch verbesserte Verdauungsleistungen, vermehrter Gallenfluss, intensivere Peristaltik und Stoffwechseltätigkeit zustande kommen.

Wichtig!	Im akuten Entzündungsstadium mit Rötung, Schwellung und Reizung der Schleimhäute darf man Seifenkraut nicht verwenden! Hier sind die angeführten Pflanzen bei akuten Bronchialerkrankungen angezeigt. Bei chronischen Erkrankungsformen hingegen, bei trockenen oder mit zähem, schwer löslichem Schleim bedeckten Schleimhäuten, bei hartnäckigem, oft vergeblichem Husten, der kaum einen Auswurf herausschafft, ist Saponaria ein unersetzlicher Helfer. Bei allen hartnäckigen Leiden, bei denen ein fehlerhafter Blut- und Säftezustand vorhanden ist, sollte man bei ärztlicher Zustimmung Saponaria oder die wirkungsverwandten saponinhaltigen Pflanzen (Stiefmütterchen, Gänseblümchen, Zinnkraut, Goldrute) anwenden. Unerlässlich sind zusätzliche naturgemäße Anwendungen der Blut- und Säftereinigung.

Zubereitung:

1 gehäufter TL Frischwurzel auf $1/4$ Liter Wasser zur Sekundenüberbrühung oder 1 TL Trockenwurzel zur Minutenüberbrühung.

Anwendung:

(am besten in Teemischungen)

$1/4$ Liter Tee schluckweise, über den Tag verteilt, über 4–6 Wochen, oder 3 × täglich 20 Tropfen der Essenz.

Haupt- → **wirkung**	Kardinal-Umstimmungsmittel der Mild-Heilkräuterkuren. Ausleitendes, entgiftendes, auflösendes Reiztherapeutikum bei fehlerhafter Blut- und Säftezusammensetzung (Dyskrasie). Besonders bei hartnäckigen chronischen Bronchial-, Verdauungs- und Hautleiden.

Isländisch Moos (Cetraria islandica)

Während Saponaria ein Reiz- und Umstimmungsmittel darstellt, entfaltet Isländisch Moos eine allgemein kräftigende, hustenreiz- und schmerzlindernde Wirkung, die sich auch im hohen Alter und sogar beim schwer krank kachektisch liegenden Kranken als hilfreich erweist. Der Stoffwechsel wird angeregt, Bronchialschleim gelöst und Auswurfabhusten erleichtert, was zur Behandlung chronischer Erkrankungen der unteren Luftwege, chronischer Bronchitis, Emphysembronchitis, Lungenasthma, aber auch der Heiserkeit sehr wertvoll ist.

Isländisch Moos ist eine schleim- und bitterstoffreiche Flechte. Seine Bitterstoffe kräftigen den Appetit, steigern den Stoffwechsel und die Abwehrkräfte, weshalb man die Flechte auch bei besonders schwächenden Erkrankungsformen empfiehlt, wie Magen-Darmkatarrhen, Durchfällen, Erschöpfungszuständen nach Blutverlust, auch bei Blutarmut oder in der Rekonvaleszenz, während der Schwangerschaft und der Stillzeit.

Isländisch Moos steigert die Zahl der roten und weißen Blutkörperchen. Es wird auch zur Behandlung der Akne und als Unterstützungsmittel (nicht Heilmittel) der Therapie der Lungentuberkulose verwendet.

Wie Saponaria ist die Flechte bei akuten Entzündungen nicht anzuwenden. Beide Pflanzen ergänzen sich sehr gut (siehe Bronchialtee chronisch).

Zubereitung:
2–3 TL auf $^1/_4$ Liter Wasser mit Kaltansatz
Anwendung:
2 × täglich 1 Tasse oder im Rahmen von Teemischungen.

Stoffwechsel und Abwehrkräfte aktivierende Schleim- und Bitterpflanze für alte chronische Bronchial- und Lungenleiden, hartnäckige Verschleimung, Asthma- und Emphysembronchitis, Erschöpfungszustände, Verdauungsschwäche.	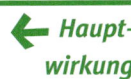 *Haupt-wirkung*

Zinnkraut oder Schachtelhalm (Equisetum arvense)

Die Besonderheit dieser Pflanze (Abb. 17) ist ihre durch Kieselsäurereichtum bedingte, gewebefestigende, leistungs- und widerstandssteigernde Fähigkeit sowie ihr Saponingehalt. Dieser verursacht wie beim Seifenkraut eine umstimmende, die körpereigene Abwehr herausreizende Wirkung.

Da Zinnkraut außerdem noch desinfiziert, ist es gerade für die Behandlung verschleppter chronischer Bronchialleiden, einschließlich der Lungentuberkulose (als Zusatztherapie), besonders wertvoll.

Zubereitung:
1 gehäufter TL auf ¼ Liter Wasser, 15 Minuten köcheln lassen.

Anwendung:
3 × täglich 1 Tasse als Langzeitkur.

Bronchialtee chronisch (Teemischung 22)

Seifenkrautwurzel	10 g	– umstimmend, sekretverflüssigend, abwehrsteigernd
Salbei	20 g	– entzündungshemmend, atemwegsdesinfizierend
Isländisch Moos	30 g	– auswurffördernd, abwehrsteigernd, hustenmildernd
Zinnkraut	40 g	– schleimhautkräftigend, abwehrstärkend

Zubereitung:
Gemischt, 1 gehäufter TL auf ¼ Liter Wasser zur Kalt-Warm-Methode.

Anwendung:
2–3 Tassen mit je 1–2 TL Honig als Langzeitkur. Zur Behandlung chronischer Bronchialleiden. (Zur Vorbeugung und zur Steigerung der Widerstandskraft in Grippezeiten ist der Infekttee (Seite 7 1) als Haustee zu empfehlen, nicht der Bronchialtee chronisch.)

Aus der Praxis

- Schülerin, 7, erkältet sich beim Schulschwimmen und zieht sich zum 3. Mal in einem Jahr eine akute krampfhafte, asthmaähnliche (spastische) Bronchitis zu. Sie erhält 3 × täglich 1 Tasse „Bronchialtee akut", heiße Wickel und heiße Fußbäder. Die Zustandsverbesserung tritt darauf so rasch und so überzeugend ein, dass der Arzt dieses Mal auf Antibiotika und chemische krampflösende Mittel verzichtet. Darüber ist die

Familie sehr glücklich, da diese Medikamente bisher stets sehr unangenehme Nebenwirkungen mit sich gebracht hatten.

- Arztsohn, 10, erkrankt im Anschluss an einen Grippalinfekt an akuter Bronchitis mit beginnender Lungenentzündung mit 40°C Fieber. Bisher war er schon zweimal daran erkrankt gewesen und es dauerte trotz intensiver medikamentöser Therapie jedes Mal wochenlang, bis der Schulbesuch wieder möglich war. Diesmal erhält er eine Schnellbehandlungsserie mit Naturheilmitteln (Einläufe, Rumpffreibebäder, Wickel) [9], kombiniert mit einer homöopathischen Arznei, Eukalyptus-Inhalation und 3 × täglich 1 Tasse „Bronchialtee akut". Am 4. Tag ist er fieberfrei, quietschvergnügt, hustete nur noch ganz locker und kann wieder die Schule besuchen.

- Dentist, 56, übergewichtig mit „Großtrommelträgerbauch", leidet seit 5 Jahren an einer sich ständig verschlechternden chronischen Bronchitis mit asthmatischen Beschwerden und Hustenanfällen. Diese sind manchmal so heftig, dass er während des Anfalls kurzfristig ohnmächtig wird. Er hat bereits hunderte Antibiotikatabletten eingenommen und verschiedene andere Präparate, jedoch ohne anhaltende Besserung. Darauf führt er eine Fastenkur durch, trinkt täglich 3 Tassen „Bronchialtee chronisch" und inhaliert Eukalyptustee. Nach 4 Wochen kann er völlig frei durchatmen, hustet nicht und hat keine Atemnot mehr. Den Tee trinkt er noch durch weitere 6 Monate und bekommt keinen Rückfall.

- Gastronom, 72, leidet an chronischer Bronchitis mit zähschleimigem Auswurf, starkem Hustenreiz und vergeblichem Husten, der fast keinen Schleim herausbringt. Da die bisherigen Therapien erfolglos waren, erhält er eine homöopathische Arznei und als Langzeitkur „Bronchialtee chronisch" sowie Vier-Wässertee mit 1 TL Schwedenbitter pro Tasse und Brustwickel mit Schwedenbitter über Nacht. Nach 2 Wochen ist der Hustenreiz stark vermindert, der Auswurf locker und verflüssigt und die Atmung freier. Nach 3 Monaten ist die Krankheit beseitigt. Der Vier-Wässertee wurde hier zur Giftausleitung über die Nieren und zur Bronchialentlastung gegeben.

Frauenkuren

Wie bei allen Kapiteln dieser Schrift, wird auch bei gesundheitlichen Störungen im Bereich der Frauenorgane die Beratung durch den Arzt vorausgesetzt. Im Falle seiner Zustimmung lässt sich die jeweilige Therapie durch Heilkräuter wirkungsvoll unterstützen.

Periodenkrämpfe (Dysmenorrhoe)

Das schon vor der Periode einsetzende, oft mit Krämpfen und Depressionen einhergehende Prämenstruelle Syndrom sowie die Menseskrämpfe können im akuten Stadium besser durch die Kamille beeinflusst werden; danach erweist sich aber die weitere kurmäßige Einnahme des Gänsefingerkrauts bis zur nächsten Periode als wertvolle Ergänzung.

Kamille (Matricaria chamomilla)

Der Name Matricaria kommt von Mater = Mutter, auch Gebärmutter. Das Mittel wurde schon in der Antike gegen Krampf- und Schmerzzustände der Gebärmutter angewendet. Kamille hilft bei Krämpfen, Menstruationskoliken, Schmerzen nach Entbindungen und anderen Krampfschmerzzuständen im Bereich der Frauenorgane. Schluckweises Trinken des möglichst heißen Tees zeigt rasch wohltuende Wirkung. Der Tee aus frischen Blüten ist unvergleichlich besser!

Zubereitung:
Siehe Magenkuren.

Anwendung:
Bei Bedarf 3–4 Tassen heißen Tee kleinschluckweise einnehmen.

Gänsefingerkraut oder Anserine (Potentilla anserina)

Auch die Anserine (Abb. 5) entfaltet eine – bereits klinisch nachgewiesene – entkrampfende Wirkung bei Periodenkrämpfen, Gebärmutter- und Wochenflussstauungen. Das Kraut ist unschädlich, auch wenn es lange hindurch eingenommen wird. Die krampflösenden Wirkungen erstrecken sich auf die gesamte glatte Muskulatur und zeigen sich besonders deutlich bei Gebärmutter- und Magenpförtnerkrämpfen.

Während die Kamille aber nicht lang anhaltend wirkt, tritt der Anserineneffekt nur langsam ein, hält aber länger an. Daher ist der Tee schon mehrere Tage vor dem zu erwartenden Eintritt der Blutung bis zum Periodenende einzunehmen. Treten dennoch Krampfschmerzen auf, soll zusätzlich heiße Kamille getrunken werden. Beide Tees ergänzen einander sehr gut.

Treten beständig bei jeder Blutung Krampfschmerzen auf, dann empfehlen sich auch die unterleibskräftigenden Reibesitzbäder nach Kuhne [4] und langfristiges Trinken von unterleibskräftigenden Tees (beispielsweise Gynäkologischer Funktionstee). Bei der überwiegenden Mehrzahl aller Frauenleiden haben sich die Reibesitzbäder nach Kuhne als außerordentlich hilfreich und heilsam erwiesen. Siehe auch E. Rauch: Blut- und Säftereinigung.

Zubereitung:

1 TL der Blätter auf $1/4$ Liter Wasser zur Minutenüberbrühung.

Anwendung:

3 × täglich 1 Tasse heißen Tee.

Gynäkologische Funktionsschwächen

Zu diesen gehören ständig unregelmäßige, zu schwache, zu starke, zu lange, schmerzhafte oder sonst wie abnorme Regelblutungen; Weißfluss; Krämpfe und Muskelverspannungen im kleinen Becken; gynäkologisches Schwächegefühl nach Entbindungen; Anfälligkeit für Unterleibserkrankungen; unterleibsbedingte Kreuzschmerzen; Hautausschläge wie Akne, die während der Menstruation „erblühen". In solchen Fällen haben sich außerordentlich oft die Reibesitzbäder nach Kuhne [4] und Teemischungen bewährt, die auf allgemeine Funktionsverbesserung und Stärkung der Unterleibsorgane hinzielen.

Gynäkologischer Funktionstee (Teemischung 23)

Schafgarbe	30 g	– unterleibsdurchblutend, menses-normalisierend, ausflusswidrig, 1. Hauptmittel bei Frauenleiden (auch als Einzeltee)
Frauenmantel	30 g	– unterleibskräftigend, mensesnormalisierend, hormonell harmonisierend 2. Hauptmittel bei Frauenleiden
Engelwurz (Angelica a.)	20 g	– gegen hormonell gestörte Funktion, gynäkologisch kräftigend
Johanniskraut	20 g	– gegen hormonelle Unter- und Dysfunktion, antidepressiv, stimmungsaufhellend.

Zubereitung:
Gemischt, 1 gehäufter TL auf $1/4$ Liter Wasser, Kalt-Warm-Methode.

Anwendung:
Wenn nicht anders empfohlen: 2 × täglich 1 Tasse über 3–6 Monate als konstitutionsverbessernde Kur.

Schafgarbe (Achillea millefolium)

Dieses 1. Hauptmittel bei Frauenleiden (Abb. 16) wurde bereits bei Leber-Gallenkuren besprochen. Unregelmäßige Perioden, Ausfluss, Senkungen, Krampfbeschwerden im kleinen Becken (Pelipathia spastica), Frauenkreuzschmerz und klimakterische Beschwerden können durch dieses entzündungshemmende, krampflindernde und venentonisierende „Bauchwehkraut" günstig beeinflusst werden.

Von den am besten in der Sonne gepflückten Blüten werden 2–3 Tassen täglich längerfristig getrunken.

Regelfördernder Tee (Teemischung 24)

Bei nicht eintretenden Regelblutungen in der Pubertät, bei zu schwachen oder ohne Schwangerschaft ausbleibenden Menstruationen kann diese Teemischung allein oder im Wechsel mit dem Gynäkologischer Funktionstee verwendet werden:

Schafgarbe – unterleibsdurchblutend, mensesnormalisierend
Frauenmantel – unterleibskräftigend, funktionsnormalisierend
Weinraute – steigert Durchblutung des Unterleibs

Zubereitung:
Zu gleichen Teilen gemischt, 1 gehäufter TL auf $1/4$ Liter Wasser, Minutenüberbrühung.

Anwendung:
3 × täglich 1 Tasse; zur Verstärkung können je 20 Tropfen Rosmarinessenz beigefügt werden (siehe auch Rosmarin und Fall bei Kreislaufkuren).

Regelmildernder Tee (Teemischung 25)

Bei zu starken, zu langen, zu häufigen Menstruationen, bei Zwischen-, Nachgeburts- und klimakterischen Blutungen kommt in Betracht:

Frauenmantel	20 g	– blutungsnormalisierend, gewebestraffend, gebärmuttertonisierend;
Hirtentäschel (Capsella b.p.)	30 g	– blutstillend, blutungsnormalisierend
Schafgarbe	20 g	– blutungsnormalisierend, blutstillend, unterleibskräftigend
Tormentille	30 g	– blutungshemmend bei zu starken Perioden, straffend, gewebezusammenziehend

Zubereitung:
Gemischt, 1 gehäufter TL auf 1/4 Liter Wasser, Kalt-Warm-Methode (notfalls Minutenüberbrühung).

Anwendung:
10 Tage vor Eintritt der Menses mit 2 x täglich 1 Tasse beginnen. Bei abnormen Blutungen 3–4 × täglich 1 Tasse, im Klimakterium: 2 × täglich 1 Tasse, 4 Wochen lang, dann 2–4 Wochen Teepause, dann wiederholen. Zusätzlich kalte Reibebäder nach Kuhne außerhalb der Tage.

Brustdrüsenpflege

Bei Stauungen in der weiblichen Brustdrüse, bei gutartigen, oft zyklusabhängigen Knotenbildungen (Mastopathie) kann nach entsprechender Untersuchung der Gyn.-Funktionstee getrunken und eine Eincremung der Brüste mit Ringelblumensalbe (siehe Magenkuren) nach Waschen oder Duschen morgens und abends vorgenommen werden.

Schwangerschaft

Während der normalen Schwangerschaft haben sich die kühlen Reibesitzbäder nach Kuhne hervorragend bewährt. Sie tragen wesentlich zum komplikationslosen Verlauf von Schwangerschaft und Entbindung bei. Sie können von Beginn der Gravidität bis unmittelbar vor der Entbindung genommen werden. Außerdem kommen in Betracht:

Vitamin-Mineralzufuhr

Während der Gravidität treten häufig Mangelzustände auf. Als eine der vielen Hilfsmöglichkeiten dagegen mischt man getrocknete Brennnesselblätter mit gewaschenen Eierschalen (tunlichst von „glücklichen" Hühnern, die sich ihr Futter frei suchen können) und zermahlt diese im Mixer zu einem Pulver. In den Brennnesselblättern befinden sich Kalzium, Kalium, Eisen, Phosphor und Vitamine, in den Eierschalen organische Kalkverbindungen, die während der Schwangerschaft sehr wertvoll sind.
Zusätzlich sind (käufliche) Hagebuttenschalen (Vitamin A, B_1, B_2, C, Nikotinamid) zu kauen.

Anwendung:
Während der Schwangerschaft durchlaufend 2–3 Messerspitzen des Pulvers einnehmen und täglich 2–3 Hagebuttenschalen kauen.

Frauenmantel (Alchemilla vulgaris)

Diese Pflanze (Abb. 23) gilt in der Volksmedizin nahezu als „Allerweltsmittel" gegen Frauenstörungen. Sie wird bei Bänderschwäche, Erschlaffung des Unterleibs, Gebärmuttersenkung sowie für gutes Einnisten der Frucht bei Fehlgeburtneigung empfohlen; außerdem bei verschiedenen Unterleibsbeschwerden, Weißfluss und Menstruationsstörungen. Wenn in der Pubertät trotz ärztlicher Behandlung die Perioden nicht eintreten, wenn sie übermäßig stark sind, auch zur Förderung des Stillens, im Klimakterium kann immer Frauenmanteltee, meist in Kombination mit anderen Tees, wie Schafgarbe, empfohlen werden.

Die blutreinigenden und harntreibenden Fähigkeiten des Tees unterstützen einen beschwerdefreien Verlauf der Schwangerschaft. Die starken blutstillenden und wundheilenden Kräfte der Pflanze beschleunigen die Regeneration nach Entbindungen.

Zubereitung:

1–2 TL auf $1/4$ Liter Wassser zur Minutenüberbrühung.

Anwendung:

2 × täglich 1 Tasse oder 3 × täglich 20 Tropfen Essenz.

Während der Gravidität mehrmals 4 Wochen lang zur Unterstützung eines guten Schwangerschaftsverlaufes und zur Vorbeugung von Gewebeeinrissen.

Zur Entbindungsvorbereitung: 6 Wochen vor dem Geburtstermin zur Förderung einer leichten Entbindung, zur Verhinderung nachgeburtlicher Blutungen und zur Unterstützung guter Organrückbildung.

Stilltee (Teemischung 26)

Die Milchbildung fördern:

Anissamen	– drüsenanregend, sekretionsfördernd
Fenchel	– drüsenanregend, sekretionsfördernd
Frauenmantel	– hormonell funktionsfördernd
Melisse	– entspannend, nervenstärkend

Zubereitung:

Zu gleichen Teilen gemischt, 1 gehäufter TL auf $1/4$ Liter, Minutenüberbrühung.

Anwendung:

4–6 × täglich 1 Tasse trinken, bei Eintritt ausreichender Milchsekretion je nach Bedarf.

(Zum Abstillen eignet sich Salbei, 3 × 1 Tasse, siehe Seite 62).

Bei Milchbrustentzündung helfen rasch Bittersalz (Magnesiumsulfat), 1 TL auf $^1/_4$ Liter Wasser nüchtern getrunken und Umschläge mit Steinkleetee (siehe Fuß- und Beinkuren).

Klimakterium

Neben allenfalls erforderlichen ärztlichen Behandlungen können bei klimakterischen Beschwerden auch geeignete Teesorten entlastend, beruhigend und zustandsverbessernd wirken. Vor allem kommen in Betracht:

Johanniskraut (Hyperium perforatum)

Dieses Kraut (Abb. 11) wirkt beruhigend, stimmungsaufhellend, angstlösend, antidepressiv (nicht gegen endogene Depressionen) und bekämpft zahlreiche Symptome der hormonellen Unter- oder Fehlfunktion in den Wechseljahren. Auch klimakterische Unruhezustände und gestörter Schlaf werden durch das Kraut meist wohltuend beeinflusst.

Zubereitung und Anwendung – siehe Nervenkuren, Seite 116.

Melisse (Melissa officinalis)

Dieses schon 300 v. Chr. von Theophrastus beschriebene Nerven-, Herz- und Frauenmittel (Abb. 8) beruhigt die im Klimakterium oft verstärkt auftretenden Symptome der vegetativen Dystonie. Es lindert Erregungs- , Unruhe-, Angst- und sexuelle Reizzustände, beruhigt bei nervösen Unpässlichkeiten, löst Unterleibskrämpfe und fördert den Schlaf.

Zubereitung und Anwendung – siehe „Magenkuren", Seite 80.
3–4 × täglich 1 Tasse kalten Tee hilft auch gegen Hitzewallungen. Systematische Kurdurchführung ist meist über etliche Monate erforderlich.
Melissenbad: 1–2 EL käufliche Melissen-Bademilch dem Badewasser

(37 °C) zusetzen; hilft bei nervös-psychischen und klimakterischen Beschwerden.

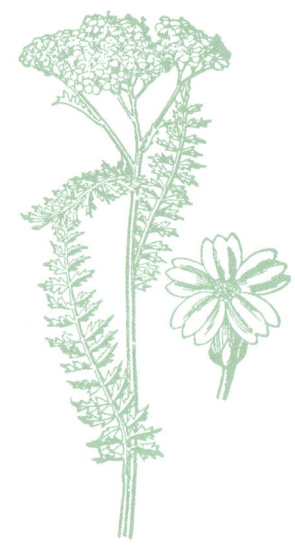

Klimaxtee (Teemischung 27)

Johanniskraut	– gegen klimakterische Unruhe, Angst
Melisse	– gegen nervöse und klimakterische Beschwerden, beruhigend, entkrampfend
Frauenmantel	– unterleibsfunktionskräftigend
Schafgarbe	– gegen Wechselbeschwerden und Blutstauungen, unterleibskräftigend
Steinklee	– gegen Wechselbeschwerden, beruhigend, gefäß-kreislaufwirksam

Zubereitung:

Zu gleichen Teilen gemischt, 1 gehäufter TL auf $1/4$ Liter Wasser zur Minutenüberbrühung.

Anwendung:

3 × täglich 1 Tasse 6 Wochen lang, nach 3-wöchiger Pause wiederholen.

Nervenkuren

Diese Kurformen stellen Ergänzungen oder Alternativen zu den Heil-kräuterkuren (Seiten 41 bis 50) dar.

Nervenkräftigender Tee (Teemischung 28)

Dieser Tee wirkt gleichzeitig verdauungskräftigend.

Bitterklee   60 g – vegetatives Nervensystem kräftigend,
                              verdauungsanregend;
Pfefferminze 20 g – nervenanregend, Magen- und Gallentätigkeit
                              aktivierend

Zubereitung:
Gemischt, 1 gehäufter TL – $1/4$ l zur Minutenüberbrühung.

Anwendung:
3 × 1 Tasse als 6-Wochenkur.

Nervenberuhigender Tee (Teemischung 29)

Melissenblätter – harmonisierend, bei nervösen Beschwerden,
                              Herzklopfen, Schlafstörungen bessernd
Kamillenblüten – beruhigend, entkrampfend, gegen Stress,
                              schmerzlindernd
Johanniskraut – „Neuropsychotonikum"
Lavendelblüten – gegen Aufregungen, nervöse Kopf- und
                              Herzbeschwerden

Zubereitung:

Zu gleichen Teilen gemischt. 2 TL auf $^1/_4$ Liter Wasser, Kalt-Warm-Methode.

Anwendung:

1–3 Tassen täglich als 3–6 Wochenkur.

Intensivkur:

Verstärkung der Teewirkung durch Zusatz von 20 Tropfen Haferessenz oder Urtinktur (Avena sativa ⊘) oder/und 1 TL Baldrianessenz oder -tinktur pro Tasse.

Johanniskraut (Hypericum perforatum)

Das um „Johanni" (24. Juni) goldgelb blühende Kraut (Abb. 11) ist das Kardinalnervenmittel der Mild-Heilkräuterkuren. Es gilt als Neuropsychotonikum. Dementsprechend fördert es Umstimmung und Regeneration des Nervensystems bei nervlichen und bei seelischen Reizzuständen, Neurosen, Verstimmungen, Ängstlichkeit, Weinerlichkeit, Zittern. Es hilft auch oft bei Neuralgien, Herzneurosen, psychosomatischen Krampf- und Lähmungserscheinungen, auch der Frauenorgane, und bei vorwiegend psychisch bedingten Fehlfunktionen wie Bettnässen. Johanniskraut ist auch angezeigt bei funktionellen Depressionen, Schwarzseherei, melancholischen Bedrängnissen, Unruhezuständen bei Stress- und Konfliktsituationen, Leistungsabfällen und Schlafstörungen. Nach wissenschaftlichen Untersuchungen führt das Kraut zu Besserungen bei Einschlafstörungen zu 100 Prozent und bei Durchschlafstörungen zu 92 Prozent. [11]
Wertvoll ist die Pflanze auch bei verschiedenen hormonellen Unterfunktionen, wie Regelstörungen, und unübertroffen ist sie im Klimakterium, wo sie ihre ganze beruhigende, antidepressive, angstlösende und stimmungsaufhellende Kraft unter Beweis stellen kann. Allerdings tritt diese Wirkung erst nach 7–21 Tagen ein, „dann aber wirklich!" (Dr. R. F. Weiss). [3]

Äußerlich ist Johannisöl ein großes Heilmittel, besonders bei Nerven-erkrankungen, -entzündungen und -verletzungen, und gilt als „Arnika der Nerven" (siehe Seite 201).

Bei Nervenentzündungen trinkt man täglich 2 Tassen des Tees und reibt regelmäßig das Öl auf die schmerzende Stelle. Geduld ist nötig, wird aber meist gut belohnt.

> Kardinalnervenmittel zur Umstimmung und Regeneration des Nervensystems, Neuropsychotonikum. Bei psychosomatischen Störungen, besonders auch im Klimakterium.
> Beruhigend, antidepressiv, angstlösend, stimmungsaufhellend. Großes Wund- und Heilmittel bei Entzündungen und Verletzungen der Nerven.

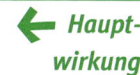 *Haupt-wirkung*

Zubereitung:

Die frischen, noch nicht ganz aufgeblühten Knospen, bei Sonnenschein gepflückt, oder die daraus zubereiteten Essenzen oder Urtinkturen wir-ken am besten. Weniger günstig sind Produkte aus Trockenpflanzen.

2 TL Frischknospen mit $1/4$ Liter Wasser überbrühen, bis zur Rotfärbung des Tees ziehen lassen. Ansonsten 1 TL Trockenblüten und -blätter auf $1/4$ Liter Wasser zur Minutenüberbrühung bis Rotfärbung.

> Während der Hypericumkur ist intensive Sonnenbestrahlung zu meiden. Einerseits ist diese bei psychisch-nervösen und bei klimakterischen Bela-stungen ohnehin nicht günstig, andernteils steigert Johanniskraut oft die Sonnenempfindlichkeit und kann bei hellhäutigen Personen zu Hautreizun-gen durch Lichtsensibilisierung führen.

Wichtig!

Anwendung:

Morgens und abends je 1 Tasse als 2–4-Monatskur oder 3 × täglich 20 Tropfen der Essenz.

Anwendungen des Johannisblütenöls

Innerlich

2 × 1 TL einnehmen.

Äußerlich

Die äußerliche Anwendung wird vielfach mit der innerlichen (als Tee, Essenz oder Öl) kombiniert. Als Heilöl zum Einreiben bei Nerven(wurzel)entzündungen, Neuralgien (auch Ischiasentzündung, Nerveneinklemmung, Trigeminusneuralgie), Hexenschuss, Rückenschmerzen, rheumatischen Schmerzen, Lymphdrüsenschwellungen, Nervenverletzungen, Krampfadern, Wunden, Brandwunden, Sonnenbrand; weiterhin als Massageöl und Hautpflegeöl bei rauhem Gesicht und rissig-schrundiger Haut.

Herstellung des Johannisblütenöls

Johanniskrautblüten, bei Sonnenschein gepflückt, werden in eine Flasche bis oben gefüllt, mit kalt gepresstem Olivenöl übergossen und überdeckt 2–3 Wochen lang an einem sonnenreichen oder warmen Platz verschlossen aufbewahrt. Das dann rot gewordene Öl durch ein Tuch sieben, den Rückstand auspressen und das Öl kühl und dunkel lagern.

Bettnässertee (Teemischung 30)

Johanniskraut	50 g	– nervenkräftigend, zusammenziehend, reizlindernd;
Zinnkraut	30 g	– blasenstärkend
Tormentillwurzel	20 g	– schleimhautstraffend, zusammenziehend, blasenkräftigend

Zubereitung:

Gemischt, 1 TL auf $1/4$ Liter Wasser zur Kalt-Warm-Methode, 10 Minuten ziehen lassen.

Anwendung:

1 Tasse vor 17 Uhr trinken, als Blasenkräftigungskur 3–6 Monate lang. Abends nur trockene Kost geben. Dieser Tee kann auch mehrmals durch die Mischung Johanniskraut + Zinnkraut (tagsüber 1–2 Tassen) für 4 Wochen abgelöst werden. Auch bei Bettnässen alter Menschen ist 2 × täglich 1 Tasse zu empfehlen.

Hafer (Avena sativa)

Hafer ist in Form der Haferflocken und -grütze ein altbekanntes Diätetikum, Lebens- und Kräftigungsmittel. Neben seinen Nährstoffen beinhaltet Hafer zahlreiche B-Vitamine, Kieselsäure, Kalium, Calcium, Magnesium, Phosphor, Eisen, Zink, Mangan und Kupfer. Der Tee der frischen, grünen, blühenden Pflanze besitzt tonisierende, kräftigende, nervlich und psychisch beruhigende Fähigkeiten. Er wird daher bei Erschöpfungszuständen, nervöser Unruhe, nach geistigen Überforderungen, Prüfungsangst, unruhigem Schlaf, nervöser Appetitlosigkeit, nervösem Herzklopfen, nach Krankheiten, in der Rekonvaleszenz und bei Wetterfühligkeit angewendet. Hafer ist wirksam bei nervlichen Schwächezuständen, sexueller Neurasthenie, nach sexuellen Überforderungen oder Überreizungen, bei kindlicher Onanie und krankhaften Samenergüssen (Pollutionen).

Auch zur Unterstützung der Alkohol- und Nikotinentwöhnung und als Überbrückungshilfe bei Entziehungserscheinungen von Opium, Morphium und anderen Süchten hat er sich als hilfreich erwiesen. Schon seit langem empfiehlt die indische Ayurvedamedizin den grünen Hafertee für Opiumentziehungskuren. Wissenschaftliche Untersuchungen bestätigen günstige Wirkungen bei Raucherentwöhnungsbehandlungen. [22]

Grüner Hafer vermag außerdem den Harnsäurespiegel im Blut zu senken und zeigt entwässernde und der Bildung von Harnsteinen entgegentretende Wirkungen. [46]

Zubereitung:

1 EL der frischen, blühenden Pflanze auf $^1/_4$ Liter Wasser, Minutenüberbrühung (5 Minuten).

Anwendung:

1–2 Tassen des grünen Tees tagsüber verteilt, kleinschluckweise oder 3 × täglich 5–15 Tropfen der Frischpflanzenessenz oder der homöopathischen Urtinktur (Avena sativa ⊘) zur Nervenkräftigung. Zur Nikotin-, Alkohol- und anderen Entwöhnung: 5 x täglich 15 Tropfen in warmem Wasser. Bei Schlafstörungen von Kindern mit Alpträumen abends 15 Tropfen, bei Erwachsenen 20 Tropfen. Die regelmäßige Einnahme von Haferflockenspeisen (Müsli etc.) kann unterstützend wirken.

Migränetees

Die ärztliche Migränebehandlung kann durch Heilpflanzenanwendungen, die auf mögliche Krankheitsursachen hinzielen, oft gut unterstützt werden.

Migräne-Nerventee (Teemischung 31)

Johanniskraut	– nervenkräftigend, entkrampfend, gegen nervöse Kopfschmerzen
Bitterklee	– vegetatives Nervensystem kräftigend, tonisierend, Kopf entlastend, gegen Übelkeit, Erbrechen, Reisekrankheit
Steinkleekraut	– schmerzstillend, beruhigend, Gefäß- und Migränemittel
Melissenblätter	– schmerzstillend, beruhigend, erbrechenverhindernd, krampflösend, Migränemittel
Schafgarbe	– krampflösend

Zubereitung:
Zu gleichen Teilen gemischt, 1 gehäufter TL auf $1/4$ Liter Wasser als Kalt-Warm-Methode, notfalls Minutenüberbrühung.

Anwendung:
3 × täglich 1 Tasse als 3–6-Monatskur.

Migräne-Nierentee (Teemischung 32)

Bitterklee	– wie Migräne-Nerventee
Berberitzenrinde	– anregend auf Leber-, Gallen- und Nierentätigkeit
Liebstöckel (Blätter + Wurzeln)	– nierenanregend, harntreibend, krampflösend, auf die Nieren ableitend
Zinnkraut	– harntreibend, auf die Nieren ableitend

Zubereitung und Anwendung – wie Migräne-Nerventee.

Migräne-Verdauungstee (Teemischung 33)

Bitterklee	– Verdauungsdrüsen aktivierend, auf den Darm ableitend, Kopf entlastend
Berberitzenrinde	– wie oben
Faulbaumrinde	– Peristaltik anregend, auf den Darm ableitend;
Pfefferminzblätter	– Nerven belebend, gegen Kopf- und Nervenschmerzen, Migränemittel

Zubereitung und Anwendung – wie Migräne-Nerventee.

Bei den allermeisten Kopfschmerz- und Migräneformen ist die Darmreinigungskur nach F. X. Mayr zu empfehlen. Sie führt in einem sehr hohen Prozentsatz aller Fälle zu entscheidenden Verbesserungen, nicht selten zur Ausheilung. Unterstützend wirken Reibebäder nach Kuhne und richtig gewählte Teemischungen.

Aus der Praxis

● Köchin, 52, ist seit Ausbleiben der Monatsblutungen auffallend depressiv, weint ohne ersichtlichen Grund, nimmt alles tragisch, fühlt sich ständig beleidigt und steigert sich in hochgradige klimakterische Erregungszustände bis zu wiederholten Androhungen von Selbstmord. Die vom Frauenarzt eingeleitete Hormontherapie behauptet sie nicht zu vertragen, außerdem fürchtet sie, dadurch an Krebs zu erkranken. Anstelle aller Medikamente erhält sie als Langzeitkur Klimaxtee, verstärkt mit Johannisblüten-Essenz. Außerdem führt sie die Reibebäder nach Kuhne durch und reibt sich abends vor dem Einschlafen die Schläfengegend mit Johannisblütenöl ein. Nach 5-monatiger Kur ist sie wieder ganz ausgeglichen.

- Unternehmer, 50, verliert seine Gattin durch Autounfall. Seither leidet er an hochgradiger Nervosität und Schlafstörungen. Er nimmt wahllos verschiedenste Psychopharmaka, Beruhigungs- und Schlafmittel ein. Nach 3 Jahren stellt man bei ihm schlechte Leberwerte fest und rät zur größtmöglichen Reduzierung der Medikamente. Seine Versuche, diese wegzulassen, misslingen jedoch. Er wird im Beruf unleidlich und kann nicht mehr schlafen. Daher erhält er den Rat, systematisch Autosuggestion [13] durchzuführen, weiterhin zunächst nur die Tagesmedikamente wegzulassen und auf den Nervenberuhigungstee mit Haferessenz überzugehen. Da dies schließlich gut gelingt, vermindert er allmählich auch die Schlafmitteldosis und nimmt den schlaffördernden Tee. Nach 4 Monaten berichtet er stolz, keine Medikamente mehr zu nehmen und wieder mit seinem Leben zurechtzukommen.

- Kindergärtnerin, 32, leidet seit Pubertät an starken Kopfschmerzen und wöchentlichen Migräneanfällen mit Erbrechen, Übelkeit und Lichtunverträglichkeit. Dabei muss sie sich im verdunkelten Zimmer hinlegen und ist oft 2 Tage lang dienstunfähig. Trotz nervenärztlicher Behandlung und verschiedener Medikamente tritt keine Besserung ein. Schließlich führt sie eine ambulante 6-wöchige Darmreinigungskur nach F. X. Mayr durch, kombiniert mit Migräne-Nierentee und Reibebädern nach Kuhne. Darauf wird ihr Kopf ganz frei. Erst 10 Monate später, im Anschluss an ein Festessen (= Stoffwechselbelastung), tritt erstmals wieder ein Anfall auf. Darauf fastet sie sofort 2 Tage, nimmt 2 Monate lang wieder Tee und Reibebäder und bleibt seither beschwerdefrei.

Historisches

Johanniskraut galt im Volksglauben wegen seiner gemütsaufhellenden Wirkung auch als Schutzmittel gegen allerlei Gespenster, Zauber und Teufelei. In alten Schriften heißt es fuga daemonum, Dämonenvertreiber. Der Teufel sei so erbost über die wunderbare Hilfe des Krautes gewesen, dass er dessen Blätter mit Nadeln durchstochen (perforiert) hätte (vgl. den lat. Pflanzennamen). Hält man die Blätter gegen das Licht, sieht man die nadelstichartigen Perforationen, ein wichtiges Erkennungszeichen der Pflanze!

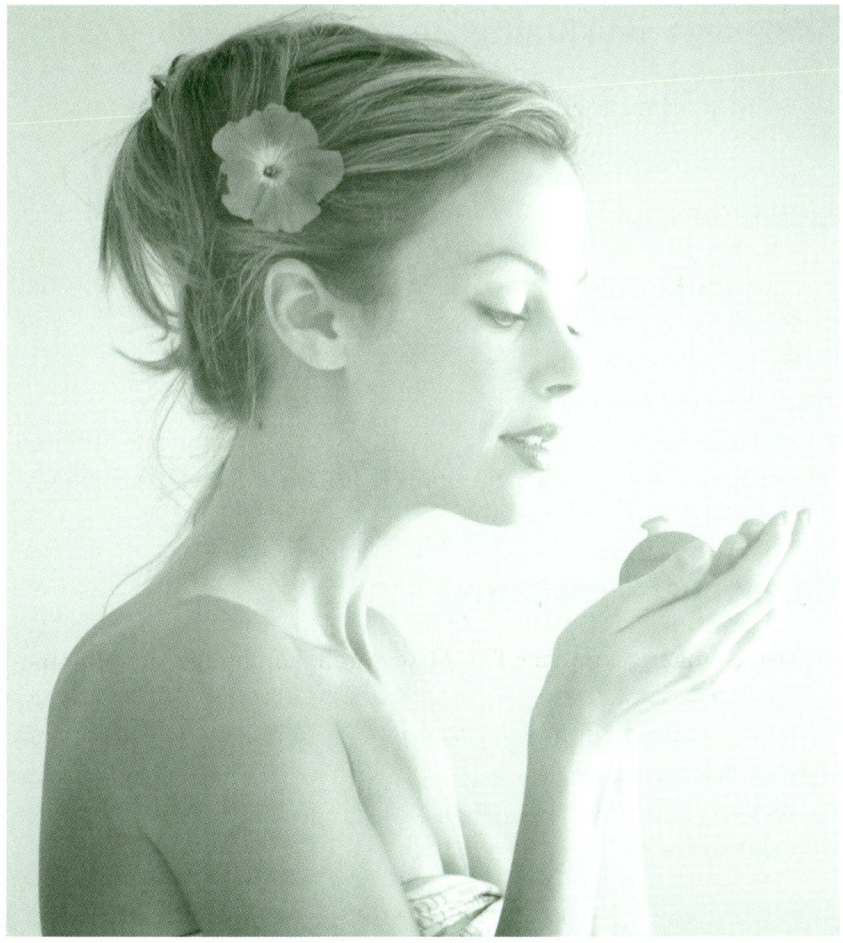

Kuren bei sexueller Schwäche

Die nachfolgenden Kräuteranwendungen dienen keiner Sofortwirkung mit den möglichen Vor- und Nachteilen (Nebenwirkungen) von Aufputschmitteln wie Alkohol, Suchtdrogen oder Medikamenten wie etwa Viagra. Sie fördern hingegen eine allgemeine und spezifische funktionelle Kräftigung.

Anregungs- und Kräftigungstee (Teemischung 52)

Eberwurz (Carlina acaulis)	– gegen sexuelle Schwäche, Menstruationsschwäche, gegen Nieren- und Blasenleiden
Liebstöckel (Luststock)	– harntreibend, nervenanregend, potenzfördernd
Orangenblüten	– sanft anregendes Nerven- und allgemeines Belebungsmittel

Zubereitung und Anwendung:
Zu gleichen Teilen gemischt, 2 TL auf $1/4$ Liter Wasser zur Minutenüberbrühung. 3 × täglich 1 Tasse mit je 1 TL Honig als 6-Wochenkur.

Haferkraut (Avena sativa)

Haferkraut wird in Form der aus dem frischen, blühenden Haferkraut gewonnenen Essenz (siehe Seite 216) oder der homöopathischen Urtinktur Avena sativa ∅) angewendet. Davon wird in den oben angeführten Tee pro Tasse eine Zugabe von 15 Tropfen gegeben. Es wirkt besonders günstig bei nervlichen Belastungen, nervösen Irritationen und aufbauend bei Mannesschwäche.

Allgemeine „Fitmacher für müde Männer"

Dazu zählen die Lauchgewächse, insbesondere Knoblauch und frische Zwiebel, sowie alle anregenden, belebenden, funktionssteigernden Gewürze wie Vanille, Orangenblüten, Eberwurz, Liebstöckel. Als Geheimtipps werden aus der Volksmedizin und auch von manchen Autoren empfohlen. [23, 24]

- Weizenkeimbrot mit Butter und reichlich Tartar
- rohe Selleriescheiben
- kleine mit Koriander gewürzte Zwiebeln
- Orangensalat mit Rum, Vanille und Zitronensalat
- gedünstete Karotten mit Rosmarin und Salbei
- gebackene Äpfel mit Zimt
- Kräuteromeletten mit Thymian und Basilikum.
- weitere Gewürzzutaten wie Rosmarin, Koriander, Muskatnuss, spanischer Pfeffer, Kapern, Bohnenkraut, Fenchelsamen und die schon erwähnten Lauchsorten, deren Geruch nicht stört, wenn sie von beiden Partnern gleichzeitig gegessen werden.

Zur Erheiterung sei von den vielen veröffentlichten „Empfehlungen" noch der „Liebestee" nach Messegué zitiert: Man nehme 3 Prisen Bohnenkraut, 1 Prise Orangenblüten und 1 Prise Minze auf $1/2$ Liter Wasser mit Minutenüberbrühung für „2 Tassen tête à tête". Dieser Tee sei für lange Winterabende besonders geeignet ...

Kommentar: „Wer es nicht versucht, ist selber schuld".

Die Reibesitzbäder für Männer und für Frauen nach L. Kuhne

Diese sind problemlos daheim durchzuführen. Sie bewirken eine generelle Kräftigung aller Sexualfunktionen, auch der Nieren- und Darmtätigkeit, sowie des gesamten vegetativen Nervensystems. Beschrieben und abgebildet in Rauch: Blut- und Säftereinigung. [2]

Kuren bei Pilzbelastung

Zur Unterstützung der vom Arzt verordneten Therapie, die diätetisch mit Verbot von Kuhmilch- und Weizenprodukten, zucker- und hefehaltigen Speisen einherzugehen pflegt, haben sich bewährt:

Anti-Candidatee (Teemischung 34)

Zubereitung und Anwendung:
3 Gewürznelken und 1 Messserspitze Zimtpulver (aus Gewürzladen) kommen in $^1/_2$ Liter Wasser. Aufkochen und 10 Minuten ziehen lassen. Den Mund damit spülen und danach schlucken. Dieser auf die Mundhöhle und die übrigen Verdauungswege stark desinfizierend-reinigend wirkende Tee soll 5–6 Wochen lang über den Tag verteilt täglich eingenommen werden.

Allgemeiner Anti-Pilztee (Teemischung 35)

Blutwurz (Potentilla tormentilla)	– gewebekräftigend, widerstandsstärkend gegen Befall, pilzabweisend
Thymian	– Atem- und Verdauungswege desinfizierend, pilzabweisend
Salbei	– pilzfeindlich, desinfizierend, reinigend

Zubereitung und Anwendung:
1–2 TL auf $^1/_4$ Liter Wasser mit Kalt-Warm-Methode. Täglich 3 Tassen trinken. In die morgendliche und abendliche Tasse sind je 8–10 Tropfen Aloetinktur (Apotheke) zu geben. Die Aloetinktur ist ein abführendes Bittermittel mit pilzfeindlicher Wirkung. Der abführende Effekt der Aloe verstärkt die Pilzbekämpfung. Im Falle einer zu starken oder zu mäßigen Abführwirkung kann die Dosis variiert werden.

Lapachotee

Dieser in Reformhäusern beziehbare Inkatee aus den Anden zeigt ebenfalls starke pilzfeindliche Wirkung. 1–2 TL auf $1/4$ Liter Wasser, aufkochen, 10 Minuten ziehen lassen.

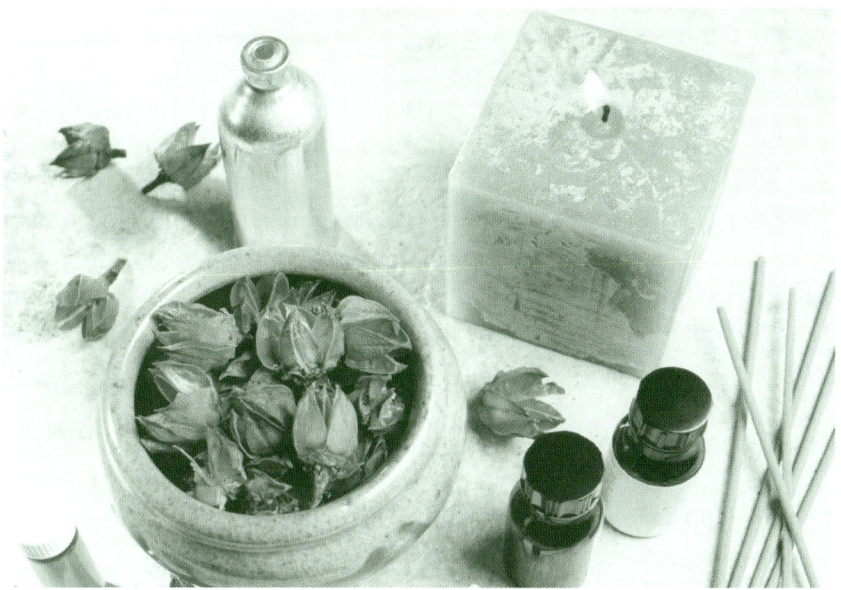

Gewürze, Kräuter und ätherische antimykotische Öle

Sie sollen bei der Speisenzubereitung reichlich Verwendung finden.
Dazu gehören: Efeu, Seifenrinde, Engelwurz, Eberwurz, Sanikelwurz,
Zinnkraut, Thymian, Teebaumöl, Zimt, Brunnenkresse, Kapuzinerkresse, Ingwer, Nelken, Minze, Lavendel, Schwarzkümmel, Knoblauch, Bärlauch und Myrrhe.

Hand- und Fußpilz

Siehe Kuren bei chronischen Hautleiden, äußere Anwendungen siehe
Seite 189.

Gelenk- und Rheumakuren

Die Therapie von Gelenkleiden und Erkrankungen des rheumatisch-gichtisch-neuralgischen Formenkreises gehört in ärztliche Hand. Dabei kommt der Ausschaltung möglicher Krankheitsherde wie eitriger Mandeln, Zähne oder Nebenhöhlenprozesse, große Bedeutung zu. Enorm hilfreich sind auch strikte diätetische Maßnahmen wie Fasten-Entschlackungskuren und eine anschließende basenreiche, an tierischem Eiweiß arme Kost. Ausreichende Basenzufuhr (siehe Basenkuren) und spezielle Heilpflanzen können diese Therapien wirkungsvoll unterstützen. Dies gilt auch bei degenerativen, schrumpfenden und knorpeldestruktiven Veränderungen der Gelenke und bei bandscheibenverschmälernden Vorgängen bei Bandscheibenleiden.

Rheuma-Ausscheidungstee (Teemischung 36)

Er zielt auf Abbau und Ausscheidung rheumatischer Ablagerungen und Stoffwechselschlacken aus dem Körper.

Berberitzenrinde	20 g	entzündungswidrig, gegen Gicht, Rheuma, Arthrosis deformans, Spondylopathien
Alpenrose	30 g	umstimmend, entzündungswidrig, schweißtreibend, gegen Muskel- und Gelenkrheuma
Brennnesselkraut	40 g	schlackenausschwemmend, mineralhaushaltregulierend, antirheumatisch
Seifenkraut	10 g	Kardinalumstimmungsmittel

Zubereitung:
1 gehäufter TL auf $1/4$ Liter Wasser, Kalt-Warm-Methode.

Anwendung:
Täglich morgens 1–2 Tassen schluckweise, als 6-Monatskur. Immer in täglichem Wechsel mit:

Rheuma-Gewebeaufbautee (Teemischung 37)

Dieser unterstützt – wo noch möglich – die Geweberegeneration und den Wiederaufbau beschädigter Strukturen

Rosmarin   – zirkulationsfördernd bei schlecht durchbluteten
                        Gelenken
Klettenwurzel   – regenerationsfördernd, antidyskratisch
Zinnkraut   – elastizitätsverbessernd, gewebestraffend

Zubereitung:
Zu gleichen Teilen.

Anwendung:
Täglich abends 1 (–2) Tassen (in Kombination mit Rheuma-ausscheidungstee).

Weichteilentschlackungstee (Teemischung 38)

bei Weichteilrheuma, Myalgien, Gelosen

Wacholderholz (oder -beeren) 20 g – antirheumatisch, ausscheidungs-
                                    fördernd, entzündungswidrig
Klettenwurzeln   20 g – antidyskratisch,
                                    regenerationsfördernd
Birkenblätter   30 g – antirheumatisch, ausleitend,
                                    entwässernd
Weidenrinde   30 g – schmerzlindernd, antirheuma-
                                    tisch, entzündungswidrig

Zubereitung:
Wie oben.

Anwendung:
Täglich 2 Tassen über 8–10 Wochen.

Kleine Rheumakuren

Für 3–5-wöchige antirheumatische Teekuren eignen sich grundsätzlich alle blutreinigenden, harntreibenden, stoffwechselaktivierenden und entgiftenden Kräuter, die schon unter Blutreinigungs- und Nierenkuren besprochen worden sind. Dazu kommen noch die in diesem Kapitel in Mischungen angeführten Pflanzen, die als Solisten oder in individuellen Kombinationen einige Wochen lang als „Haus-Rheumatee" immer wieder genommen werden können. Dabei kann man als Verstärker in den Tee jeweils 1 TL Schwedenbitter geben, beispielsweise Zinnkraut + Brennnessel + Schwedenbitter.

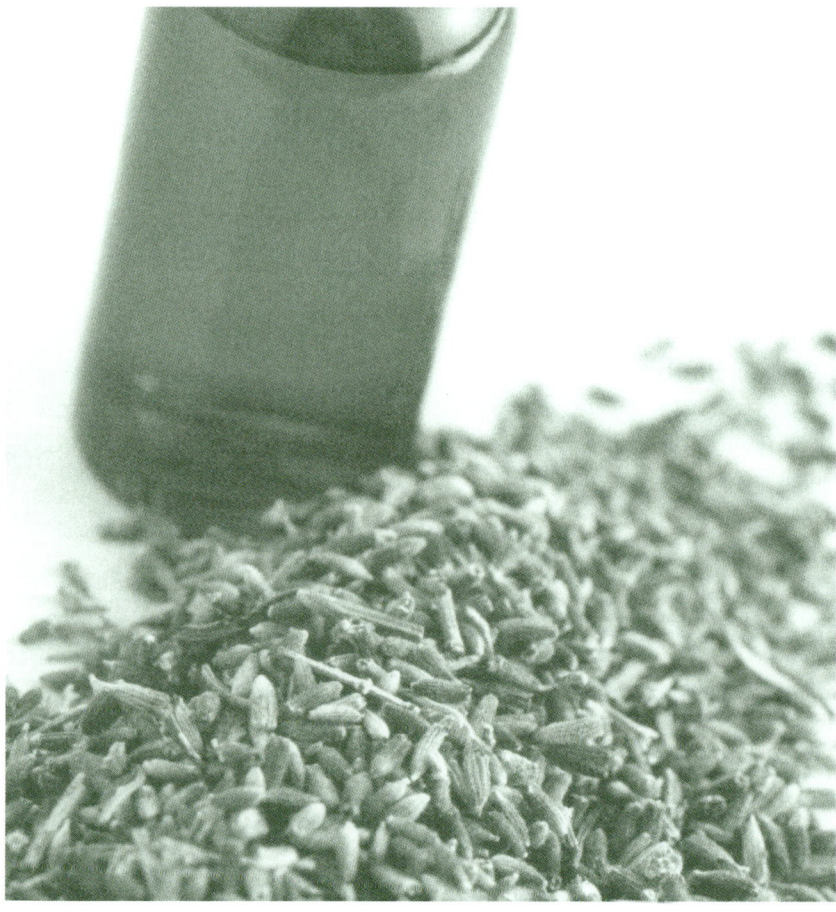

Gichtkuren

Die früher als Zipperlein oder als Grafenkrankheit bezeichnete Gicht befiel damals vorwiegend den wohlhabenden Adel, weil sich fast nur dieser eine sowohl üppige als auch besonders fleischreiche Kost leisten konnte. Nach dem Ersten und Zweiten Weltkrieg war in den Ländern mit sehr knapper Kriegsverköstigung die Gicht so gut wie ausgestorben. Erst mehrere Jahre nach der Wiederkehr von Wohlstand und Luxusernährung, vor allem mit der säuernden Eiweißkost, traten wieder vermehrt erhöhte Harnsäurewerte und alle anderen Gichtsymptome auf. So ist es verständlich, dass Fasten- und Diätkuren wie die F. X. Mayr-Kuren und eine Neuorientierung der Ernährungsweise ursächlich und heilsam wirken. Eine besondere Hilfe spielt dabei immer eine reichliche Basenzufuhr (Seite 49), weil diese die Mobilisierung abgelagerter Säuresubstanzen und deren Ausscheidung durch Neutralisierung entscheidend unterstützt. Spezielle Heilkräuter helfen dabei maßgeblich mit:

Gicht- und Rheumatee 1 (Teemischung 53)

Birkenblätter	– gegen gichtisch-rheumatische Veränderungen
Brennnesselblätter	– Gicht- und Rheumaschlacken ausscheidend
Goldrute	– antigichtisch, -rheumatisch
Gänseblümchenblüten	– Stoffwechsel umstimmend, entsäuernd
Wacholderfrüchte	– gegen gichtisch-rheumatische Gelenk- und Weichteilerkrankungen
Zinnkraut	– zur Ausschwemmung gichtisch-rheumatischer Ablagerungen

Zubereitung:
Zu gleichen Teilen. 1 gehäufter TL auf $\frac{1}{4}$ Liter Wasser mit Kalt-Warm-Methode.

Gicht- und Rheumatee 2 (Teemischung 54)

Besonders bei deformierenden Gelenkerscheinungen an Händen und Füßen.

Alpenrosenblätter (Rhododendron)	– gegen Gicht-, Rheumaveränderungen der kleinen Gelenke, Knotenbildungen, Weichteilrheuma
Berberitzenrinde	– gegen harnsaure Diathese, zur Harnsäureausschwemmung
Seifenkrautwurzeln	– Umstimmungsmittel bei alten rheumatisch-gichtischen Prozessen

Zubereitung:
Zu gleichen Teilen. 1 gehäufter TL auf $1/4$ Liter Wasser mit Kalt-Warm-Methode.

Stein- oder Honigklee (Melilotus officinalis)

Steinklee wirkt entzündungswidrig, abschwellend und verbessert die Durchblutung durch Anregung der lokalen Venen- und Lymphströmung. Er unterstützt den Abbau saurer Ablagerungssubstanzen und die Rückbildung eiweißreicher (saurer) Ödeme. Außerdem hilft er beim varikösen Symptomenkomplex sowie bei gefäßbedingten Störungen bei Bluthochdruck und klimakterischen Beschwerden.
Anwendung bei gichtisch-rheumatischen Veränderungen durch regelmäßiges Einmassieren der befallenen Region mit der Steinklee-Essenz; als Ergänzung zum Gicht-Rheumatee.

Kuren bei akuten Hautleiden

Gifte verschiedener Art, Erb-, Infektions- und Suchtgifte, gewisse Medikamente und Allergene verändern bei längerer Einwirkung die Merkmale der gesunden Haut und hinterlassen charakteristische Spuren. Eine Hauptrolle unter den Hautschädigern spielen Stoffwechselgifte, die bei schlechter Funktion der Stoffwechselorgane, insbesondere des Darms (Darmgärung, Darmträgheit), der Leber und der Nieren entstehen. Bei solchen Mangel- und Fehlfunktionen wird die Haut in Mitleidenschaft gezogen, da sie als „dritte Niere" über Hautatmung, Ausdünstung und Schweiß vermehrte Mengen von Giftstoffen auszuscheiden hat.

Ein Ausschlag ist somit meist wirklich ein Ausschlag, also eine Erkrankung, die von innen nach außen „aus-schlägt". Daher stellt eine bloße Therapie erkrankter Hautstellen mit Salben, Tinkturen und Mixturen oft ein „Weinen am falschen Grab" dar, ein Bemühen an falscher Stelle, da sich die Erkrankungsursache anderswo, sehr oft im gestörten Stoffwechsel, befindet. Für viele Hautleiden ist daher eine durchgreifende Stoffwechselbehandlung durch Fasten- und Darmreinigungskuren die wirksamste Kur. Weiterhin gibt es bestimmte homöopathische Arzneien und Heilpflanzen, die auf den gestörten Stoffwechsel so entgiftend und regulierend einwirken, dass sie zahlreiche Hautleiden auskurieren.

Ein unentbehrlicher Bestandteil von Bindegewebe, Schleimhaut und Haut ist Kieselsäure. Ihr Gehalt ist bei allgemeinen Mineralmangelzuständen, bei kieselsäurearmer Kost, also bei Mangel an Vollwertgetreide wie Hirse, Buchweizen, Hafer, und nach Infekten verringert. Außerdem vermindert sich der Kieselsäuregehalt des Organismus, besonders der Haut, mit zunehmendem Alter.

Hinweise für Mangel an Kieselsäure sind:

Nachlassen der Elastizität, Spann- und Widerstandskraft der Haut; Welken bis Vergreisen der Haut; eventuell auch Juckreiz; Dünn- und Brüchigwerden der Nägel; Aufsplittern, Substanzverlust und Ausfallen der Haare.

Kieselkräuter-Tee (Teemischung 39)

Zinnkraut (Galeopsis tetr.)	30 g –	kieselsäurereich, gewebe festigend, harntreibend gegen Hautausschläge
Hohlzahn (Polygon. avicul.)	20 g –	kieselsäurereich, bronchial- und darmwirksam, gegen Furunkulose
Vogelknöterich	20 g –	kieselsäurereich, magen-darm-nieren-wirksam
Lungenkraut (Pulmonaria off.)	20 g –	kieselsäurereich, gewebefestigend, luftwege- und lungenkräftigend
Queckenwurzel (Agropyron rep.)	10 g –	kieselsäurereich, blutreinigend, harntreibend, gegen Hautausschläge

Zubereitung:

Gut gemischt, 1 gehäufter TL auf $1/4$ Liter Wasser, Kalt-Warm-Methode. Dabei soll aber der Tee 15 Minuten bei kleiner Flamme kochen (köcheln), damit die Kieselsäure ganz in den Tee übergeht.

Anwendung:

1–2 × täglich 1 Tasse als Grundtee zur Zustandsverbesserung von Haut, Haaren und Nägeln. Auch zur Kräftigung der Augen als Unterstützung von Augenkuren.

Hauterkrankungen bieten eine solche Fülle an Varianten, dass allgemein gültige Ratschläge zu bestimmten Teesorten nicht möglich sind. Auch für Hautleiden gilt die Warnung vor Selbstbehandlungen und die Notwendigkeit ärztlicher Konsultation.

Ekzemtee akut (Teemischung 40)

Zur Unterstützung bei akuten Hautausschlägen, Akne und anderen
Beschwerden:

Klettenwurzel (Arctium lappa)	– bei juckenden, nässenden und borkigen Ausschlägen, Milchschorf, Furunkulose
Berberitzenrinde	– gegen Ekzeme, besonders bei gleichzeitigen Leber-Gallen-Nierenschäden, bei farblosen (acholischen) Stühlen
Brennnesselkraut (Viola tricolor)	– gegen nesselsuchtartige, juckende Ausschläge, Hautüberempfindlichkeit (auch als Einzeltee 3 x täglich 1–2 Tassen)
Stiefmütterchen- kraut	– gegen nässende und trockene, auch jucken- de Ausschläge, Milchschorf, Eiterpusteln, Hauptmittel bei Hauterkrankungen durch Eiweißüberkonsum
Walnussblätter	– gegen hartnäckige Hautausschläge, juckende Haut, Pickel, Wirkung durch Lymphentgiftung (siehe Mundkuren!)

Zubereitung:
Zu gleichen Teilen gemischt, 1 gehäufter TL auf $1/4$ Liter Wasser für Kalt-
Warm-Methode.

Anwendung:
3 × täglich 1 Tasse 6–8 Wochen lang. Bei schlechter Eiweißverdauung
siehe auch Tafel III.

Aknetee (Teemischung 41)

Queckenwurzel	– blutreinigend, gegen Drüsenstörungen, Akne;
Salbeiblätter	– Regulationsmittel für Hautsekretion, desinfizierend, stoffwechselanregend
Alantwurzel	– blutreinigend, stoffwechselsteigernd, Ausscheidungsmittel
Klettenwurzel	– blutreinigend bei Hauterkrankungen, Akne, Furunkeln

Zubereitung und Anwendung:

Wie oben. Dieser Tee kann im Wechsel mit der Teemischung 40 jeweils als 6-Wochen-Kur genommen werden. Schweineprodukte und Zucker sind verboten!

Äußere Behandlungsmöglichkeiten

Bei akuten nässenden Ekzemen sind meist feuchte Umschläge angezeigt. Ein Leinen-(Wickel-)tuch wird in den Tee getaucht, feucht auf die kranke Stelle gelegt und mit einem trockenen Tuch bedeckt, damit der Umschlag gut abdunsten kann. Undurchlässige Gewebe wie Plastik dürfen nie auf-, wohl aber untergelegt werden, um Fleckenbildung zu vermeiden.

Eichenrindenumschlag

1–2 EL der zerkleinerten Eichenrinde werden mit $1/2$ Liter Wasser 15 Minuten gekocht, dann abgegossen und durchgesiebt. Das reicht als Umschlagflüssigkeit für den ganzen Tag. Nach Abkühlen werden die Wickeltücher für den Umschlag eingetaucht. Die Tücher sind wiederholt zu wechseln.

Die reizlindernden, entquellenden und entzündungswidrigen Bestandteile des Tees helfen bei vielen Hauterkrankungen, besonders bei nässenden Ekzemen, auch um ein Unterschenkelgeschwür (Ulcus cruris) herum, bei entzündlichen Augenerkrankungen, entzündlichen Hämorrhoiden, Mastdarmfissuren, rissiger Haut, Frostbeulen, Brandwunden, Eiterungen und Schweißfüßen.

Bei Achselschweiß ist mehrmaliges tägliches Waschen mit dem Tee hilfreich.

Käsepappel- oder Wegmalvenumschlag

1–2 EL Käsepappelblätter auf $^1/_2$ Liter handwarmes Wasser über Nacht stehen lassen und morgens absieben (Kaltaufguss). Wickeltücher eintauchen und auflegen. Die Malve mildert durch ihre Schleim- und Gerbstoffe Entzündungen und Juckreiz, glättet und weicht spröde, rissige Haut wohltuend auf, schützt die Hautoberfläche, entgiftet und fördert die Bildung einer frischen Haut. Bei juckenden, brennenden Gesichtsallergien helfen Waschungen.

Äußere Aknebehandlung

Tormentillessenz zum Betupfen (auch gut für Fieberblasen und Mundaphthen) und als Gesichtswasser. Tormentillcreme als Tagespflege verwenden.

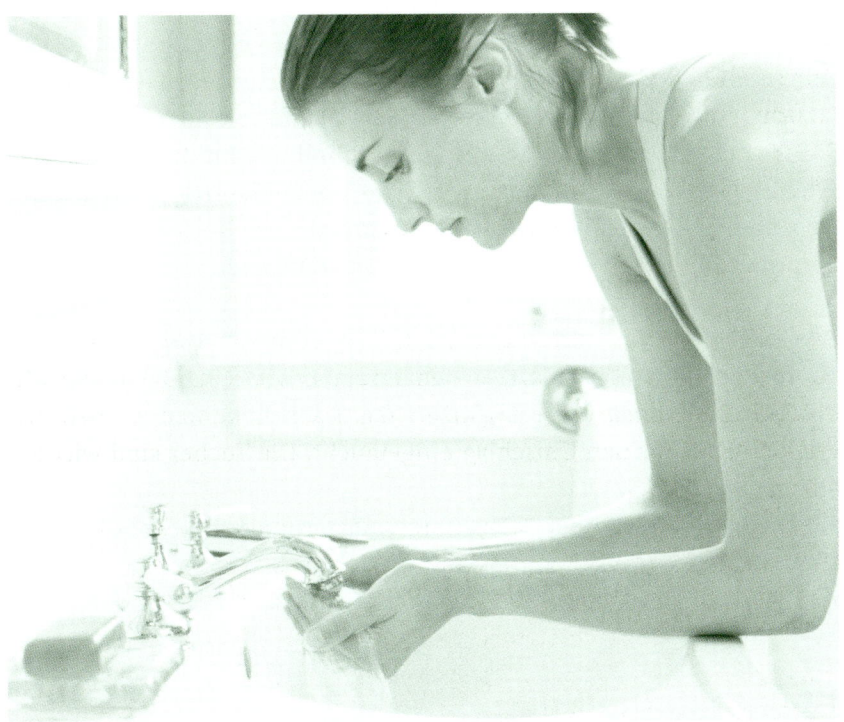

Kuren bei chronischen Hautleiden

Im Kapitel über akute Hautleiden wurde bereits die Notwendigkeit betont, den Ausschlag von innen her zu behandeln. Dies gilt besonders auch bei chronischen Hautleiden. Die nachfolgenden Mild-Heilkräuterkuren zielen auf Stoffwechselumstimmung sowie auf entgiftende, ableitende und blutreinigende Heilvorgänge. Sie wirken meist viel überzeugender als bloße Anwendungen mit Salben und Mixturen.

Ekzemtee chronisch (Teemischung 42)

Birkenrinde	– die Rinde ist bei chronischen Hautleiden hilfreich, vor allem durch Ableitung auf die Nieren
Berberitzenrinde	– gegen Ekzeme, siehe Ekzemtee akut
Seifenkrautwurzel	– gegen hartnäckige Hautstörungen, Ekzeme, Furunkulose, schuppende Flechten durch intensive Stoffwechselumstimmung
Walnussblätter	– lymphentgiftend, bei herpesartigen Ausschlägen, Ekzem und Akne
Brennnessel	– antiallergisch, blutreinigend

Zubereitung:
Zu gleichen Teilen gemischt, 1 gehäufter TL auf $1/4$ Liter Wasser mit Kalt-Warm-Methode.

Anwendung:
2 × täglich 1 Tasse über 2–3 Monate. Als Grundlagenbehandlung ist eine Darm- und Blutreinigungskur notwendig.

Psoriasistee (Teemischung 43)

Bitterklee	– fördert Magensaft- und Fermentbildung, gegen Folgen schlechter Verdauung, kräftigend
Zinnkraut	– wirkt als Stoffwechsel-Biokatalysator und als Haut-kräftiger (Kieselsäure!), auch gegen Hautjucken
Wacholder	– tonisiert den Gesamtstoffwechsel besonders beim Astheniker, blutreinigend, harntreibend
Eichenrinde	– adstringiert bei Gewebeschwäche und Hautleiden;
Seifenkrautwurzel	– gegen hartnäckige Hautleiden, schuppende Flechten, Stoffwechselumstimmer
Stiefmütterchen	– Hautheilmittel, gegen akute und chronische Aus-schläge, stoffwechselaktivierend, blutreinigend

Zubereitung:
Zu gleichen Teilen gemischt, 2 TL auf ¼ Liter Wasser, Kalt-Warm-Methode.

Anwendung:
2 x täglich 1 Tasse über mindestens 3–4 Monate.

Äußere Anwendungen

- Bei trockenen, rissigen oder schuppenden Hautleiden ist Auftragen von (möglichst frischem) Johannisblütenöl günstig.
- Bei rauher Gesichtshaut dient Tormentillcreme als hilfreiches Haut-pflegemittel. Tormentille wirkt auch straffend.
- Bei Mangeldurchblutung der Haut hilft meist Ringelblumensalbe.
- Bei Frostbeulen sind Eichenrindenbäder (200 g auf 2 Liter Wasser, ansonsten wie auf Seite 117), sowie Rosmarinsalbe zu empfehlen.
- Bei Brandwunden und Verbrühungen ist für den Hausgebrauch und als Erste Hilfe das enorm schnell schmerzstillende und für narben-arme Heilung sorgende Johannisblütenöl zu empfehlen.
- Bei Hand- und Fußpilz kann man Boraxpulver auf die feuchte Haut auftragen und einreiben. Innerlich soll dazu Berberitzenessenz oder

Urtinktur (Berberis ⊘) 3 × täglich 10 Tropfen eingenommen werden. Man kann auch Ringelblumensalbe kombiniert mit Berberitze anwenden.

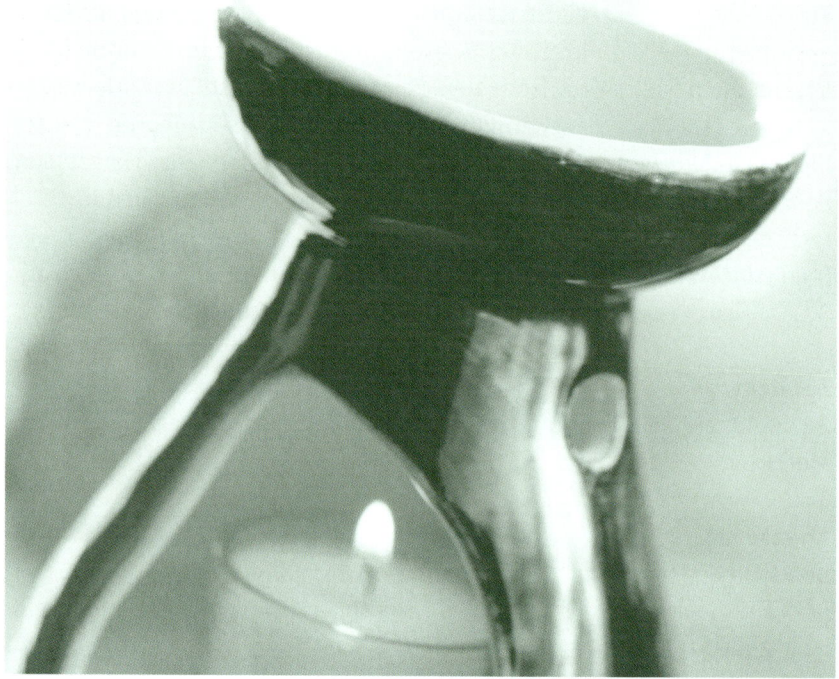

- Bei Warzen ist der Milchsaft des Schöllkrautes (Chelidonium majus) bewährt. Schöllkraut wächst überall wild an Zäunen, als Gartenunkraut und an Waldrändern. Es besitzt einen leuchtend gelb-orangefarbenen Milchsaft, der auf die warzenverursachenden „Warzenviren" hemmend bis tötend einwirkt. Ähnliches vermag auch der weiße Saft von Wolfsmilch-(Euphorbia-)arten. Der auf die Warze aufgetragene Saft muss eintrocknen und möglichst lange verbleiben. In Ermangelung des Milchsaftes kann man die Warzen mehrmals täglich mit Schwedenbitter einreiben. Innerlich ist zur Entgiftungshilfe Berberitze (siehe oben) günstig.
- Bei empfindlicher Haut, die Seife nicht verträgt, aber auch bei manchen akuten Hauterkrankungen haben sich Weizenkleiebäder als Teil- oder Vollbad (handelsübliche Packung) bewährt.

Haarkuren

Die Zahl der heute angebotenen Haarwuchs- und Haarpflegemittel ist enorm. Die Wirkung all dieser „Elixiere" hängt davon ab, ob sie die Ursache von Störungen des Haarwuchses beheben oder abschwächen können. Immer spielt die Durchblutung der Kopfhaut und die Beschaffenheit des Blutes eine große Rolle, weil diese die Haarpapillen ernährt, von denen der Zustand und die Wuchskraft des Haares abhängen. Beeinträchtigungen erfolgen durch Störungen des Stoffwechsels, durch Giftstoffe (Darmgifte, Umweltgifte, Infektionsgifte), hormonelle Komponenten, Mangelzustände an Kieselsäure, Eisen und anderen Mineralstoffen, an Vitaminen (B-Komplex) usw. An Heilkräutern kommen in Betracht:

Brennnessel (Urtica dioica)

Bennnesseltee innerlich genommen besitzt stoffwechselfördernde und blutbildene Eigenschaften, die u. a. das Haarwachstum fördern und die Bildung von Kopfschuppen behindern. Die Wirkungen des Tees lassen sich durch gleichzeitige äußere Anwendungen der Brennnessel erheblich verstärken.

Zubereitung:
Brennnesselkraut siehe Brennnesseltee-Kur.
Brennnesselwurzeln mit Kalt-Warm-Methode zubereiten, 3 Minuten ziehen lassen.

Anwendung:
Innerlich: 2 × täglich 2 Tassen über 8 Wochen.
Äußerlich: Kopfwaschen mit Brennnesselkraut-Tee im Wechsel mit Brennnesselwurzel-Tee.

Birke (Betula pendula)

Innerlich kann man 2 × täglich 1–2 EL Saft auf $\frac{1}{4}$ Liter Wasser trinken (nie unverdünnt). Dazu morgens und abends Einreiben der Kopfhaut als Haarpflege- und Haarwuchsmittel oder Birkenblätter und Brennnesselblätter zu gleichen Teilen gemischt als Tee zum Einreiben des Haarbodens verwenden.

Kieselkräutertee (Teemischung 34)

Liegt die Hauptursache der Störung des Haarzustandes im heute verbreiteten Mangel an Kieselsäure, dann ist der auf Seite 184 beschriebene Kieselkräutertee innerlich und zum Haarspülen nach Kopfwäsche hilfreich.

Haarkurtee (Teemischung 44)

In vielen Fällen sind außer Kieselsäure noch andere Wirkstoffe nötig wie Eisen (aus Brennnessel) oder kopfhautdurchblutenden Substanzen (aus Rosmarin) oder haarkräftigende Stoffe (aus Klettenwurzel oder Zinnkraut):

Brennnessel	– Haarwuchs- und Pflegemittel, gegen Kopfschuppen und Haarausfall, eisenhaltig
Zinnkraut	– reich an Haaraufbaustoffen, besonders an Kieselsäure, wichtiges Mittel gegen Haarausfall
Rosmarin	– Kopfhaut- und Haarbodendurchblutung verbessernd
Klettenwurzel (Arctium lappa)	– Haarwuchsmittel, gegen Kopfschuppen und Hautausschläge

Zubereitung:
Zu gleichen Teilen gemischt, 1 EL auf $\frac{1}{2}$ Liter Wasser, Kalt-Warm-Methode.

Anwendung:
Mindestens 8 Wochen lang 2–3 Tassen täglich schluckweise. Dazu immer äußere Anwendungen, siehe Brennnessel oder Birke!

Natürliches Haarwaschmittel

1 TL Rhizinusöl mit 1 Eidotter vermischen und damit die Kopfhaut intensiv behandeln. 20 Minuten einwirken (und eintrocknen) lassen; danach mehrmals (!) mit lauwarmem Kamillentee spülen. Besonders geeignet bei fettem Haar, Kopfschuppen und Haarausfall.
Käufliche Rosmarin-Haarwässer sind günstig zur täglichen Haarpflege.

Aus der Praxis

- Krankenschwester, 43, leidet an massivem Haarausfall. Sie verliert im Anschluss an eine in Asien erworbene Typhuserkrankung so stark ihr Haar, dass sie ständig eine Perücke tragen muss. Sie trinkt den Haarkurtee im Wechsel mit dem Kieselkräutertee und wäscht ihren Kopf fleißig mit Brennnesselkraut- und -wurzeltee. Nach 10 Wochen braucht sie keine Perücke mehr zu tragen. (So erfolgreich ist leider nicht jeder Fall! Die Ergebnisse hängen von Ursache und Dauer des Haarausfalls ab.)

- Schauspieler, 24, ist verzweifelt, da er plötzlich seine schönen schwarzen Haare büschelweise verliert. Er nimmt morgens 30 Tropfen Rosmarinessenz, mittags 30 Tropfen Klettenwurzelessenz, abends 30 Tropfen Zinnkrautessenz, dazu den Haarkurtee und gründliche äußerliche Anwendung der Brennnessel. Nach 8 Wochen ist er glücklich, der Haarausfall ist gestoppt, die Kopfhaut ohne Schuppen und, wie er dankbar sagt, „die Wolle wächst wieder"!

Kräuterkuren bei Augenleiden

Im menschlichen Organismus gibt es keine für sich allein bestehende isolierte Erkrankung. Durch Blut und vegetatives Nervensystem steht alles mit allem in Zusammenhang. Dies gilt auch für die Augen. Ihre Erkrankungen weisen oft auf organferne Ursachen hin. Entzündliche Prozesse der Regenbogenhaut (Iritis), der Aderhaut (Chorioiditis), der Netzhaut (Retinitis) können von beherdeten Zähnen, vereiterten Mandeln oder anderen Störfeldern ausgehen. Andere Augenleiden, wie grauer Star (Katarakt), sind nicht selten Folge von Ernährungsfehlern und Verschlackungen. Abgelagerte Stoffwechselschlacken können die Durchsicht der Linse wie Schmutzstoffe auf einer Fensterscheibe trüben oder eine Einengung des Abflusssystems des Augenkammerwassers bewirken und damit zur Entstehung des grünen Stars (Glaukom) beitragen.

Selbstverständlich ist in jedem Erkrankungsfall die augenärztliche Behandlung unbedingt erforderlich. Entschlackungs- und Heilkräuterkuren können wertvolle Zusatzdienste leisten.

Weinraute (Ruta graveolens)

Die Raute (Abb. 26) beinhaltet eine sehr wirksame kapillaraktive Substanz, das Permeabilitätsvitamin Rutin. Dieses verbessert die Durchblutung von Kapillaren und Venen, weshalb die Raute Blutandrang und Stauungen beseitigt, wie Venenstauungen in den Beinen, im Unterleib, im Bauchraum und insbesondere im Kopf. Krampfadern, Thrombosen, Hämorrhoiden, Pfortaderstauungen und die verbreiteten Durchblutungsstörungen im Gehirn und in den Augen sind die wichtigsten Anwendungsgebiete dieser Pflanze.

Die Raute wirkt bei rascher Ermüdung der Augen, allgemeiner Augenschwäche, verminderter Sehkraft, tränenden Augen, Lidrandentzündung, Erschlaffung der Augenlider, wird aber auch als Zusatztherapie bei grauem und grünem Star empfohlen.

Die Pflanze wurde in Japan nach den Atomangriffen angewendet. Mit ihr gelang es am besten, die bei Überlebenden aufgetretenen heftigen Hautblutungen einzuschränken oder ganz zu beseitigen. Die Raute fördert außerdem bei krampfhaften und zu schwachen Menstruationsblutungen den Wiedereintritt normaler Perioden, weshalb sie aus Vorsichtsgründen während der Schwangerschaft nicht eingenommen werden soll.

> Verbesserung der Kapillaraktivität und Beseitigung venöser Stauungen. Bei Durchblutungsstörungen in Gehirn und Augen, Bindehautentzündung, Augenschwäche und als Zusatztherapie bei verschiedenen Augenleiden. Bei Krampfadern und ausbleibender oder fehlender Periode.

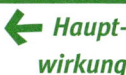 *← Haupt-wirkung*

Zubereitung:
2 TL auf $^1/_4$ Liter Wasser, Minutenüberbrühung.

Anwendung:
Innerlich 2–3 × täglich 1 Tasse; für Langzeitbehandlung äußerlich, siehe Augentee.

Augentrost (Euphrasia officinalis)

Der ebenfalls seit altersher als Volksheilmittel bewährte Augentrost (Abb. 22) wird innerlich als Tee und äußerlich als Umschlag gegen Augenleiden und allgemeine Augenschwäche verwendet. Augentrost und Weinraute verbessern die Durchblutung und hemmen entzündliche Veränderungen der Augen. Während die Hauptwirkung der Raute in der Verbesserung der Kapillaraktivität (Durchblutungsförderung) besteht, bekämpft der Augentrost wirksamer die entzündlichen Veränderungen. Dem entsprechend hat sich die Euphrasia besonders bei entzündlichen Veränderungen der Augen bewährt, bei akuten und chronischen Bindehautentzündungen, bei Tränen und Überlaufen der Augen, bei Schwellungen und frischen Verletzungen der Hornhaut, bei Augenschwäche und Sehstörungen.
Außerdem ist Augentrost ein bewährtes Magenmittel. Kneipp nannte ihn daher auch „Magentrost".

Zubereitung:
1 TL des ganzen Krautes auf ¹/₄ Liter Wasser zur Minutenüberbrühung.

Anwendung:
a) innerlich: 3 × täglich 1 Tasse oder 3 × täglich 20 Tropfen der Essenz (oder der Urtinktur);
b) äußerlich: siehe Augentee;
c) bei Gerstenkorn heiße Augen-Auflagen von Augentrost- und Kamillenblütentee (zu gleichen Teilen).

Haupt- → Entzündungshemmendes und durchblutungsförderndes Augen- und Magen-
wirkung mittel. Bei Augenschwäche, Bindehautentzündung, Magenkatarrhen, Übersäuerung.

Augentee (Teemischung 45)

Dieser Tee beinhaltet auch den Samen von Fenchel (Foeniculum vulgare), der nicht nur krampflösend, verdauungsanregend, antibakteriell und blähungswidrig wirkt, sondern sich außerdem seit altersher als Augenhilfe bewährt hat. Fenchel macht nach der berühmten Schule von Salerno das Sehvermögen wieder scharf (lumen reddit acutum).

Augentrost   30 g – gegen entzündliche Augenveränderungen, durchblutungsverbessernd
Weinraute   30 g – durchblutungsfördernd, gegen Augenschwäche
Fenchelsamen   40 g – Sehvermögen bessernd, gegen Augenschwäche

Zubereitung:
Gut gemischt, 1 TL auf ¹/₄ Liter Wasser, Kalt-Warm-Methode.

Anwendung:
innerlich:
 2 × täglich 1 Tasse;

äußerlich:

Für äußere Anwendungen muss der jeweilige Tee jedes Mal frisch zubereitet sein und darf nur die Sekundenüberbrühung erhalten, da sonst eventuell unangenehme Reaktionen (Reizungen) entstehen. Anwendungsmöglichkeiten sind:

- Waschungen der Augen mit kühlem Tee.
- Umschläge: kleine Lappen oder Papiertaschentücher in lauwarmem Tee tränken und 20 Minuten auflegen. Von Zeit zu Zeit erneuern, oder
- Nachtumschlag: feuchte Auflage mit Binde fixieren und über Nacht einwirken lassen.
- Augenbad: Augenbadeschale (Sanitätsgeschäft) mit lauwarmem Tee füllen, Kopf abwärts neigen, volle Schale anpressen, Auge im Tee mehrmals öffnen und schließen.

Aus der Praxis

- Apotheker, 36, asthenischer Typ, magenempfindlich, kränkelt seit Jahren an extrem empfindlichen Augen. Trotz ständigen Tragens dunkler Brillen verursachen windiges Wetter, Zugluft, Klimaanlagen oder Autofahrten rasch düsterrote Augen, Lidschwellungen und hochgradige Lichtempfindlichkeit. Die große Zahl der ihm zur Verfügung stehenden Augenmittel hat er durchprobiert, ohne Erfolg, wie er erklärt. Anlässlich einer neuerlichen schweren Attacke erhält er Augentee sowie die Essenzen von Augentrost (morgens 20 Tropfen innerlich), Kalmus (mittags 20 Tropfen) und Weinraute (abends 20 Tropfen). Außerdem legt er sich noch abends vor dem Einschlafen Kompressen des Augentees auf. (Das macht der Patient in solchen Situationen sehr gerne und ist für diese Wohltat nur dankbar!). Nach wenigen Tagen bilden sich – ungewöhnlich schnell – die Entzündungen zurück, Rötung, Schwellung und Lichtscheu verschwinden und bleiben bei weiterer Fortsetzung der Heilpflanzenkur nahezu völlig aus.

- Pensionärin, 64, Teilnehmerin an einem Kräuterkurs, steht wegen grünen Stars in fachärztlicher Behandlung. Als sie von den Wirkungen der Raute und des Augentrostes erfährt, nimmt sie diese als Tee und als abendlichen Umschlag. Nach 3 Monaten konsequenter Durchführung schreibt sie, dass sie Sehstörungen, Schwindelzustände und zeitweilige arge Augenschmerzen völlig verloren habe und der Augendruck zum Erstaunen des Augenarztes entscheidend verbessert sei.

● Beamtin, 50, leidet seit Jahren an zunehmender Augenmüdigkeit und Sehschwäche. Sie sucht mehrere Augenärzte auf. Die ihr verordneten Brillen scheinen zwar zu passen, aber schon nach kurzem Aktenstudium muss sie unterbrechen. Die Augen schmerzen und tränen, sodass sie ihre Arbeit nicht rechtzeitig erledigen kann. Sie ist verzweifelt. Schließlich führt sie eine ambulante Entschlackungskur nach F.X. Mayr durch. Dabei trinkt sie den Augentee, macht abendliche Augenumschläge und nimmt im Büro bei Bedarf einige Minuten lang das Augenbad. Schon nach einer Woche berichtet sie glücklich, sie könne wieder viel besser und ohne zu unterbrechen arbeiten.

Fuß- und Beinkuren

Verschiedenste Ursachen führen zu Fuß- und Beinbeschwerden. Sie werden oft durch orthopädisch zu behandelnde Senk-Spreizfüße hervorgerufen; oft durch Ödeme als Folge von Stoffwechsel-, Nieren- oder Herz-Kreislaufstörungen; häufig durch Überbelastung der Gelenke bei Übergewicht. Venenentzündungen und die gefährlichen Thrombosen (Blutpfröpfe) entstehen leicht bei Blutverdickung, die ihrerseits durch dauernden Überkonsum von tierischem Eiweiß gefördert wird. Gichtisch-rheumatische und degenerative Gelenkveränderungen an den Beinen sind oft Auswirkungen von Stoffwechselschäden, meist durch Fehlernährung, weshalb stets die Behandlung des jeweiligen Grundübels erforderlich ist. Von den hilfreichen Möglichkeiten durch Heilpflanzen seien angeführt:

Krampfadertee (Teemischung 46)

Für Krampfadern der größeren und kleineren Venen und Besenreiservarizen, bei Neigung zu Venenentzündung.

Benediktenkraut   – Leber- und Venenmittel bei Pfortader-, Beckenvenenstauung und Krampfadern

Schafgarbe   – krampflösendes, tonisierendes Venen-Kardinalmittel

Weinraute   – gefäßwandabdichtend bei Venen und Kapillaren

Zinnkraut   – gewebestraffendes Kardinalmittel, Venenelastizität verbessernd

Ringelblume   – zusammenziehend, kühlend, entzündungswidrig

Zubereitung:
Zu gleichen Teilen gemischt, 1 gehäufter TL auf $1/4$ Liter Wasser zur Kalt-Warm-Methode.

Anwendung:

2–3 Tassen schluckweise über den Tag verteilt als 8-Wochenkur. Nach 4-wöchiger Pause wiederholen. Gleichzeitig äußere Anwendung!

Äußere Anwendungen bei Krampfadern

Ringelblumensalbe

Die Ringelblume (Calendula) hat sich durch ihre kühlenden, zerteilenden, zirkulationsanregenden und zusammenziehenden Fähigkeiten bei innerer Einnahme und noch mehr bei äußerer Anwendung als Salbe bei Krampfadern, Venenentzündung und Unterschenkelgeschwür bewährt. Krampfadern 2 × täglich mit möglichst frischer Salbe einschmieren. Oder messerrückendick auf Leinentuch auftragen und umbinden. Venenschmerzen lassen meist prompt nach.

Quark-(Topfen-)Umschläge

Die kranke Region und ihre Umgebung werden über Nacht in einem Quarkwickel (etwa $1/2$ cm dicke Quarkauflage) eingepackt. Die Wirkung ist entzündungsrückbildend, entgiftend, entwässernd-entstauend, heilungsfördernd. Tagsüber Ringelblumensalbe verwenden.

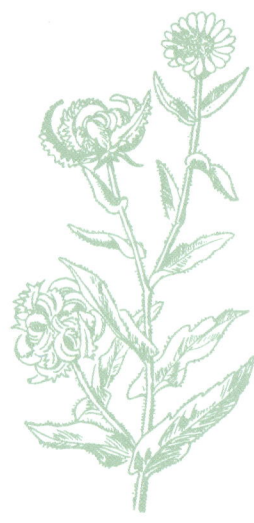

Regenerationskuren nach Wunden und Verletzungen

Zu den wirksamsten Heil- und Regenerationspflanzen für Wunden und Verletzungen zählen: 1. Johanniskraut, 2. Arnika, 3. Ringelblume, 4. Spitzwegerich.

Johanniskraut (Hypericum perforatum)

Das schon auf Seite 166 besprochene Kardinal-Nervenmittel der Mild-Heilkräuterkuren (Abb. 11) ist das pflanzliche Heilmittel bei Verletzungen, bei denen auch nervliche Substanz geschädigt wurde; so bei Nervenquetschungen, (schlecht heilenden) Hieb-, Biss-, Stich- und Schnittwunden, Verbrennungen, auch Sonnenbrand, Erfrierungen, (aufgesprungenen) Frostbeulen, alten Narben, bei Wund- und Narbenschmerzen; Johanniskraut dient auch der Rückbildung hässlicher Narben aller Art, hilft auch Wunden und Verbrennungen weitgehend narbenlos auszuheilen.

Das Mittel wird innerlich und äußerlich angewendet. Äußerlich am besten als Johannisblütenöl (Oleum hyperici verum), das mehrmals direkt auf die Verletzungsstelle aufgetragen wird. Früher fehlte das Öl in keiner Dorfschmiede, wo es oft Verbrennungen gab.

Arnika (Arnica montana)

Arnika (Abb. 16) übt starken Einfluss auf das venöse und arterielle Blutgefäßsystem aus, ebenso auf Bindegewebe und Muskulatur und auch auf den Herzmuskel. Sie besitzt durchblutungsfördernde, entzündungswidrige, antiseptische und aufsaugende (resorbierende) Fähigkeiten. Gefäße und Kapillaren werden erweitert und die Durchblutung der äußerlich behandelten Region wird rasch und wohltuend gesteigert. Arnika entstaut und entlastet gestaute Bezirke, beschleunigt die

Auflösung von Blutergüssen und desinfiziert Wundflächen. Die anregende Wirkung auf den Herzmuskel geht mit gesteigerter Sauerstoffaufnahme einher. Deshalb stellt Arnika auch ein gutes Herz- und Kreislauftonikum dar, das auf ärztlichen Rat bei Herzmuskelschwäche, Kreislaufstörungen mit Schwindel, Müdigkeit, venösen Stauungen, Krampfadern, weiter bei Gefäßverkalkung, Hirnschlag (zur Aufsaugung des Blutes, als Hilfsmittel) und ebenso bei Neigung zu kleinen Blutungen (Blutungs-Diathese) und Netzhautblutungen als Zusatzmaßnahme angewendet werden kann.

Bei allen akuten und chronischen Folgen von Verletzungen, auch Operationen, wo immer am Körper, insbesondere mit Gefäß-, Bindegewebe- und Muskelverletzungen, Blutungen, Quetschungen, Hautabschürfungen, Rissen von Muskeln und Sehnen, Zerrungen, Prellungen, Verstauchungen, Blutergüssen, ist Arnika das Mittel der Wahl.

Anwendung:

Bei Verletzungen, auch bei *offenen Wunden* (die man zunächst reinigt), nimmt man 1 EL Arnikatinktur oder -essenz mit 1 Liter Wasser gemischt für Umschläge.

Bei Kopfprellung, Gehirnerschütterung, Gehirnschlag macht man die Arnikamütze: Es werden 1 bis 2 Windeltücher in obige Mischung eingetaucht und so um den Kopf gelegt, dass besonders Stirn, Schläfen und Nacken gut befeuchtet werden. Umschlag wiederholen!

Wichtig!	Arnika darf weder äußerlich noch innerlich unverdünnt angewendet werden. Unverdünnt wirkt es zu stark und führt zu Reizerscheinungen!

Bei Quetschungen und Blutaustritten: Man gibt 1 EL Arnikatinktur oder -essenz auf 500 g Wein- oder Apfelessig und erhitzt für warmheiße Umschläge.

Bei Krampfadern, Venenentzündungen sind Arnikaumschläge hilfreich.

Bei Knochenbrüchen: Arnikawurzel, 1 TL auf $1/4$ Liter Wasser zur Minutenüberbrühung für Umschläge.

Bei Herzmuskelschwäche: Einreibung der Herzgegend mit Arnikasalbe oder Auflegen einer Arnikakompresse. (Die Arnikasalbe darf nicht auf offene (verletzte) Hautstellen aufgetragen werden!)

Bei Mandel-, Rachen-, Kehlkopfentzündung, Raucherkatarrh, Heiserkeit:
10 Tropfen Arnikatinktur oder -essenz auf 1 Glas warmes Wasser. Damit
halbstündlich gurgeln. Siehe Schnupfen-, Halsweh-, Infektkuren.

Innere Anwendung bei jeder Verletzungsform
Gleichgültig, welche Heilpflanzenanwendung äußerlich erfolgt, in jedem
Fall von Verletzung, Unfall oder Operation ist zur Steigerung der Abwehrkraft und Heilungsbeschleunigung als innere Einnahme zu empfehlen:
3 × täglich 5 Tropfen Arnikatinktur (-essenz) verdünnt mit 2 EL Wasser.

Ringelblume (Calendula officinalis)

Diese bereits bei „Magenkuren" besprochene Pflanze (Abb. 10) ist das
Wundheilmittel bei frischen und alten Wunden, Verletzungen, Geschwüren, die durch Substanzverlust gekennzeichnet sind. Dies gilt
auch für besonders hässliche, rissige klaffende, eitrig belegte, nässende
oder schrundige Wunden mit Geweberverlusten und mangelnder Heil-
tendenz, auch für Schnitt- und Bisswunden sowie für innere und äußere Geschwüre, auch Unterschenkel- und Röntgenbestrahlungsge-
schwüre, Abszesse und Furunkel. Ringelblume kann auch im Wechsel
mit Arnika angewendet werden, sie kann auch Arnika ersetzen.

Anwendung:
5 Blüteköpfe auf $1/4$ Liter Wasser zur Sekundenüberbrühung; damit Wunden oder Geschwüre öfter auswaschen, Umschläge machen oder Salbe
anwenden oder 1 TL Essenz oder „Calendula extern" (Apotheke) auf $1/4$
Liter Wasser für Umschläge. Bei leichteren Fällen macht man nachts die
Umschläge, tagsüber wird Ringelblumenöl oder -salbe aufgetragen. Diese
bringen Wunden und Geschwüre, ohne dass eine Eiterung auftritt, zum
Heilen. In getrocknetem Zustand ist der Tee weniger wirksam.
In der Volksmedizin empfiehlt man das Zerquetschen frischer Kräuter
zum Auflegen auf Warzen, Schwielen, Hühneraugen. Die Auflage ist so
lange zu erneuern, bis die Warze abfällt. Dazu innerlich Berberitzentee.

Spitzwegerich (Plantago lanceolata)

Dieses in der Volksmedizin als Bronchial- und Wundheilmittel bekannte Kraut eignet sich besonders bei Verletzungen im Freien, auf Wanderungen, im Feld, auf der Jagd, wenn keine andere Hilfe zur Hand ist. Es nützt durch seine sofort desinfizierende, blutstillende und wundheilende Kraft bei offenen Wunden, Schnittverletzungen, Tierbissen, Stichen von Insekten, Bienen, Wespen, bei Quetschungen, Verbrennungen, Anschwellungen, Geschwüren und Wundreibung (Wolf).

Anwendung:
Mehrere saubere Blätter zwischen den Fingern quetschen, Saft auf die Wunde träufeln, dann zerquetschte Blätter direkt auflegen, verbinden oder sonst wie fixieren. Bei Fußblasen Blätter in die Schuhe legen. Bewährtes Mittel für die erste Hilfe unterwegs. Der Breitwegerich (Plantago major) zeigt die gleiche Wirkung.
Bei Insektenstichen sind auch zerriebene Salbeiblätter hilfreich.

Johanniskraut-
Fälle

- Mittelschülerin, 16, erhält nach einem schweren Unfall eine kosmetische Operation mit einer 5 cm langen, deutlich sichtbaren Narbe auf der Stirn. Unmittelbar nach Spitalentlassung wird die Narbe täglich mit Johannisblütenöl (aus der Frischpflanze) behandelt. Bei der nach 6 Wochen stattfindenden Vorstellung in der Klinik sind die Ärzte nicht in der Lage, die ursprüngliche Narbe aufzufinden.

- Blonder Junge, 10, holt sich am Meeresstrand einen schweren Sonnenbrand mit großen Brandblasen und Eiterung. Kurze Zeit nach Anwendung des roten Johannisblütenöls sind die Schmerzen, nach einem Tag die Entzündung, nach 2 weiteren Tagen die Eiterung und die Brandblasen verschwunden.

- Enkelin und Großvater erleiden beide im Verlauf eines Unfalls eine nahezu gleichartige Verletzung. Beide verlieren die Fingerkuppe (nervenreich!) und den halben Nagel an einem Finger. Sofort nach der Verletzung wird ein Johannisblütenölverband angelegt, wobei täglich neues Johannisöl von außen zugegeben wird. Die Finger heilen komplikationslos, beim Kind sogar mit Fingerabdruck-Regeneration.

- Kräutersammler, schrulliger Junggeselle, 52, erleidet durch einen schweren Sturz eine Hirn- und Rückenmarkserschütterung. Beide Beine sind wie gelähmt. Die zunächst als fast hoffnungslos angesehene Lähmung verbessert sich bei strenger Bettruhe und innerlicher und äußerlicher Anwendung von Johanniskraut zusehends. Zuerst tritt die Sensibilität der Beine wieder auf, später die Bewegung der Beinmuskeln, schließlich folgt komplette Wiederherstellung.

Arnika-Fälle

- Kneipp berichtet von der Verletzung eines Fuhrknechtes, der von einem Pferd tief in den Arm gebissen wurde: „Die Wunde wurde schleunigst ausgewaschen mit Wasser, in welches Arnikatinktur gegossen wurde, hernach wurden die zerrissenen Teile so viel wie möglich geordnet, dass sie an die richtige Stelle zu liegen kamen. Weiter wurden Kompressen in etwas verdünnte Tinktur getaucht und aufs sorgfältigste überbunden, sodass nicht die geringste Luft an die Verwundung dringen konnte. Es stellte sich kein Fieber ein, der Schmerz verschwand rasch, das losgerissene Fleisch wuchs wieder zusammen und die Verwundung heilte, sodass sie kaum noch sichtbare Narben zeigte."

- Auch einem Maurergesellen, der vom Gerüst gefallen war und sich den Schenkel derart gequetscht hatte, dass er keinen Schritt mehr gehen konnte, sowie einem Knecht, dem beim Holzhacken die Axt in den Fuß gefahren und dort stecken geblieben war, konnte mithilfe von Umschlägen mit der verdünnten Arnikatinktur staunenswert rasch geholfen werden. Dies gilt auch für Hundebisse, Quetschungen, Blutergüsse und andere Verletzungen.

Gewiss wendet man heute Arnika nicht mehr so oft und anscheinend so gewagt an, wie etwa Kneipp. Wir verfügen ja über völlig andere Transportmöglichkeiten und die enormen Fortschritte der modernen

Unfallchirurgie. Aber die angeführten Beispiele lassen die wunderbare Heilkraft der Arnika erkennen.

Ringelblumen-Fälle

- Kriegsteilnehmer, 42, beinamputiert, leidet seit Jahren an quälendem Wundsein mit Substanzverlust am Beinstumpf, gepaart mit Ausschlägen und Jucken. Die Beschwerden steigern sich von Monat zu Monat. Keine Behandlung kann auch nur lindern. Daraufhin erhält er Ringelblumensalbe. Darüber berichtet Dr. med. Gerhard Madaus: „Der Erfolg war verblüffend. Der Ausschlag heilte ab, das Jucken hörte auf, der Stumpf blieb glatt und geschmeidig, sämtliche Beschwerden verschwanden. Sobald der Patient diese Therapie aussetzt, treten die Beschwerden von neuem wieder auf."[19]

- Landfrau, 46, mit Beingeschwür, hat seit Monaten in dessen Umgebung Wundsein, Ausschlag und heftigen Juckreiz. Sie wendet tagsüber die Ringelblumensalbe an, über Nacht macht sie Umschläge mit dem Tee. Außerdem fastet sie. Nach wenigen Tagen sind die quälenden Beschwerden deutlich herabgesetzt, es zeigen sich granulierende Wundränder und Rückbildung der Entzündung. Bald danach ist der Ausschlag und der Juckreiz verschwunden, das Geschwür um die Hälfte verkleinert. Nach weiteren 3 Wochen ist es ausgeheilt.

- Oberschwester, 53, zeigt nach Brustdrüsenkrebsoperation und anschließender Bestrahlung intensive Strahlenschäden. Die Haut ist knallrot und bricht in der Achselhöhle eitrig geschwürig auf (Röntgengeschwür). Sie erzählt, sie habe schon tonnenweise die verschiedensten Öle, Salben und Mixturen angewendet, ohne jeden Erfolg. Regelmäßige Umschläge mit Ringelblumentee und Anwendung der Salbe führen zu einer raschen Reinigung der Wunde, guter Granulationsbildung und schließlich zu kompletter Heilung. Auch die hochrote, hässlich verzogene Operationswunde ist elastischer, weicher und unauffälliger geworden.

● Feuerwehrmann, 28, stürzt bei einer Übung und zieht sich eine schwere Verstauchung beider Sprunggelenke zu. Die Knöchelgegend ist beiderseits mächtig angeschwollen, blutig unterlaufen, die Füße sind kaum beweglich, Auftreten nicht möglich, es bestehen starke Schmerzen. Beim Röntgen ist kein Knochenbruch festzustellen. Der Krankenhausarzt verschreibt strenge Bettruhe und Lokalbehandlung. Der Kranke erhält Quark-Auflage und 3 × täglich 3 Tropfen der Arnikaessenz verdünnt. Beim Wechsel der 1. Quark-Auflage ist die Schwellung schon deutlich vermindert, die Haut abgeblasst, der Schmerz in Ruhelage beseitigt. Nach 3 Tagen geht der Mann wieder zu Fuß zur Arbeit.

● Student, 22, reagiert ungewöhnlich stark auf alle Wespen- und Bienenstiche (Insektenstich-Allergie). Die Einstichgegend schwillt ganz dick und prall an, er bekommt Fieber und Kopfschmerzen und fühlt sich einige Tage recht krank. Einen neuerlichen Bienenstich beim Barfußgehen auf einer Wanderung behandelt er sofort mit Spitzwegerichsaft und -blättern. Er legt die zerquetschten Blätter auf die gestochene Fußsohle, zieht darüber Socken und Schuh und wandert weiter. Nach wenigen Stunden ist die anfängliche Schwellung kaum mehr vorhanden, er fühlt sich wieder wohl.

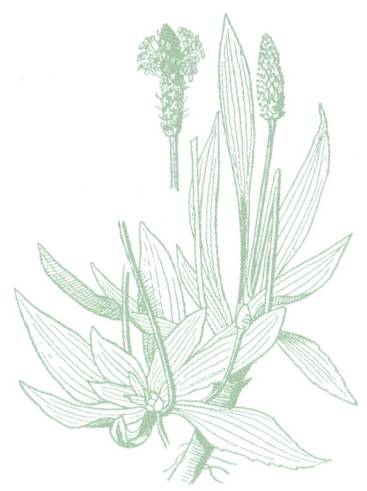

Tafel V

Anwendungsunterschiede bei den wichtigsten Wundheil- und Regenerationspflanzen

1. Johanniskraut:

Bei Verletzungen, bei denen auch die nervliche Substanz geschädigt wurde, wie bei Gehirnerschütterung, Nervenquetschung, Hieb-, Stich-, Schnittwunden, Erfrierungen, Verbrennungen, Verbrühungen, auch Sonnenbrand (Hautnerven), Verletzungen an nervenreichen Stellen, auch zur Rückbildung von Operations- und Verletzungsnarben.
Am wirksamsten als Frischblütenöl.

2. Arnika:

Bei Weichteilverletzungen, auch Operationen mit Verwundung der Muskulatur, Bindegewebe und Gefäßen, daher bei stärker blutenden Wunden, Blutergüssen, auch blau unterlaufenen stumpfen Verletzungen, Quetschungen, Prellungen, Verstauchungen, Schnitt-, Hieb- und Bisswunden.
Am wirksamsten als Essenz (Tinktur).

3. Ringelblume:

Bei Weichteilverletzungen mit Gewebe-Substanzverlust; bei rissigen, klaffenden Wunden und Geschwüren, auch hässlich belegten, schmierig eitrigen Wunden und Gewebedefekten mit mangelnder Heilungstendenz, bei Unterschenkel- und Bestrahlungsgeschwüren, Venenentzündungen.
Am wirksamsten als Salbe.

4. Spitzwegerich:

Bei unterwegs entstandenen Verletzungen, offenen Wunden, Schnittverletzungen, Tierbissen, Stichen von Bienen und Wespen, Quetschungen, Verbrennungen, Anschwellungen, Fußblasen, als erste Hilfe.
Am wirksamsten als Frischsaft und Blätterauflage.

Seniorenkuren

Bisher gab es noch keinen Hochbetagten, der dokumentarisch ein höheres Alter als 115 Jahre nachweisen konnte. 65 Prozent aller Oldtimer entstammen langlebigen Sippen. Man kann also bezüglich Langlebigkeit nicht vorsichtig genug sein in der Wahl seiner Eltern! Alle Hochbetagten sind schlank und untergewichtig. Nach Forschungen von Professor Franke sind sie maßvoll im Essen und Trinken. Sie bevorzugen eine Mischkost mit reichlich Gemüse, Kartoffeln, Salat, Vollgetreide und Obst. Aber Fleisch, Fisch, Wurst und Eier essen sie viel weniger. Zeitlebens waren sie fleißig, regsam und voll Aktivität. Oft sind sie zum Schwitzen gekommen durch körperliche Leistung, Arbeit, auch Gartenarbeit, Sport, Training. Grundsätzlich war ihre Lebensweise verschieden von dem heute so oft anzutreffenden bewegungsarmen, flachatmenden Nur-Sitzmenschen, der nach Cyran schon in der Jugend Moos ansetzt und mit 30 wie ein alter Karpfen oder Kapaun wirkt.

Alle sind sich darüber einig: Jung sein ist keine Frage der Lebensjahre! Zur Erreichung eines gesunden frohen Alters spielt nicht nur die Erbsubstanz eine maßgebliche Rolle. Es liegt an jedem Einzelnen, ob er sein Erbe aufwertet und verbessert oder ob er es sich schuldhaft verdirbt. Am besten ist ohne Zweifel eine möglichst naturgemäße Lebensweise mit vernünftiger, bescheidener Ernährung, viel Bewegung, Abhärtung, gelegentlichem Fasten und sinnvoller Anwendung von Kräutern.

Bei zunehmenden Jahren sind besonders wertvoll:

Herz und Kreislauf unterstützende Pflanzen

Dazu gehören Weißdorn, Rosmarin, Schafgarbe, Melisse, Mistel, Arnika, Brennnessel, Bitterpflanzen und Lauche. Merke: Methusaleme lieben Lauche! Es heißt auch: Knoblauch ist im Alter der König der Gewürze!

Blutreinigende und entschlackende Pflanzen

Diese so genannten Hämokathartika regen die Tätigkeit der ausscheidenden und entgiftenden Organe wohltuend an. Siehe stoffwechelaktivierende Nierenmittel. Die dort angeführten Kräuter sollten immer wieder abwechselnd verwendet werden.

Kieselsäurehaltige Kräuter

Die Gewebe des menschlichen Organismus verarmen mit zunehmenden Jahren an Kieselsäure. Ausreichende Zufuhr an pflanzlicher Kieselsäure wirkt vielen Gewebealterungsprozessen entgegen. Siehe Kieselkräutertee (bei Hautkuren).

Teemischungen gegen Seniorenstörungen

Gedächtnisschwächetee (Teemischung 47)

Rosmarin — nervenkräftigend bei Gedächtnisschwäche
Wermut — tonisierende, auch das Nervensystem kräftigende
Bitterdroge

Zubereitung:
Zu gleichen Teilen gemischt, 1 gehäufter TL auf $1/4$ Liter Wasser zur Minutenüberbrühung.
Anwendung:
2 × täglich 1 Tasse. Auch für jüngere Semester geeignet.

Gemütsaufhellender Tee (Teemischung 48)

Johanniskraut	– angstlösend, antidepressiv, stimmungsaufhellend
Melisse	– beruhigend, nervenstärkend, stimmungsaufhellend
Benediktenkraut	– gegen „Verdauungsdepressionen", kräftigend bei Nervenschwäche und Gemütsverstimmung

Zubereitung und Anwendung

wie oben

Schwindeltee (Teemischung 49)

Gegen Schwindelzustände, Gedächtnis- und Konzentrationsschwäche kommen in Betracht:

Arnikablüten	5 g	– Herz- und Kreislauftonikum, durchblutungsfördernd
Schafgarbe	25 g	– Kardinal-Venenmittel, durchblutungsverbessernd
Melissenblätter	30 g	– Nervensystem beruhigend und stärkend

Zubereitung:

Gut gemischt, sonst wie a), 3 × täglich 1 Tasse.

Gefäßpflegetee (Teemischung 50)

Dieser vor allem für Senioren geeignete Tee unterstützt die Hirndurchblutung und kann gegen Schwindelzustände, Gedächtnis- und Konzentrationsschwäche genommen werden.

Rosmarinblätter	– nervenkräftigend, tonisierend
Wermutblätter	– nervenstärkende Bitterpflanze
Weißdornblüten	– Herzpflegemittel, auch bei artheriosklerotischem Hochdruck
Schafgarbe	– venentonisierend, gegen Durchblutungsstörungen
Johanniskraut	– stimmungsaufhellendes Neuropsychotonicum

Zubereitung:

Zu gleichen Teilen gemischt, 2 TL auf $^1/_4$ Liter Wasser zur Minuten-überbrühung.

Anwendung:

2 × täglich 1 Tasse durch 3 Monate. Auch für jüngere Semester geeignet.

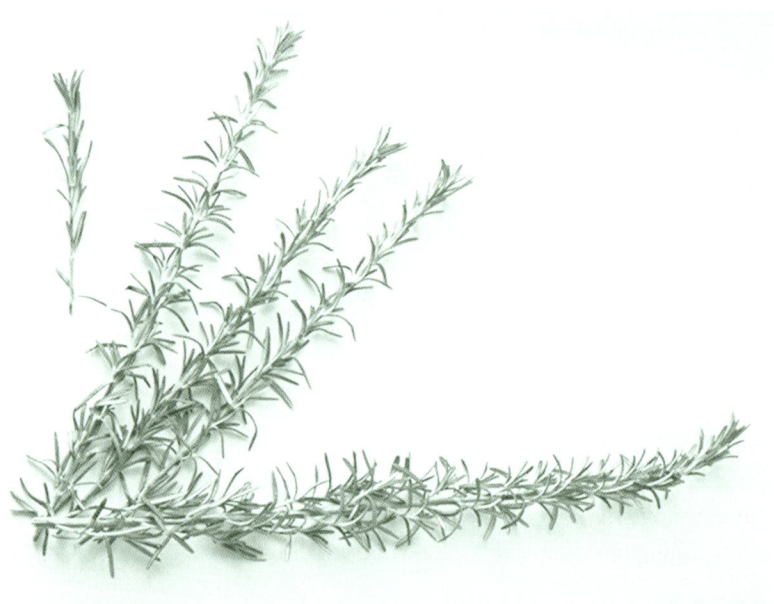

Andere Fitmacher-Pflanzen

Bitterstoffarzneien besitzen allgemein kräftigende, tonisierende und stimmungsaufhellende Wirkungen im Alter, bei Schwächezuständen und nach Infekten. Daher sagt man: „Bitter macht lustig!" Dazu gehört auch Rosmarin, das Altersmittel von Kneipp.

„Fitmacher für müde Männer" sind auf Seite 175 beschrieben.

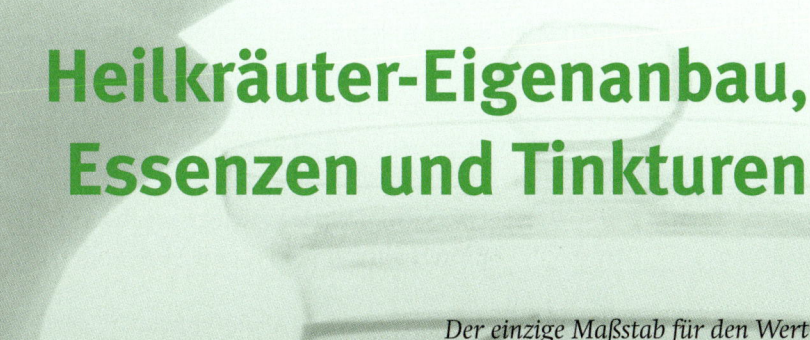

Heilkräuter-Eigenanbau, Essenzen und Tinkturen

Der einzige Maßstab für den Wert einer Arznei ist ihr therapeutischer Erfolg.
Professor Dr. August Bier

Heilkräuter-Eigenanbau

Wer über einen eigenen Balkon oder einen Garten verfügt, kann ohne besondere Mühe die wichtigsten Heil- und Gewürzpflanzen selbst ziehen. Auf den Balkon stellt man je nach Größe einige Blumenkästen, im Garten genügen einige wenige Quadratmeter für den Anbau. Dieser wird dann sicher für viel Freude und bei Bedarf für heilkräftige Wirkung sorgen. Kurzanleitung für besonders empfehlenswerte Heilkräuter:

Alant *(Inula helenium L.)*

Anbauzeit: Saat im September, versetzen im April, Mai.
Ernte: Die Blütenstängel ausschneiden, geerntet werden die Wurzeln, da sich in ihnen die wichtigen Heilkräfte befinden.

Baldrian *(Valerina officinalis L.)*

Anbauzeit: Frühjahr, dann zwei Jahre wachsen lassen.
Ernte: Blüten ausschneiden, wir verwenden die Wurzeln.

Knoblauch oder Bärlauch *(Allium sativum L. oder ursinum L.)*

Anbauzeit: Brutzwiebeln in einem Saatbeet im März–April anbauen.
Ernte: Vom Knoblauch nimmt man die Zehen, vom Bärlauch die frischen Blätter des Frühjahrs.

Lavendel *(Lavendula spica L.)*

Anbauzeit: Versetzen vorgezogener Pflanzen im Frühjahr.
Ernte: Geerntet wird das blühende Kraut.

Liebstöckel *(Levisticum officinale Koch)*

Anbauzeit: Vom Gärtner beziehbare Pflanzen im Frühjahr setzen.
Ernte: Ernten der Blätter. Ein ausgezeichnetes Suppen-, Gemüse- und Salatgewürz.

Melisse *(Melissa officinalis L.)*

Anbauzeit: März, setzen April–Mai.

Ernte: Im Sommer können die Blätter geerntet werden. Besonders beliebt als Frischkräutertee und Gewürz.

Minze, Pfefferminze *(Mentha piperita L.)*

Anbauzeit: März–April, setzen von 10–15 cm langen Wurzelausläufern.

Ernte: Geerntet werden die Blätter vor Beginn der Blüte.

Raute, Garten- oder Weinraute *(Ruta graveolens L.)*

Anbauzeit: Vorgezogene Pflanzen im Mai–Juni setzen.

Ernte: Ernten der Blätter im Sommer.

Ringelblume *(Calendula officinalis L.)*

Anbauzeit: Samen im März–April anbauen.

Ernte: Verwendet werden die gelben Blütenköpfe.

Salbei *(Salvia officinalis L.)*

Anbauzeit: Im Frühjahr durch Samen.

Ernte: Geerntet werden die Blätter. Salbei ist eine mehrjährige Pflanze.

Seifenkraut *(Saponaria officinalis L.)*

Anbauzeit: Anbau im Herbst durch Samen.

Ernte: Ernte der Wurzel am Ende des zweiten Jahres.

Steinklee *(Melilotus officinalis L.)*

Anbauzeit: Herbst oder Frühjahr durch Samen.

Ernte: Die blühenden Pflanzen.

Wermut *(Artemisia absynthium L.)*

Anbau: Möglichst durch Teilung älterer Pflanzen.

Ernte: Die Blätter.

Essenzen

Während Tinkturen aus Trockenpflanzen (= Drogen) stammen, sind Essenzen flüssige Vollauszüge aus Frischpflanzen. Auch die în Apotheken erhältlichen so genannten homöopathischen Urtinkturen sind Essenzen, da sie nach dem homöopathischen Arzneibuch (HAB) aus Frischpflanzen hergestellt werden. Mithilfe verschiedener Maßnahmen wie leichtem Anwelken, Gärenlassen, Erwärmen, unterschiedlichen Konzentrationen der Lösungsmittel und durch zusätzliche Bearbeitung des Pressrückstandes wird der Auszug an Wirkstoffen aus der Pflanze intensiviert. Der Vorteil der Essenz besteht im Gehalt an Frischpflanzenwerten und der angenehmen Einnahmeform in Tropfen. Nicht alle in diesem Buch angeführten Heilpflanzen sind in Form von Essenzen oder Urtinkturen überall erhältlich. Falls Sie erwünschte Essenzen nicht bekommen können oder pflanzenbezogene Fragen haben, wenden Sie sich an den Autor Dr. Peter Kruletz (Adresse Seite 229).

Herstellung einer einfachen Essenz für den Hausgebrauch

Zur Herstellung einer einfachen Essenz für den Hausgebrauch bedarf es keiner teuren technischen Geräte, keiner hohen oder tiefen Temperaturen, keines Hoch- oder Unterdruckes. Man braucht nur etwas Geduld! Die Natur macht es vor. In bewundernswerter Weise baut jede Heilpflanze im eigenen Laboratorium bedächtig, aber mit unerhörter Präzision ihre Wirk- und Inhaltsstoffe auf, bei normalem Druck, bei normaler Temperatur.

Was die Natur in ihrer schöpferischen Vielfalt so entstehen lässt, kann man behutsam erweichen (Mazeration), dann herauslösen (Extraktion) und konzentrieren (Perkolation) sowie durch Niederschlag klären (Sedimentation). Die so gewonnenen Essenzen sind unter normalen Verhältnissen bei Zimmertemperatur klar und vermitteln den feinen Duft und das volle Aroma der Frischpflanze. Sie sind biologisch hoch aktiv und machen auch noch in der Flasche jahreszeitliche Reaktionen der Ursprungspflanze mit. Essenzen sind allein durch ihren Wirkstoffgehalt ohne chemische oder Hitzekonservierung haltbar.

Zubereitung von einfachen Essenzen für den Hausgebrauch

Man füllt ein weithalsiges gut verschließbares Einweckglas locker mit zerkleinerten Frischpflanzen (Blüten, Blättern oder Wurzeln) und übergießt bis zum Rand mit 25–30 prozentigem Branntwein oder Weingeist und lässt es 14 Tage in veschlossenem Zustand an einem warmen dunklen Platz stehen. Dieser Ansatz ist täglich einmal gut durchzuschütteln. Danach filtriert man mit Kaffeefilter und füllt in dunkle Flaschen ab. Diese werden mit Etiketten gekennzeichnet und auf einem vor Sonne geschützten Platz aufbewahrt. Die durchschnittliche Tagesdosis beträgt 3 x 20 Tropfen.

Register wichtiger Essenzen

Die mit der oben beschriebenen Zubereitungsmethode, dem Kaltverfahren also, hergestellten Essenzen oder Wildkräuterfluide enthalten ohne jede chemische Konservierungsmittel alle wesentlichen natürlichen Duft-, Farb- und Aromastoffe der Frischpflanze. Verwendet wird von den nachstehend angeführten Pflanzen der jeweils beigefügte Bestandteil.

Alant – Wurzel
Anserine – Kraut
(Alpen-)Hafer – blühende Pflanze
Alpenrose – Blätter
Arnika – Randblüten
Attich – Wurzel
Bärlauch – Blätter
Berberitze – Rinde
Birke – Blätter
Brennnessel – Kraut und Wurzel
Eberwurz – Wurzel
Fieberklee – Blätter
Frauenmantel – Blätter
Goldrute – Kraut
Johannisblüte – Blüte, oberes Drittel

Kalmus – Wurzel

Klette – Wurzel

Liebstöckel – Blätter

Melisse – Blätter vor der Blüte

Meisterwurz – Wurzel

Mistel – Blätter

Ringelblume – Blüten

Rosmarin – Blätter

Salbei – Blätter vor der Blüte

Schafgarbe – Kraut, oberes Drittel der blühenden Pflanze

Seifenkraut – Wurzel

Steinklee – Blüten und Blätter

Tausendguldenkraut – Kraut

Tormentille – Wurzel

Wacholder – Frucht

Walnuss – Blätter

Weinraute – Blätter

Weißdorn – Blätter

Wermut – Blätter von der Blüte

Zinnkraut – Stängel und grünes Kraut.

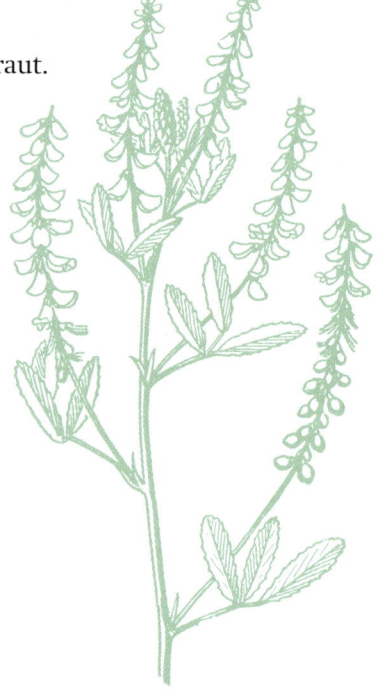

Tinkturen

Tinkturen sind Auszüge aus getrockneten pflanzlichen (oder tierischen) Stoffen, die mithilfe alkoholischer Lösungen hergestellt werden. Es gibt Einzel- und zusammengesetzte Tinkturen. Angeführt seien:

Kalmustinktur (Tinctura calami)

Ein Teil geschnittener Kalmuswurzeln wird mit 5 Teilen eines ca. 40–45 prozentigen Alkohols (Obstbrand oder dergl.) übergossen und ist bei täglichem Schütteln 2 Wochen zimmerwarm aufzubewahren und danach zu filtrieren. Es entsteht eine goldbraune, mit Wasser ziemlich klare, gut mischbare Tinktur. Einzelheiten der Herstellung wie bei Essenzen. Kalmus ist ein hervorragendes Magen- und Verdauungsmittel (siehe Magenkuren).

Anwendung:
Vor und nach jeder Mahlzeit je 12 Tropfen.

Lebensessenz oder Schwedenbittertinktur

Schon vor 1700 gab es ein „Elixir ad longam vitam", ein „Elixier für langes Leben". Es war eine aus Bitterkräutern zusammengesetzte „Tinctura amara", also ein Bittertonikum mit allen Vorzügen der Bitterwirkstoffe. Wegen seiner vorzüglichen und vielseitigen Wirkungen wurde es als „Tinctura sacra", als „heilige Tinktur" berühmt. Später erhielt es, da es in verschiedenen Ländern in einigen Abwandlungen überliefert wurde, auch die Bezeichnung Lebensessenz oder Augsburger- oder Schwedenbitter. Die ursprünglichen Namen lassen erkennen, dass das Elixier als Arkanum, also nahezu als Wunder- und Universalmittel gegolten hat. Tatsächlich handelt es sich um eine außergewöhnlich glückliche Kombination von einander ergänzenden tonisierenden, bitteren, verdauungsfördernden, entzündungshemmenden und funktionssteigernden Heildrogen, deren Zusammenspiel (Synergismus) eine staunenswerte Vielfalt von sinnvollen Anwendungsmöglichkeiten bietet. Heute führt fast jede Apotheke ein solches Elixier, das allerdings je nach Überlieferung einige Unterschiede aufweist. Da sich die Mehrzahl auf verschiedene schwedische Quellen bezieht, reichen die Namen von „Original-Schwedenbitter" und „Apotheker X's Schwedenkräuter" bis „Schwedentrunk", „Crancampo", „Schwedenelixier", „Schwedenjörg" und viele mehr.

Wirkkomponenten	Verdauungs- und drüsenanregend, entgiftend, tonisierend, blutreinigend, blutbildend, zirkulationsanregend, abwehrsteigernd, zusammenziehend und gewebestraffend.

Während die „Bestseller" in der Pharma-Industrie, die so genannten Miracle-drugs, die Wundermittel, heute meist nur eine gute Laufzeit von wenigen Jahren besitzen, um dann schon als überholt zu gelten, hat sich die „Lebensessenz" schon über 300 Jahre bewährt und erweist sich auch heute noch als hervorragende Arznei und als begehrtes Mittel „at longam vitam", für ein langes Leben. Anschließend ein klassisches Rezept:

Lebensessenz oder Schwedenbittertinktur

Aloe	20 g	– in geringer Dosierung appetitanregend, tonisierend, gutes Bittermittel;
Myrrhenharz	10 g	– entzündungswidrig, wundheilend;
Safran (oder Ringelblumen-Randblüten)	2 g	– nervenkräftigend, krampflösend;
Sennesblätter	10 g	– Dickdarmperistaltik anregend;
Eschenmanna	10 g	– mild darmanregend, dickdarmwirksam;
Eberwurz-Wurzel	10 g	– hormonell aktivierend, stoffwechselanregend;

Engelwurz-Wurzel	10 g	– kräftigend auf Verdauungs-, Nieren- und Frauenorgane;
Kampfer*	10 g	– kreislaufanregend, durchblutungsfördernd;
Zittwerwurzel	10 g	– aromatisches Bittermittel, verdauungsstärkend;
Theriak	10 g	– verschiedene Bitterstoffe

* nur Kampfer vom Kampferbaum verwenden

Herstellung:

Diese rund 100 g Drogen werden mit 1,5 Liter etwa 40 prozentigem Korn- oder Obstschnaps in einer breithalsigen 2-Liter-Flasche angesetzt und 14 Tage an einem warmen dunklen Platz (Ofen- oder Heizkörpernähe) stehen gelassen (= mazeriert). Dabei ist täglich gut zu schütteln. Danach ist die klare Flüssigkeit in kleine Flaschen umzufüllen und darf schon verwendet werden. Den Rest des Ansatzes kann man langfristig für spätere Verwendung stehen lassen (er wird dadurch noch wirksamer), oder man kann ihn gleich nochmals mit 1,5 Liter Schnaps übergießen, 2 Wochen mazerieren lassen, filtrieren (Kaffeefilter) und mit dem ersten Abguss mischen, abfüllen, etikettieren und dunkel aufbewahren.

Anwendung:

1–3 × täglich 1 TL auf $1/2$ Glas Wasser oder Kräutertee, in kleinen Schlücken trinken.

Durchführung von Umschlägen:

Zunächst fettet man die vorgesehene Hautgegend mit einer Hautcreme leicht ein, feuchtet Watte oder Zellstoff oder ein dünnes Leinentuch gut mit dem Elixier an und legt diese auf die kranke Stelle. Darüber kommt ein abdichtender Plastikfleck, darauf ein Flanelltuch und/oder eine Binde zum Fixieren. Bei geeigneten Umschlagstellen lässt sich noch eine heiße Wärmflasche darauflegen (beispielsweise auf den Bauch) oder daruntergeben (z.B. unter das Kreuz). Empfindliche Haut anschließend mit Hautpuder bestreuen.

Dauer:

Am besten über Nacht. Sonst je nach Verträglichkeit, mindestens 2 Stunden.

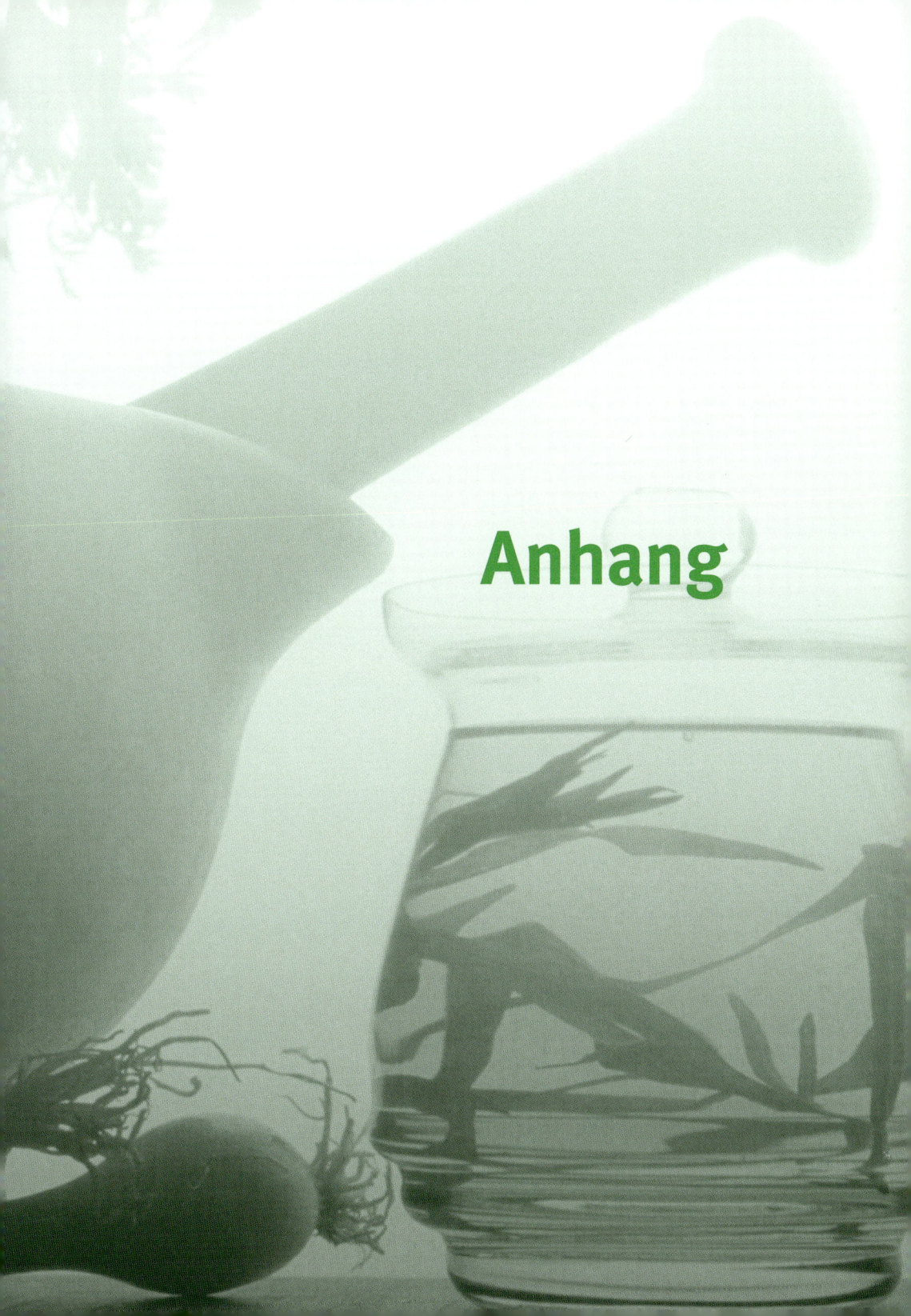

Anhang

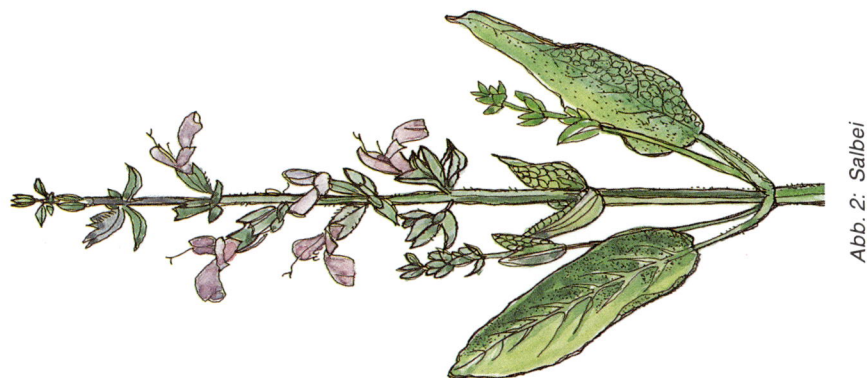

Abb. 2: Salbei

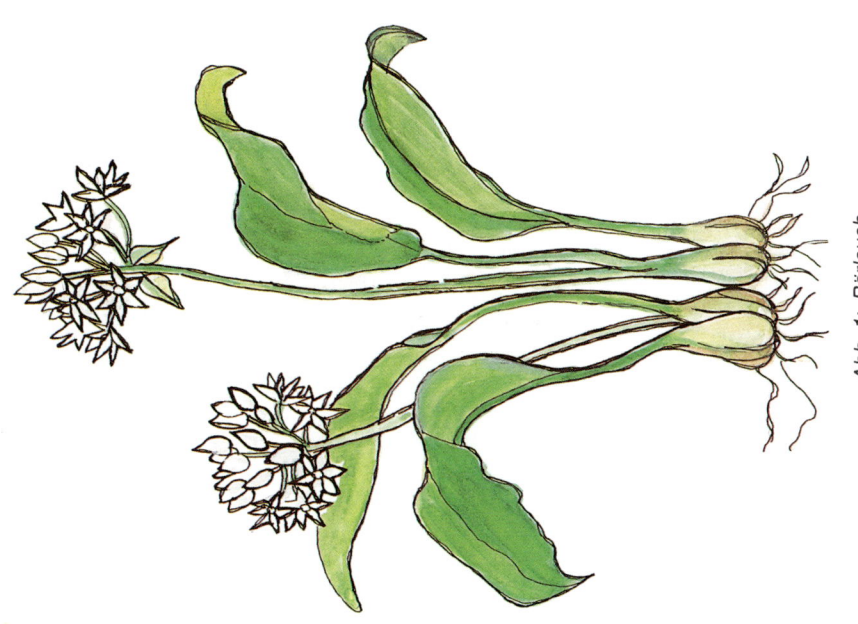

Abb. 1: Bärlauch

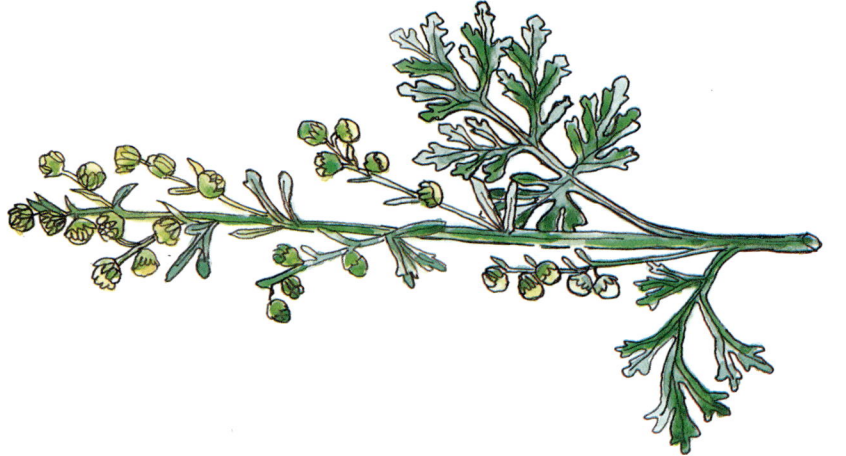

Abb. 4: Wermut

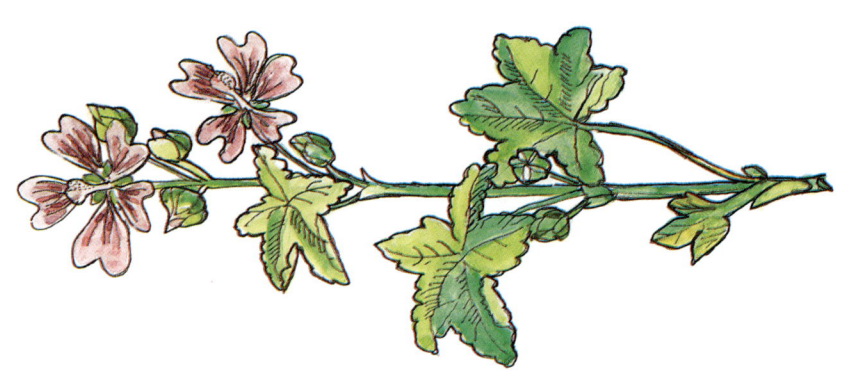

Abb. 3: Wegmalve

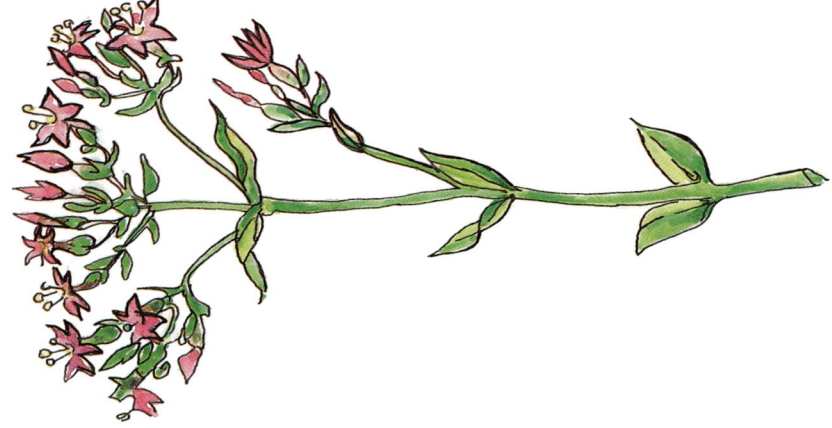

Abb. 6: *Tausendgüldenkraut*

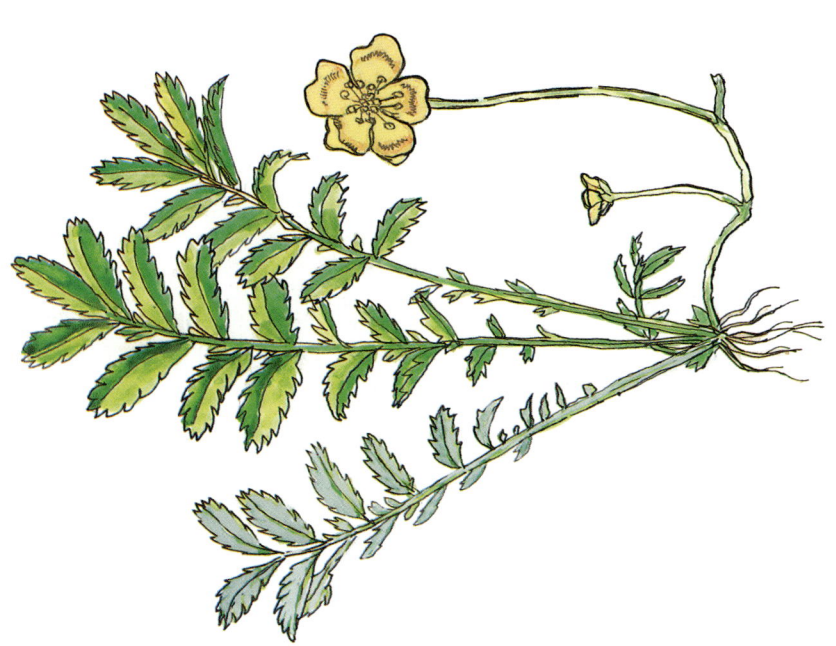

Abb. 5: *Gänsefingerkraut*

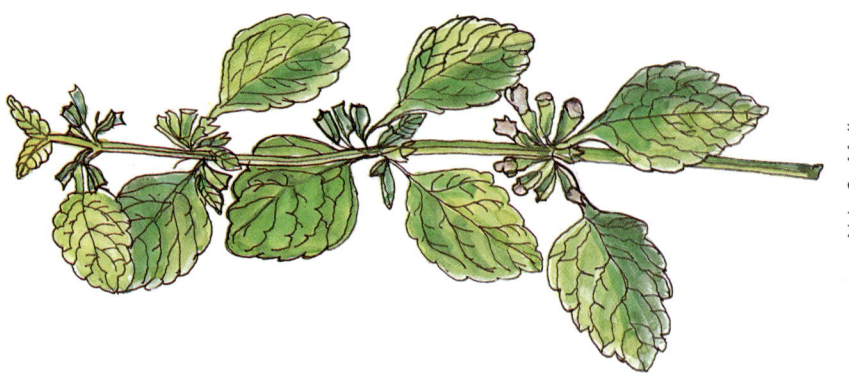

Abb. 8: Melisse

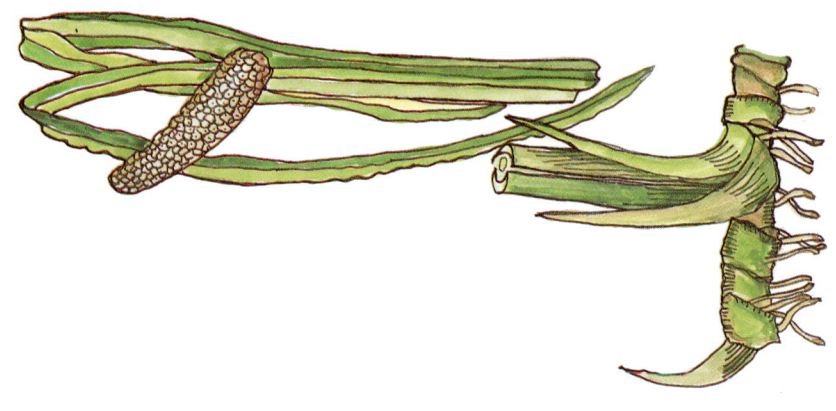

Abb. 7: Kalmus

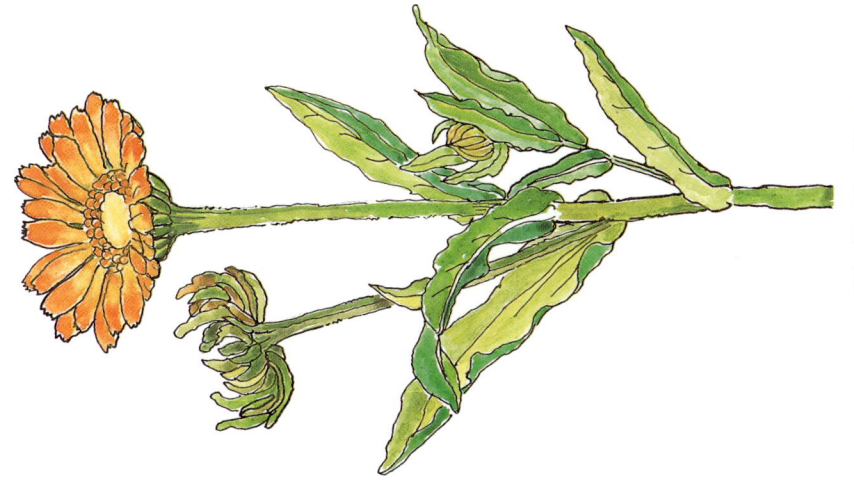

Abb. 10: *Ringelblume*

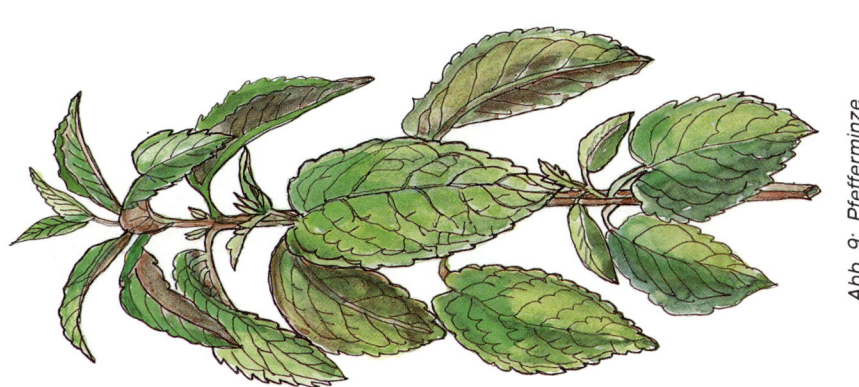

Abb. 9: *Pfefferminze*

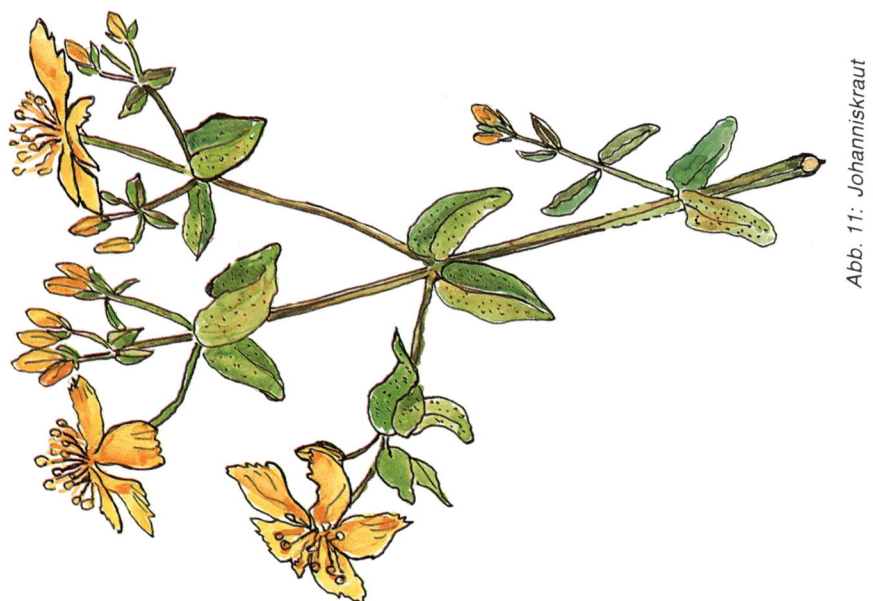

Abb. 11: *Johanniskraut*

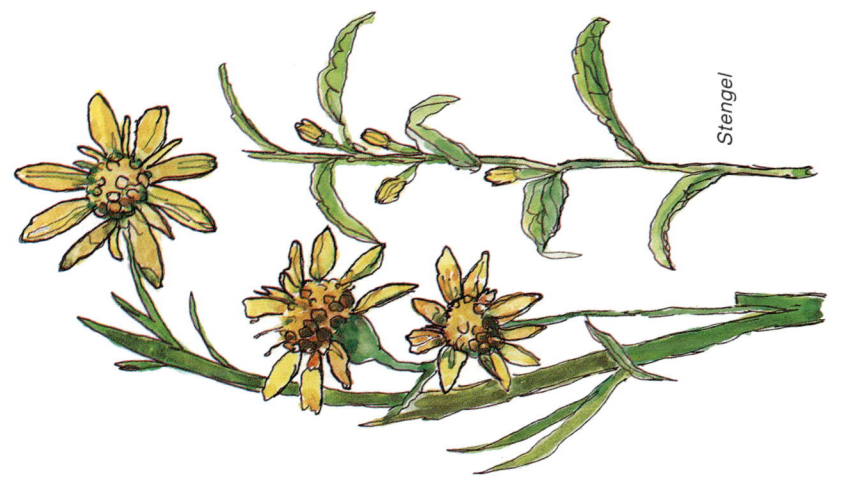

Stengel

Abb. 13: Goldrute

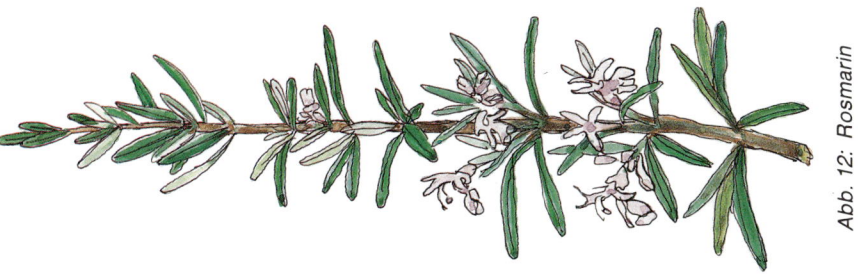

Abb. 12: Rosmarin

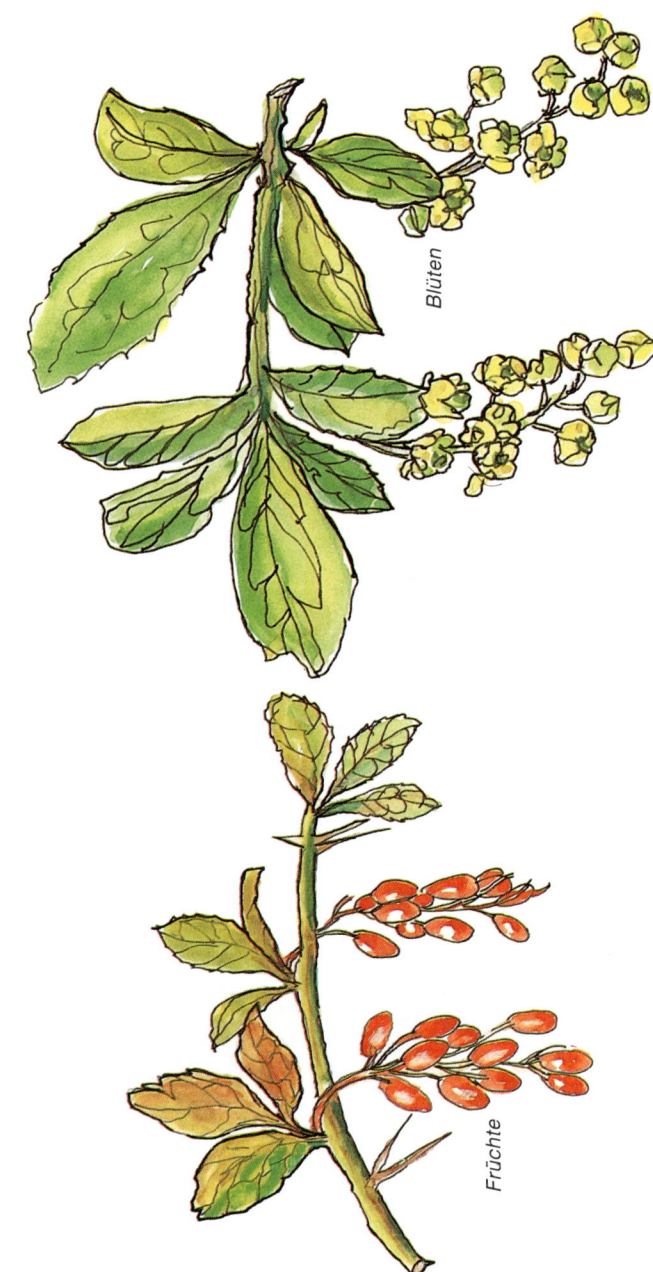

Blüten

Früchte

Abb. 14: Berberitze

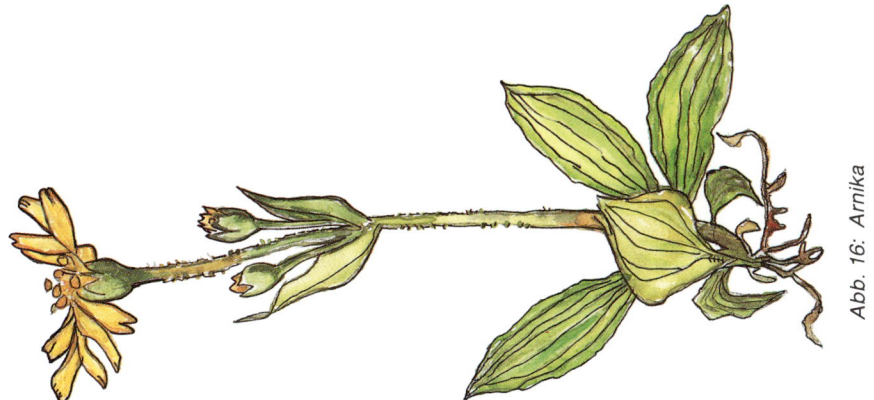

Abb. 16: Arnika

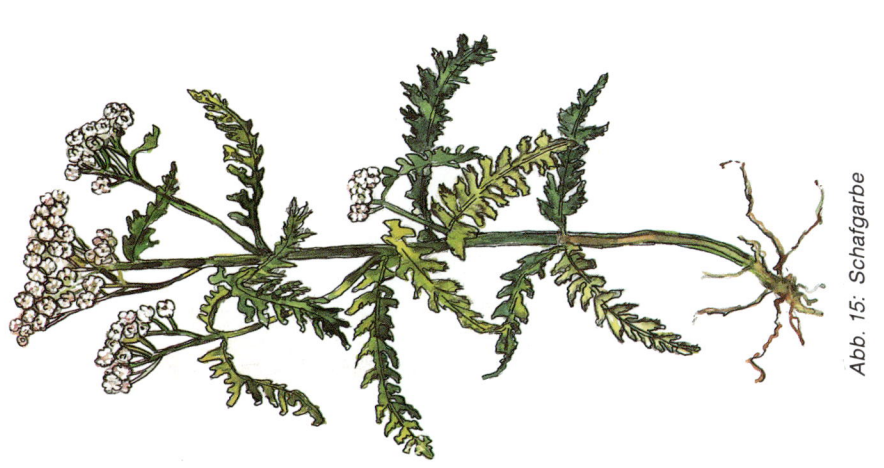

Abb. 15: Schafgarbe

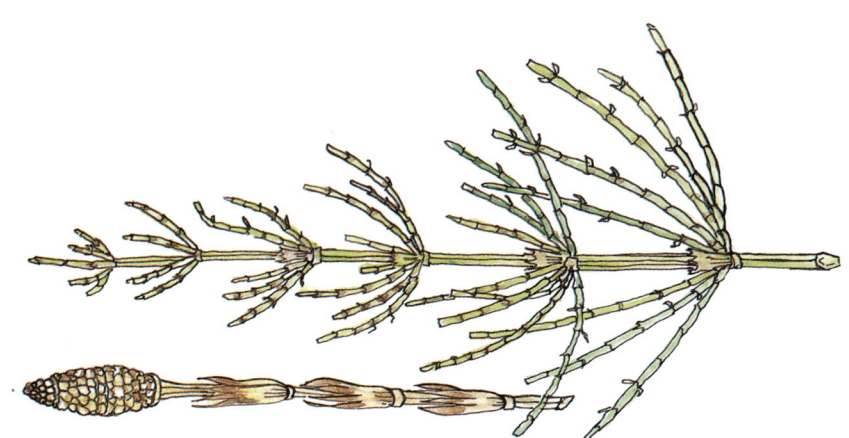

Abb. 17: Zinnkraut

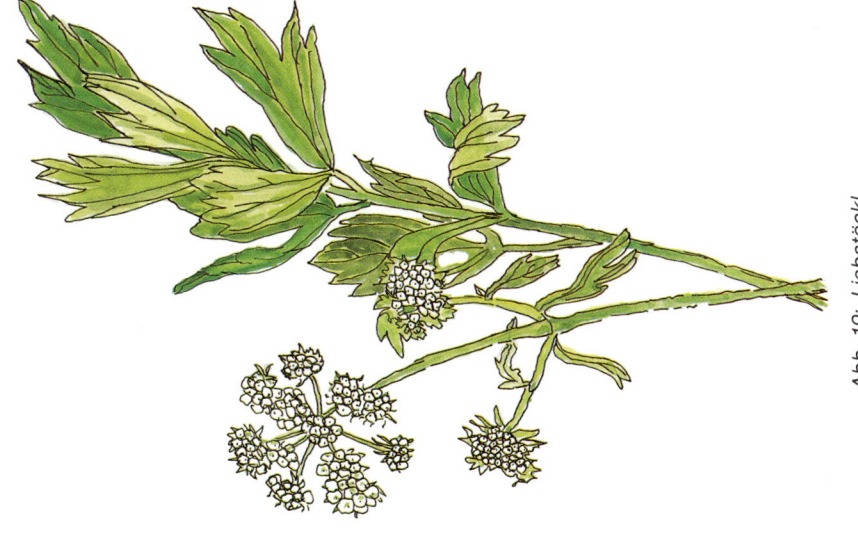

Abb. 19: Liebstöckl

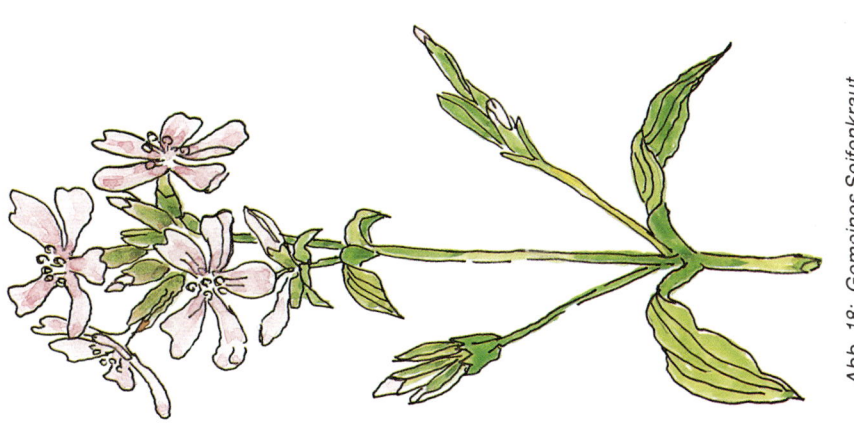

Abb. 18: Gemeines Seifenkraut

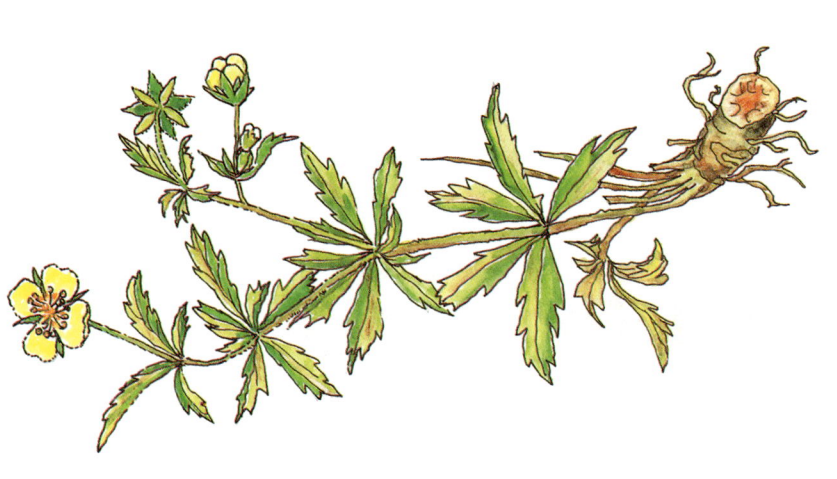

Abb. 21: *Bitterklee*

Abb. 20: *Blutwurz*

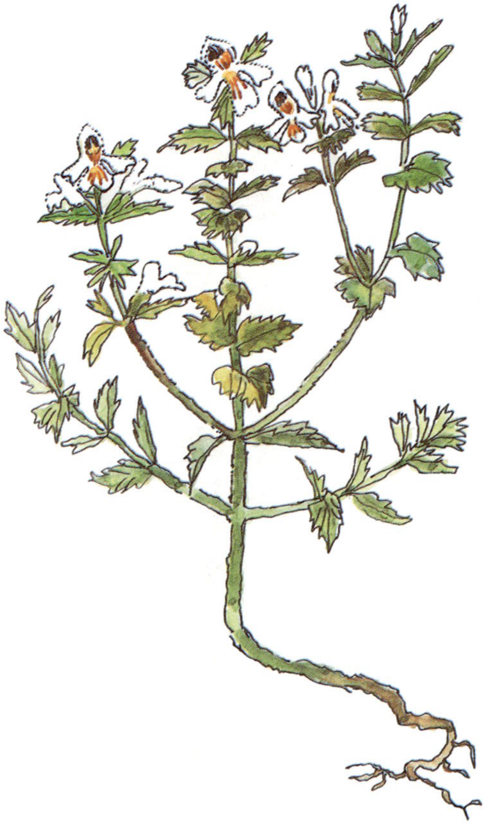

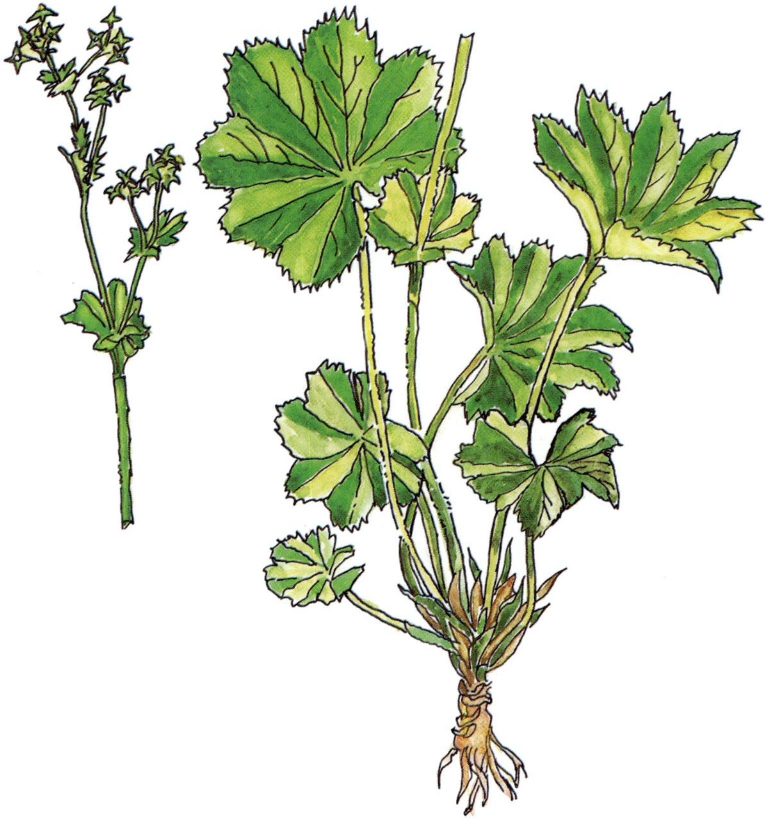

Abb. 23: Frauenmantel

Abb. 22: Augentrost

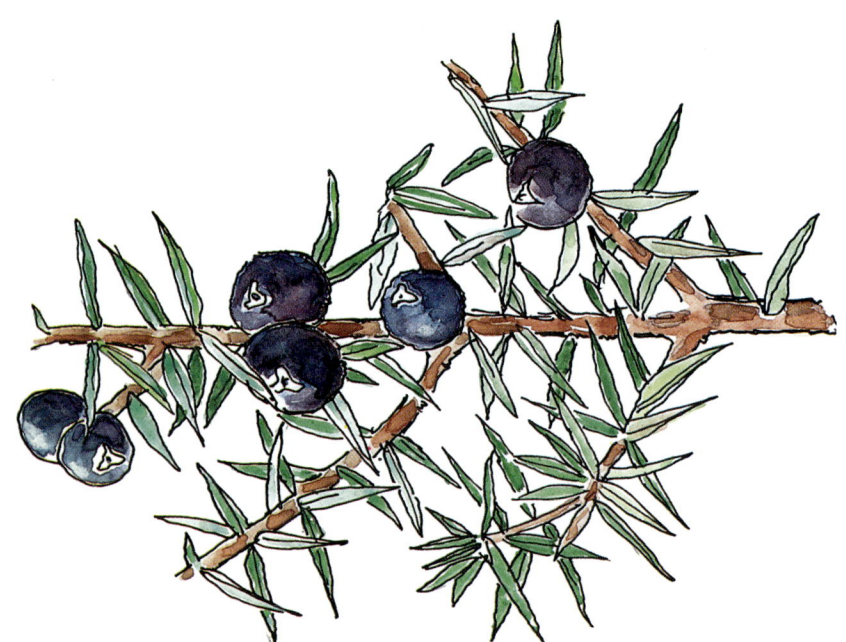

Abb. 24: Wacholder

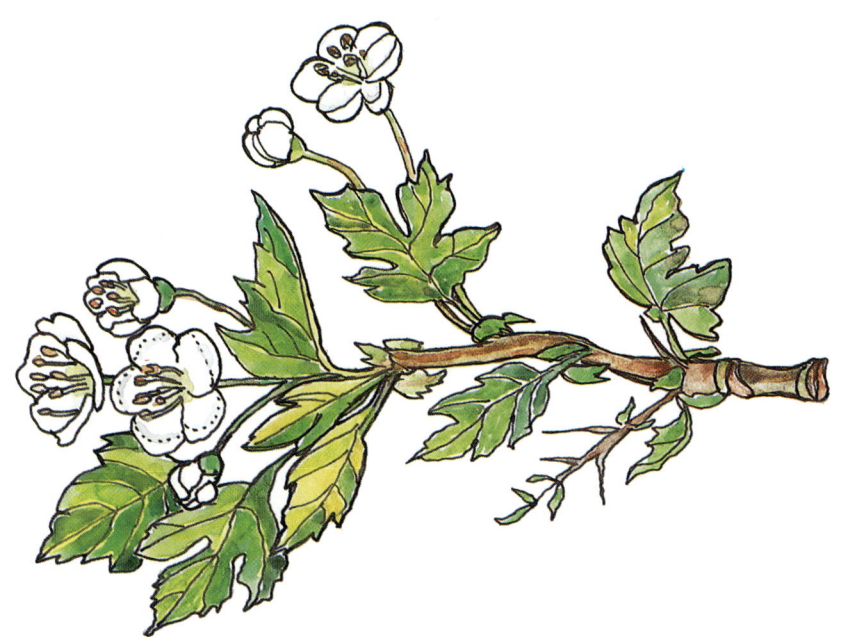

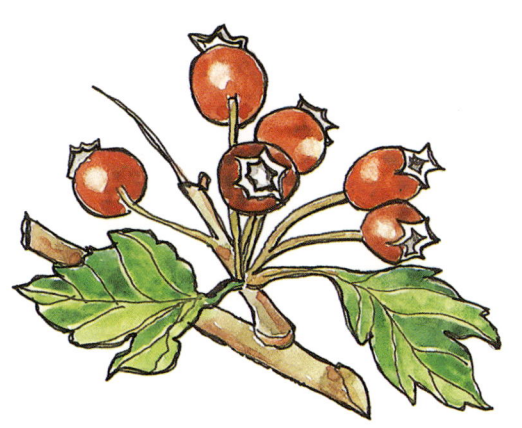

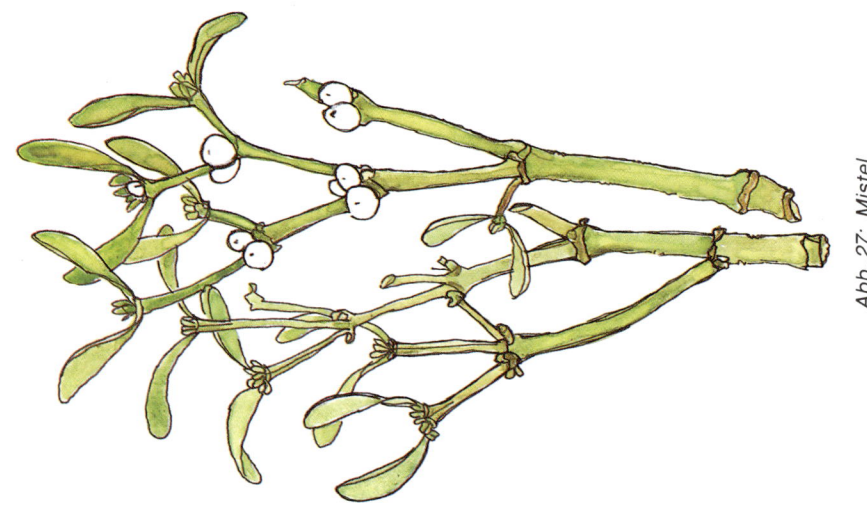

Abb. 27: Mistel

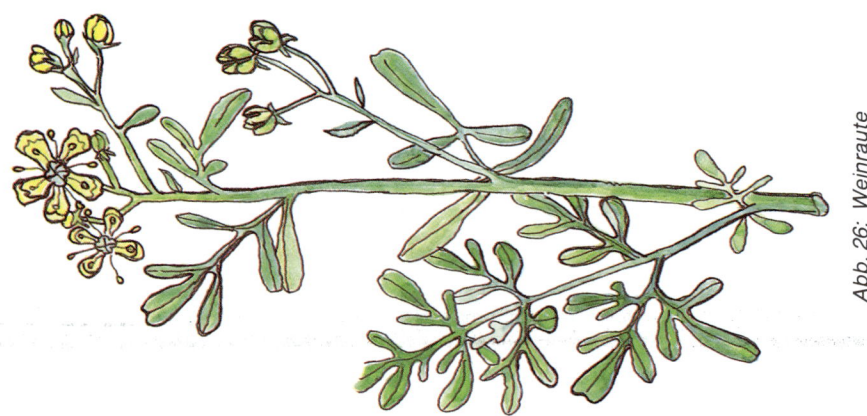

Abb. 26: Weinraute

Literaturnachweis

[1] RAUCH, E.: Die Darmreinigung nach F. X. MAYR. 42. Aufl. Karl F. Haug Verlag. Heidelberg 1984

[2] RAUCH, E.: Blut- und Säftereinigung. 17. verb. Aufl. Karl F. Haug Verlag. Heidelberg 1985

[3] KÜNZLE, J.: Chrut und Uchrut. Kräuterpfarrer Künzle AG. Minusio.

[4] KRULETZ, P.: Giftfreie Alpenkräuter für Sie. Selbstverlag. A-9503 Villach

[5] PUMPE, H.: Die 12 wichtigsten Heilkräuter. Bad Wörishofen. Kneipp-Verlag

[6] WEISS, R. F.: Moderne Pflanzenheilkunde. Bad Wörishofen. Kneipp-Verlag

[7] SCHMIDSBERGER, P.: Knaurs Buch der Heilpflanzen. Melsungen. Neumann-Neudamm

[8] MESSEGUE, M.: Von Menschen und Pflanzen. Wien. Molden

[9] RAUCH, E.: Heilung der Erkältungs- u. Infektionskrankheiten durch natürliche Behandlung. 13. Aufl. Karl F. Haug Verlag. Heidelberg 1984

[10] BRAUCHLE: Naturheilkunde des prakt. Arztes. Stuttgart. Hippokrates

[11 BECKER-FÖRSTER: Phytotherapie. Verlag für Medizin Dr. Mertinat. München1984

[12] ASCHNER, B.: Technik d. Konstitutionstherapie. 6. Aufl. Karl F. Haug Verlag. Heidelberg 1996

[13] RAUCH, E.: Autosuggestion und Heilung. 4. Aufl. Karl F. Haug Verlag. Heidelberg 1985.

[14] SCHOELER, H.: Homöopathisches Repetitorium. Dortmund. Dtsch. Homöop. Union.

[15] RAUCH-MAYR: Milde Ableitungsdiät. 8. Aufl. Karl F. Haug Verlag 1985.

[16] GÄBLER, H.: Arzneipflanzen. München. Müller und Steinicke.

[17] TREBEN, M.: Gesundheit aus der Apotheke Gottes. Steyr. Ennsthaler.

[18] ZEITSCHRIFT F. PHYTOTHERAPIE: 1 (1984). Verlag für Medizin Dr. Mertinat. München.

[19] MADAUS, G.: Lehrbuch d. biologischen Heilmittel. Leipzig. Thieme.

[20] WENDT, L.: Die Wendt-Theorie u. -therapie. Eigenverlag. Frankfurt/M. WENDT, L.: Die Eiweißspeicher-Krankheiten. Karl F. Haug Verlag. Heidelberg 1984.

[21] SCHELLER, E. F.: Langlebigkeit durch Paracelsus-Arzneien. 2. erw. Aufl. Karl F. Haug Verlag. Heidelberg 1979.

[22] WEISS, R. F.: Lehrbuch der Phytotherapie. Stuttgart. Hippokrates.

[23] ZZOS, E. C.: Liebe geht durch den Magen. Wien–Berlin. Neff.

[24] MESSEGUE, M.: Lernen wir wieder zu lieben. Wien. Molden.

[25] BÄSSLER, F. A.: Heilpflanzen. Melsungen. Neumann-Neudamm.

[26] GABRIEL, J.: Die farbige Kräuterfibel. Niedernhausen/Ts. Falken.

[27] JARETZKY-GEITH: Die deutschen Heilpflanzen. Stuttgart. Dtsch. Apoth. Verlag.

[28] GEIGER, F.: Bewährte Heilkräuter-Rezepte. Neckarsulm. Jungjohann.

[29] LASSEL, M.: Kräutergold-Gesundheitskräuter. Kolbermoor/Obb. Lassel.

[30] BÄCKER-LUKASS: Der Kräutergarten. Berlin. Nordland.

[31] BÖHMIG, U.: Entschlackungs- u. Entgiftungskuren. Wien. Orac.

[32] KÖLBL, K.: Kräuterfibel. Grünwald/München. Eigenverlag.

[33] FLACH, G.: Rezeptschatzkästlein. Freiburg/Br. Hermann Bauer.

[34] REGER, K. H.: Hildegard Medizin. München. Goldmann.

[35] SIMONIS, W. CH.: Die einkeimblättr. Heilpflanzen. Karl F. Haug Verlag. 1965.

[36] HERTZKA, G.: So heilt Gott. Stein a. Rhein. Christlana.

[37] GRANDEL, F.: Zündstoff f. d. Organismus. München. Desch.

[38] KOHLHAUPT, P.: Mittelmeer-Flora. Bozen. Athesia.

[39] GÄBLER, H.: Das Buch von den heilenden Kräutern. München. Kristall.

[40] GUERIN-GUYOT: Mein Kräutergarten auf d. Balkon. Wien. Molden.

[41] ARETZKY, R.: Lehrbuch der Pharmakognosie. Braunschweig. F. Viehweg.

[42] HEGI, G.: Illustr. Flora von Mitteleuropa. Wien. A. Pichlers.

[43] WICHTL, M.: Hypericum perforatum. Zeitschrft f. Phytotherapie 3/86.

[44] SCHILCHER, H.: Kleines Heilkräuterlexikon. Dtsch. Reformverlag Bad Homburg.

[45] ERNST/WEIHMAYR: Knoblauch senkt Blutfette. Med. Tribune 40/85

[46] SCHNEIDER, E.: Hafer als Heilpflanze. Zeitschrft f. Phytotherapie 6/85.

[47] SCHILCHER, H.: Die Heilkunst 8/85, München, Heilkunstverlag.

[48] HEINE, H.: Krebsgeschehen 5/85. Heidelberg. Haug.

[49] ASCHNER, B.: Lehrbuch der Konstitutionstherapie. Stuttgart. Hippokrates.

[50] BREUSS, R.; Krebs, Leukämie und andere Krankheiten mit natürlichen Mitteln heilbar. 1998. Versandbuchhandlung Margreiter, A-6714 Nüzidern.

[51] MACHATSCHEK, M.: Nahrhafte Landschaft. Böhlau Verlag.

Liste der Teemischungen

Name	Nummer der Mischung	Seite
Aknetee	41	186
Allgemeiner Anti-Pilztee	35	176
Anämietee	9	56
Anregungs-Kräftigungstee	52	174
Anticandida-Tee	34	176
Antidepressions-Tee	5	44
Antihektik-Tee	3	43
Antihektik-Tee forte	4	43
Augentee	45	196
Basentee	8	49
Beruhigungstee	6	47
Bettnässertee	30	168
Bronchialtee akut	21	150
Bronchialtee chronisch	22	154
Ekzemtee akut	40	185
Ekzemtee chronisch	42	188
Gedächtnisschwächetee	47	210
Gefäßpflegetee	50	211
Gemütsaufhellender Tee	48	211
Gicht-Rheumatee 1	53	181
Gicht-Rheumatee 2	54	182
Gynäkologischer Funktionstee	23	158
Haarkurtee	44	192
Hämorrhoiden-Krampflösertee	13	117
Infekttee	10	71

Name	Nummer der Mischung	Seite
Kieselkräutertee	39	184
Klimaxtee	27	164
Krampfadertee	46	199
Leberglättertee	15	99
Magenbittermischung	13	85
Magenheiltee stark	14	91
Magenwohltee	12	80
Migräne-Nerventee 1	31	170
Migräne-Nerventee 2	32	171
Migräne-Verdauungstee	33	171
Nierentee nach Breuß	51	130
Nervenberuhigender Tee	29	165
Nervenkräftigender Tee	28	165
Psoriasistee	43	189
Psychotonik-Tee	1	41
Psychotonik-Tee forte	2	41
Regelfördernder Tee	24	159
Regelmindernder Tee	25	160
Rheuma-Ausscheidungstee	36	178
Rheuma-Gewebeaufbautee	27	179
Schlaffördernder Tee	7	48
Schwitztee	11	73
Schwindeltee	49	211
Stilltee	26	162
Unterdrucktee	20	143

Name	Nummer der Mischung	Seite
Verdauungsfördernder Tee	17	111
Vier-Wässertee	18	128
Vier-Windetee	16	111
Vorstehertee	19	132
Weichteilentschlackungstee	38	179

Sollte eine der angeführten Drogen einer Teemischung im Handel nicht erhältlich sein, so kann man an ihrer Stelle die Menge der anderen Bestandteile gewichtsmäßig entsprechend erhöhen. Pflanzenbezogene Anfragen können Sie an den Autor Dr. Kruletz richten:

Dr. Peter Kruletz, Arnulfweg 12, A-9500 Villach

Register der deutschen Pflanzennamen

Alant 30, 107, 149, 150, 186, 214

Aloe 176, 220

Alpenrose 182

Anis 33, 104, 105, 111, 162

Anserine (Gänsefingerkraut) 33, 35, 36, 37, 79, 80, 97, **103**, 115, 117, 157

Apfelschale 33

Arnika **72**, 108, 201, 203, 210, 211

Attich (Zwergholunder) 121, **122**

Augentrost **195**, 196

Baldrian 30, 48, 53, 166, 214

Bärentraube 127

Bärlauch (Wilder Knoblauch) 26, 27, 36, 53, **57**, 71, 110, 140, **141**, 177, 214

Basilikum 36, 175

Beifuß 107

Beinwurz 28

Benediktenkraut 85, 106, 107, 199, 211

Berberitze 53, 94, **95**, 99, 107, 171, 182, 185, 188, 190

Birke 36, 49, **123**, 179, 181, 188, 192

Bitterklee (Fieberklee) 37, 43, 47, 53, **84**, 85, 106, 165, 170, 171, 189

Blutwurz (Tormentille) 36, **65**, 112, 176

Bohnenkraut 107, 175

Brennnessel 27, 36, 37, 44, **52**, 53, 56, 111, 130, 132, 180, 181, 185, 188, 191, 192, 193, 210

Brombeere 33, 35, 36

Bruchkraut 127

Brunnenkresse 110, 177

Dill 36, 105

Eberwurz 174, 175, 177, 220

Efeu 177

Eibisch 28

Eichenrinde 37, 118, 186, 189

Engelwurz 30, 158, 177, 220

Erdbeere 33, 34, 35, 36

Erika 37

Eschenmanna 220

Estragon 107

Eukalyptus 71, **73**, 149, 150

Faulbaumrinde 44, 111, 171

Fenchel 33, 35, 104, 105, 111, 162, 175, 196

Frauenmantel 36, 97, 158, 159, 160, 161, 162, 164

Gänseblümchen 49, 152, 181

Gänsefingerkraut (Anserine) 33, 35, 36, 37, **79**, 80, 97, **103**, 115, 117, 157

Gartenthymian siehe Thymian

Geißfuß 27, 123

Goldrute 26, 49, **127**, 128, 132, 152, 181

Gundelrebe 36

Hafer (Avena sativa) 41, 44, 166, **169**, 174

Hagebutte 33, 121

Heidekraut 33

Heidelbeere 33

Himbeere 33, 35

Hirtentäschel 36, 160

Hohlzahn 37, 53, 184

Holunder 33, 37, 121

Hopfenblüte 47, 48, 53

Ingwer 177

Isländisch Moos 28, 36, 71, 151, **152**, 154

Johanniskraut 33, 41, 43, 44, 47, 48, 53, 130, 138, 158, 163, 164, 165, **166**, 168, 170, 173, 189, 201, 208, 211

Kalmus 27, 28, 53, 67, **85**, 93, 106, 107, 219

Kamille 26, 37, 41, 43, **76**, 79, 80, 97, 117, 156, 165, 193

Kapuzinerkresse 110, 177

Käsepappel (Wegmalve) 28, 36, 37, 64, **88**, 91, 118, 187

Kerbel 105

Klee 26

Klettenwurzel 179, 185, 186, 192, 193

Knoblauch 53, **70**, 75, 110, 137, 138, 140, 175, 177, 214

Königskerze 36, 37

Koriander 105, 175

Kresse 26

Kümmel 105, 111

Kürbis **132**

Lapacho 177

Lauch (Porree) 71, 110, 210

Lavendel 47, 48, 165, 177, 214

Lein 28, 36, 37, **108**

Liebstöckel 36, **121**, 128, 171, 174, 175, 214

Lindenblüte 33, 34, 35, 73

Löffelkraut 110

Löwenzahn 26, 36, 37, 57, **58**, 123, 124

Lungenkraut 36, 37, 53, 184

Majoran 36

Mariendistel **94**

Meerrettich (Kren) **57**, 110

Meisterwurz 30

Melisse 26, 27, 33, 35, 36, 37, 41, 43, 47, 48, 53, **80**, 136, 138, 162, 163, 164, 165, 170, 210, 211, 215

Mistel 28, 37, 53, **136**, 138, 140, 143, 210

Muskatnuss 105, 175
Myrrhe 177, 220
Nelken 177
Nussblätter 36

Odermenning 33
Orangenblüte 174, 175

Paprika 36
Petersilie 27, 105
Pfefferminze (Minze) 33, 35, **78**,
   80, 81, 99, 111, 165, 171, 177,
   215
Porree (Lauch) 71, 110, 210
Primel 53

Quecke 37, 184, 186
Quendel 33

Raute, Garten- oder
Weinraute 215
Rhabarber 111
Ringelblume (Ringelrose) 26, **89**,
   91, 160, 189, 190, 199, 200,
   201, 203, 208, 215
Rosmarin 26, 27, 34, 36, 41, 107,
   138, **143**, 175, 179, 189, 192,
   193, 210, 211

Safran 220
Salbei 27, 36, **62**, 68, 72, 107,
   154, 175, 176, 186, 215
Sanikelwurz 177
Sauerampfer 26
Schachtelhalm siehe Zinnkraut

Schafgarbe 33, 37, 44, 53, 56, 94,
   96, 99, 107, 111, 116, 117, 143,
   158, 159, 160, 162, 164, 170,
   199, 210, 211
Schlehe 33
Schlüsselblume 27
Schnittlauch 71, 110
Schöllkraut 190
Schwarzer Senf 110
Schwarzkümmel 177
Schwarzrettich 110
Seifenkraut, Gemeines 49, 53,
   151, 154, 177, 182, 188, 189,
   215
Sennesblätter 220
Silbermantel 36
Spitzwegerich 36, 37, 63, 201,
   204, 208
Steinklee 53, 164, 170, **182**, 215
Stiefmütterchen 53, 121, 152,
   185, 189

Tausendgüldenkraut 85, **104**,
   106, 107, 112
Teebaumöl 177
Theriak 220
Thymian 33, 34, 36, 71, 72, 73,
   107, **148**, 150, 175, 176, 177
Tormentille (Blutwurz) 68, 91,
   112, 160, 168, 187, 189

Vanille 175
Vogelknöterich (Wegtritt) 37, 53,
   130, 184

Wacholder 36, 123, 128, 179, 181, 189
Waldmeister 33, 35, 36
Walnuss 33, 63, **66**, 185, 188
Wegmalve (Käsepappel) 28, 36, 37, **64**, 88, 91, 118, 187
Wegwarte 37
Weidenrinde 37, 179
Weidenröschen, kleinblütiges **131**, 132
Weinraute 36, 159, **194**, 196, 199
Weißdorn **135**, 137, 138, 143, 210, 211

Wermut 53, 56, 84, 954, **97**, 99, 106, 107, 113, 210, 211, 215
Wolfsmilch 190
Wollkrautblüten 73

Zimt 177
Zinnkraut (Schachtelhalm) 37, 44, 53, 71, 123, **124**, 128, 130, 151, **153**, 154, 168, 171, 177, 179, 180, 181, 184, 189, 192, 193, 199
Zitronenmelisse 33
Zwergholunder siehe Attich
Zwiebel 71, 110, 175

Stichwortregister

Abszess 91
Akne 55, 158, 185, 186, 187, 188
Alkoholentwöhnung 45
Alpträume 45, 169
Altersherz 136
Anämie 56
Angina 62
Aphthen 65
Appetitlosigkeit 45, 63, 78, 97,
    104, 169
Arthrose 58
Arthrosis 178
Asthma bronchiale 149
Asthma 153
Augenleiden 184, 195, 196
Ausschlag 185

Bandscheibenleiden 178
Besenreiser 199
Bettnässen 166, 168
Blähsucht 141
Blähungen 57, 76, 70, 76, 80, 84,
    86, 95, 97, 104, 121, 145, 148
Blasenentzündung 121, 127
Blasenschwäche 132
Blasensenkung 86
Blutarmut 56, 86
Blutbildung 85
Bluthochdruck 70, 137, 145, 182
Blutreinigung 124
Borkenbildung in der Nase 91
Brandwunden 91, 168, 189
Brechreiz 78, 80, 81

Bronchialasthma 148, 151
Bronchialspasmen 149
Bronchitis 64, 70, 153, 154
Brustdrüsenpflege 91

Chronisch-rheumatische Leiden
58
Darmeinriss 118
Darmgrippe 70
Darmkrämpfe 84
Darmträgheit 141
Depressionen 44, 86, 141, 156,
    166
Diathese, harnsaure 55, 95, 123,
    182
Durchfall 63, 74, 76
Dysbakterie 141
Dyspepsie 70, 97

Eisenmangelsymptome 56
Eiweißausscheidung 127
Ekzeme 55, 123, 151, 185, 188
Entziehungskur 169
Erbrechen 78, 81
Erkältungskrankheiten 62, 70, 74
Erschöpfungszustände 41, 45, 169
Fettleber 94
Frauenkreuzschmerzen 97
Frostbeulen 91
Furunkel 91
Furunkulose 151, 185, 188
Fußpilz 91

Gallenerkrankungen 58, 78, 94, 95, 98, 100, 104
Gärungs- und Blähungszustände 78
Gastritis 93
Gebärmuttersenkung 86
Gedächtnisschwäche 210, 212
Gelenkleiden 49, 55, 178
Geschwüre 89, 90
Gicht 46, 49, 50, 55, 57, 123, 178, 182, 199
Grippalinfekt 62, 70, 74, 155
Grüner Star 197

Haarausfall 55, 124, 192, 193
Haare 184
Haarwuchs 124
Hämorrhoiden 64, 96, 115, 116, 18, 186, 194
Hand- und Fußpilz 189
Hand- und Fußschweiß 63, 66, 186
Harnausscheidung 54
Harngrießbildung 54
Harnsäurespiegel 45, 169
Harnverhaltung 122, 131
Hautleiden 49, 95, 184
Heiserkeit 64, 67, 153, 202
Herzbeschwerden 135, 138
Herzklopfen 45
Herzmuskelschaden 136
Herzmuskelschwäche 202
Heuschnupfen 55
Hirndurchblutung 144
Hühnerauge 90
Husten 63, 149, 155

Immunstimulation 72
Infektanfälligkeit 55, 70, 98, 142
Insektenstich-Allergie 207

Juckreiz 187

Kardinalheilmittel 53
Kehlkopfentzündung 72, 202
Keuchhusten 73, 148
Klimakterium 80, 159, 161, 163, 166, 167, 182
Konzentrationsschwäche 143, 145, 146
Kopfschmerzen 80, 96, 128, 170
Krampfadern 89, 91, 194, 200, 201
Krämpfe 76, 79, 156, 157
Krebs 137
Kreuzschmerzen 158, 159

Lebererkrankungen 58, 93, 94, 95, 104
Leber-Gallenmittel 103
Leistungsabfall 123
Luftaufstoßen 84, 86, 95
Lungen-Bronchialerkrankungen 151, 155
Lymphatikum 66
Lymphstauung 89

Magendruck 97
Magenentzündung 76, 92
Magengeschwür 50, 89, 92
Magensäure siehe Sodbrennen
Magenschwäche 121
Magensenkung 86

Magenübersäuerung 50, 90, 196

Magerkeit 86

Mandelentzündung 66, 72, 202

Mandeloperation 62

Mastdarmleiden 116

Menstruation 97, 156, 157, 158, 160, 161, 166

Migräne 84, 95, 96, 121, 128, 129, 170

Milchschorf 66, 185

Mineralstoffmangel 86

Mundgeruch 67, 68, 87, 97

Mundgeschwüre 65

Nägel 184

Narben 89, 91

Nasenbluten 96, 100, 125

Nebenhöhlenentzündung 66, 73, 76

Nervenerkrankungen 167

Nervosität 172

Neuralgie 166, 168

Neurasthenie, sexuelle 45, 47, 169

Neuropsychotonikum 31

Neurose 166

Nierenentzündung 127

Nierensand 59, 95, 122

Nierensteine 58, 122

Nikotinentwöhnung 45, 87

Ödeme 182

Osteoporose 50

Parodontose 65, 67, 87

Pilzerkrankungen 50, 176

Potenz 174

Prämenstruelles Syndrom 156

Prostatavergrößerung 127, 131, 132

Prüfungsangst 45, 169

Psoriasis 189

Rachen-Mandelpflege 62

Rachenentzündung 64, 72, 202

Raucherkatarrh 72, 202

Refluxkrankheit 90

Reisekrankheit 170

Reizblase 132

Reiz-Krampfhusten 148

Rekonvaleszenz 45

Rheuma 46, 49, 50, 55, 57, 123, 128, 178, 182, 199

Roemheld-Syndrom 95

Säurekatastrophen 50

Schlafstörungen 41, 166, 172

Schnupfen 68, 70, 72, 76

Schwäche, sexuelle 174

Schwächezustände 63, 198

Schweißausbrüche 63, 121

Schwindel 96, 147, 211, 212

Sehstörungen 145, 195

Senkmagen 93

Sodbrennen 84, 86, 90, 97, 103, 104, 141, 151

Sonnenbrand 168, 201, 204, 208

Strahlenschäden 89, 206

Süßigkeitsgier 98

Thrombose 199

Übelkeit 78, 81, 170
Unruhe 80
Untergewicht 86
Unterschenkelgeschwür 200

Venenentzündung 91, 199, 200,
    202
Verbrennungen 201, 204, 208
Vergesslichkeit 123
Verletzungen   89, 202, 201, 204,
    208
Verstopfung 70, 104, 118

Völlegefühl 57, 84, 86, 95, 97,
    104

Warzen 90, 190, 202
Wechseljahre 163
Weißfluss 158, 161
Wetterfühligkeit 45, 169

Zahnfleischerkrankungen 62,
    65, 68
Zahnfleischkräftigung 62
Zirkulationsstörung 70
Zwölffingerdarmgeschwür 50,
    89, 92

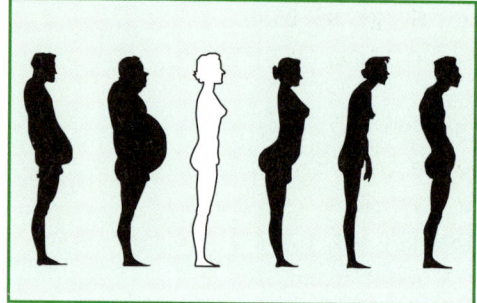

Vorbeugen und Heilen mit den Top-Titeln von Dr. med. Erich Rauch

Gesundheit, Wohlbefinden und Glück aus eigener Kraft. Entdecken Sie das ganzheitliche Wellness-Konzept aus 50-jähriger Praxis des berühmten Mayr-Arztes.

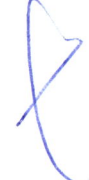

● Die Darmreinigung nach F.X. Mayr. 42, Auflage, Karl F. Haug Verlag
Das Original-Standardwerk von Dr. Rauch zur Welterfolgskur. Es informiert Sie über alle Details der Kur zu ihrer exakten und spielerisch leichten Durchführung.

● Die F.X. Mayr-Kur und danach gesünder leben.
4. Auflage, Karl F. Haug Verlag
Das Mayr-Buch für Fortgeschrittene mit den hilfreichen Ergänzungen und Erweiterungen von Dr. Rauch. So entschlacken Sie gründlich und finden den Weg zu einer gesunden Ernährungsweise nach der Kur.

● Blut- und Säftereinigung – Milde Ableitungskur. 21. Auflage,
Karl F. Haug Verlag
Die mildeste Variante im Sinne F.X. Mayrs. Zusätzliche Heilanwendungen verbessern Entgiftungs- und Regenerationswirkung: Kuhnebäder, Auslaugebäder und Therapie akuter Fälle. Lesen Sie auch, wie man den Blut-Säftezustand erkennen kann.

● Milde Ableitungsdiät. Verfasst mit Küchenchef Peter Mayr.
15. Auflage, Karl F. Haug Verlag
Das Originalwerk über die Heilkost der milden Ableitungskur. Kochrezepte in drei Abstufungen, Richtlinien für eine gesunde Dauerkost.

● Lehrbuch der Diagnostik und Therapie nach F.X. Mayr. 2. Auflage,
Karl F. Haug Verlag
Das erste umfassende Grundlagenwerk für Ärzte und Therapeuten.

- Autosuggestion und Heilung. 6. Auflage, Karl F. Haug Verlag
  Die leicht erlernbare Technik zur positiven Lebensgestaltung und zur Mobilisierung brachliegender Selbst-Heilkräfte.

- Anleitung zur Autosuggestion. 6. Auflage, Karl F. Haug Verlag
  Fibel für zehn Selbsthilfe-Übungen. Allgemeine Heilsuggestion. Autosuggestion Plus.

- Schnell & einfach: Milde Ableitungsdiät. Karl F. Haug Verlag
  Ihr idealer Einstieg in die Erfolgskur. So kochen Sie gesund und sparen Zeit in der Küche. Schon nach kurzer Zeit: Kleinerer Bauch und straffere Haut.

- Naturheilbehandlung der Erkältungs- und Infektionskrankheiten. 16. Auflage, Karl F. Haug Verlag
  Schnell wirkendes, selbst durchzuführendes Heilen ohne Nebenwirkungen mit richtig angewendeten Maßnahmen von Kuhnebädern bis Darmreinigung. Viele Dankschreiben.

- Spiritualität und Höhere Heilung. Karl F. Haug Verlag
  Ausgehend von Parallelen in allen Kulturreligionen und heiligen Büchern von der Bibel, den Veden, Upanishaden bis zum I GING werden seit Jahrtausenden bewährte spirituelle Möglichkeiten zur Förderung echter Heilvorgänge dargestellt, insbesondere mehrere Meditationsformen, Mantra-Praxis und die Kunst des echten Betens.

- Sieben Heilwege für Seele und Körper. Karl F. Haug Verlag
  Ein Selbsthilfebuch, in dem Rauch das praktische Erfahrungskonzept seines bisherigen Arztlebens in sieben sich ergänzenden Heilwegen darstellt. Anhand eindrucksvoller Fälle werden • Bewegung, • Mayr-Fastenkuren, • Bewusste Autosuggestion, • Imagination, • Gezielte Glücksgestaltung, • Leidentwertung und • Spirituelle Überhöhung in neuer Aspektuierung besprochen. Eine Fundgrube für jeden suchenden Menschen.